国医大师

李佃贵

医案精选

主审　李佃贵

主编　毛宇湘　刘小发

中国健康传媒集团

中国医药科技出版社

内 容 提 要

本书精选国医大师李佃贵治疗脾胃系、肝胆系、肾系、气血津液等疾病时的真实经典医案。每则医案都疗效确切，反映李老运用"浊毒理论"诊治疾病的学术特色。在按语中既有李老对每个疾病的学术思想概述，又有对该医案的诊疗思路、辨证论治、方药应用的解析。既遵循了中医的辨证论治原则，又着重体现了国医大师李佃贵独具特色的诊疗经验。既有深厚的学术内涵，又有很强的可操作性，是一部融理论性、实用性和创新性为一体的中医诊治疾病的重要临床参考书籍。可供中医、中西医及中医爱好者阅读参考。

图书在版编目（CIP）数据

国医大师李佃贵医案精选 / 毛宇湘，刘小发主编 . — 北京：中国医药科技出版社，2024.3

ISBN 978-7-5214-4477-3

Ⅰ . ①国… Ⅱ . ①毛… ②刘… Ⅲ . ①脾胃病—中医治疗法—医案—汇编—中国—现代 Ⅳ . ① R256.3

中国国家版本馆 CIP 数据核字（2024）第 023049 号

美术编辑 陈君杞

版式设计 也 在

出版 **中国健康传媒集团** | 中国医药科技出版社

地址 北京市海淀区文慧园北路甲 22 号

邮编 100082

电话 发行：010-62227427 邮购：010-62236938

网址 www.cmstp.com

规格 710 × 1000mm $\frac{1}{16}$

印张 13

字数 264 千字

版次 2024 年 3 月第 1 版

印次 2024 年 3 月第 1 次印刷

印刷 北京盛通印刷股份有限公司

经销 全国各地新华书店

书号 ISBN 978-7-5214-4477-3

定价 49.00 元

获取新书信息、投稿、为图书纠错，请扫码联系我们。

编 委 会

序

古人云："熟读王叔和，不如临证多。"盖临证有直接、间接之分，所谓直接临证者，即医家自诊，以望闻问切，钩玄猎秘，遣方用药，决人生死；而间接临证者，乃研读他家之案，博采众长，去芜存菁，以人所历，增我之能。两者皆为医者登峰之捷径，济水之良筏也。然我之诊人有限，而人之医案无穷，故医案为历代医家所重，如《名医类案》《续名医类案》《古今医案按》《临证指南医案》等，皆因简明实用，又可烛幽探明而为后世所推崇。

燕赵自古名医辈出，昔黄帝明堂问道以开医源，扁鹊四诊合参为医者宗，河间尚寒凉，元素辟易水，东垣尊脾胃，清任重活血，至锡纯衷中参西，力主汇通。诸君皆当时之贤，非为标新立异，实因时而宜焉！张元素曰："运气不齐，古今异轨，古方今病，不相能也。"诚如是哉！医之为道，必须与时俱进，守正创新，才能适应时代之需，而为万世谋福祉也。

李君佃贵，余之挚友，性情敦厚，笃志岐黄，幼承家学，后入河北新医大学（现河北医科大学）深造，毕业留校，躬耕临床 50 余年，学验俱丰，为第三届国医大师，亦当今燕赵医家之佼佼者。其有感于当今生态环境恶化、人之生活方式与疾病谱深刻变化，创新性地提出"浊毒理论"，用于指导治疗慢性萎缩性胃炎伴肠上皮化生和异型增生，即所谓胃癌前病变者，疗效显著，打破传统理论之束缚，后将其推而广之，用于指导临床多种疾病之诊疗，为起沉疴顽疴开崭新之一途，实为医家之幸，亦病家之幸也！其弟子毛宇湘、刘小发等，有感师之医案三万有余，犹璞玉浑金，虽曰天然，难彰大道，殊为可惜！遂召数位同门之志同道合者，取精用宏，编为一册，凡六类二十二种病一百二十四例，每例皆有按语，以期为载道之体，而阐"浊毒化"隐微之机，昭"化浊毒"精当之法，或可为广大读者有益之参考云云。

佳作新成，即将付梓，欣然受邀，为之一序。

中央文史研究馆馆员　国医大师　张大宁

壬寅年仲夏于天津

前　言

医案又称诊籍、脉案、方案、病案，是中医诊疗活动的记录，现称病历。中医医案，是中医理、法、方、药综合运用的具体反映形式。作为中医诊病资料的一种特殊载体，医案不仅是单纯医疗过程的记录，更是医家诊病技艺、辨证思路、治疗经验的体现。正如章太炎先生所言："中医之成绩，医案最著。欲求前人之经验心得，医案最有线索可寻。循此专研，事半功倍。"医案在中医药历史发展的长河中，从个案到专著，从古代医家的医案著作到中医医案学科，都真实地呈现和记录着各个历史时期医家的诊疗思想和智慧，是中医基础理论和临床实践不断传承与发展的见证。

李佃贵是全国劳动模范、第三届国医大师、中国中医科学院学部委员、全国首届中医药高校教学名师、"全国中医药杰出贡献奖"获得者、"庆祝中华人民共和国成立70周年"纪念章获得者，享受国务院政府特殊津贴。他是全国第三至七批名老中医药专家学术经验继承工作指导老师，现任世界中医药学会联合会浊毒理论研究专业委员会会长等多项社会职务。在众多职务和荣誉中，李老最看重医生身份，临床50余年，不论担任何职，任职何方，事务活动再多，李老从未离开临床一线，把救治患者作为他最大的使命。李老在继承发扬前人学术思想的基础之上，结合当代气候变化、饮食结构以及疾病谱的改变，创新性地提出"浊毒理论"，在治疗脾胃系疾病、癌病、肝胆系疾病、肾系疾病等方面疗效显著。特别是在慢性萎缩性胃炎伴肠上皮化生和不典型增生等癌前病变方面，打破了"胃癌前病变不能逆转"的理论束缚。

在本书编写之初，对医案的选择，李老给我们提出了"真实、准确、完整"三原则。一是要真实，所有案例均为原始医案原貌呈现，不加修饰；二是要准确，所选案例要有诊疗前后现代检查结果，中西医诊断明确；三是要完整，所选案例要有复诊，是几诊就是几诊，是什么效果就是什么效果，要让读者了解到许多疑难重病不是几剂药、几诊就能治愈的，同时让读者知道疗效的判定标准是客观的，疗效是可以复制的。我们按上述原则在李老三万余份医案当中精选了六大类二十二种病一百二十四例编为一册。凡精选医案均详细记录患者就诊时采集的临床资料，包括主诉、现病史、辅助检查、中西医诊断等，并记述患者初诊及多次复诊的方药，真实记录患者治疗的全过程。每篇医案均附有按语，分析李老在诊治过程中的诊疗思路、辨证论治及遣方用药，以期反映李老的学术思想特色、浊毒理论临床运用心法。

经过多方努力，本书终于和广大读者见面，非常感谢中央文史研究馆馆员、国医大师张大宁教授的关怀和赐序。特别感谢中国医药科技出版社范志霞副总编对本书编写出版提出的指导性意见和大力帮助。感谢跟随李老学习的学生兰思远、徐墅航、孔泉、巩永杰、李锦泰、王昊楠、杨召金等整理打印部分原始医案文字。感谢所有为本书编写和顺利出版给予支持和帮助的领导、老师、同道们。

本书虽经反复推敲和修改，但难免存在一定的疏漏和欠妥之处，也愿各位专家、同仁、读者谅解并提出宝贵意见。

毛宇湘　刘小发

2022 年 7 月 10 日

目 录

脾胃系疾病篇

其他类疾病篇

脾胃系疾病篇

胃痞

一、浊毒内蕴

案例（1）

[初诊] 曾某，男，55岁。2020年11月5日。

[主诉] 全胸腹憋闷，连及后背酸痛3年余，加重半个月。

[现病史] 患者3年前开始出现全胸腹憋闷，并连及后背酸痛，当地医院诊为慢性非萎缩性胃炎伴肠上皮化生，多方求治，未见好转。现主症：全胸腹憋闷，连及后背酸痛难忍，喜叹息，纳呆，乏力，饭后胃稍胀，大便质可，日1~2行，自觉排不净，体形中等偏胖，面色青黑隐隐。舌色暗红，苔根部黄腻，脉沉弦。

[既往史] 慢性非萎缩性胃炎，肠上皮化生（肠化），十二指肠球炎。

[辅助检查] 电子胃镜：慢性非萎缩性胃炎伴糜烂，十二指肠球炎，胃体中部后壁可见一息肉样隆起，约0.3cm，无蒂，表面充血。胃体病理活检：慢性非萎缩性胃炎，活动性。胃角及胃窦病理活检：黏膜慢性炎症，伴肠上皮化生。

[中医诊断] 胃痞（浊毒内蕴，气滞血瘀）。

[西医诊断] 慢性非萎缩性胃炎伴糜烂，肠上皮化生，十二指肠球炎。

[治法] 化浊解毒，理气通络。

[处方] 百合12g，乌药12g，当归9g，川芎9g，白芍30g，麸炒白术6g，三七2g（冲服），白花蛇舌草15g，半枝莲15g，黄连12g，茵陈15g，苦参12g，鸡骨草15g，厚朴9g，枳实12g，瓜蒌12g，柴胡12g，炒莱菔子12g，香附12g，广木香9g，藿香12g。

21剂，颗粒剂，日1剂，1剂2袋，早、晚各1袋，早饭前半小时，晚睡前1小时，200ml开水冲服。

[医嘱] 忌食辛辣油腻甜物，畅情志，节饮食，不适随诊。

[二诊] 2020年11月26日。患者诉服药后症状有所减轻，全胸腹憋闷伴隐痛，连及后背酸痛，大便质稀黏，日2~3行，小便频。舌色暗红，苔根部黄厚腻，脉沉弦。

[处方] 百合12g，乌药12g，当归9g，川芎9g，白芍30g，麸炒白术6g，三七2g（冲服），白花蛇舌草15g，半枝莲15g，黄连12g，茵陈15g，苦参12g，

鸡骨草 15g，全蝎 6g，厚朴 12g，枳实 12g，香附 12g，紫苏梗 12g，砂仁 12g，广木香 9g。

21 剂，颗粒剂，日 1 剂，早、晚各 1 袋，早饭前半小时，晚睡前 1 小时，200ml 开水冲服。

［医嘱］忌食辛辣油腻甜物，畅情志，节饮食，不适随诊。

三诊：2020 年 12 月 17 日。患者诉服药期间憋闷感逐渐减轻，后背酸痛感逐渐消失。现咽痒而咳，咳后烧心，膻中穴附近憋闷，纳可，易醒，大便质可，日 1~2 行，小便黄，易乏力。舌色暗红，苔根部黄厚腻，脉弦滑。

［治法］化浊解毒，理气通络。

［处方］百合 12g，乌药 12g，当归 9g，白芍 30g，川芎 12g，麸炒白术 6g，三七 2g（冲服），牡蛎 20g，黄连 9g，浙贝母 12g，海螵蛸 15g，茵陈 15g，全蝎 6g，桔梗 12g，厚朴 12g，枳实 12g，香附 12g，紫苏梗 12g，砂仁 12g，广木香 12g，炒莱菔子 12g，

30 剂，颗粒剂，日 1 剂，早、晚各 1 袋，早饭前半小时，晚睡前 1 小时，200ml 开水冲服。

［医嘱］忌食辛辣油腻甜物，畅情志，节饮食，不适随诊。

四诊：2021 年 1 月 17 日。患者诉服药期间憋闷感逐渐消失，烧心消失，现咽痒而咳，痰白易咳出，量少，大便质可，日 1~2 行。舌色红，苔薄黄，脉沉弦。

［治法］和胃降浊，疏肝健脾。

［处方］百合 12g，乌药 12g，当归 9g，川芎 9g，白芍 30g，麸炒白术 6g，三七 2g（冲服），柴胡 15g，麦冬 15g，瓜蒌 12g，麸炒枳实 15g，半夏 9g，茯苓 15g，桔梗 15g，连翘 15g，生甘草 9g，紫苏梗 12g，炒莱菔子 12g，炒鸡内金 12g，厚朴 12g，砂仁 12g。

21 剂，颗粒剂，日 1 剂，早、晚各 1 袋，早饭前半小时，晚睡前 1 小时，200ml 开水冲服。

［医嘱］忌食辛辣油腻甜物，畅情志，节饮食，不适随诊。药后随诊，诸症解除。

按语：慢性非萎缩性胃炎多属中医学"痞满""胃脘痛"等范畴，临床主要表现为心下胃脘部痞闷、疼痛、饱胀、嗳气、纳呆等。中医将以胃脘痞塞、胸膈满闷、触之无形、不痛为主要症状者诊为"胃痞"；以胃脘部疼痛为主要症状者诊为"胃脘痛"。慢性非萎缩性胃炎为临床多发病、常见病，易反复发作，缠绵难愈。根据多年的临床经验，李老师认为，慢性胃炎多遵循气滞—湿阻—浊聚的发展规律。本案患者西医诊断为慢性非萎缩性胃炎伴糜烂、肠上皮化生，病史已 3 年，多方治疗未见好转，病情复杂，中医诊断为"胃痞"，其主要病机是在浊毒内蕴的基础上，

气滞血瘀，治疗上以化浊解毒、理气通络为法。一、二诊主要是用化浊解毒基础方（茵陈、黄芩、黄连、半枝莲、苦参、鳖甲、姜黄、半边莲、白花蛇舌草）加减行气通络药物治疗。症状减轻后，三、四诊在原来的基础上加柴胡、麦冬、瓜蒌、半夏、茯苓、炒莱菔子、炒鸡内金等药，化浊解毒，理气健脾，养阴和胃，巩固治疗效果。

案例（2）

初诊：袁某，男，71岁。2018年4月19日。

[主诉]胃脘胀满，反酸1年，加重7天入院。

[现病史]患者胃脘胀满，反酸1年，早上5点胃气上逆明显，口苦，纳可，寐欠安，多梦，大便日2次，成形，小便调，体形瘦弱，面色萎黄。舌紫暗，苔薄黄腻，脉弦细滑。

[既往史]慢性非萎缩性胃炎，十二指肠球炎，胃毛细血管扩张症，ESD+EPMR手术史。

[辅助检查]电子胃镜：慢性非萎缩性胃炎，贲门黏膜病变。ESD+EPMR术：病理示贲门黏膜慢性炎。另见被覆鳞状上皮组织呈炎症改变，局灶鳞状上皮轻、中度异型增生。

[中医诊断]胃痞（浊毒内蕴，阴虚络瘀）。

[西医诊断]慢性非萎缩性胃炎伴鳞状上皮异型增生，十二指肠球炎。

[治法]化浊解毒，养阴活血。

[处方]百合12g，乌药12g，当归9g，川芎9g，白芍30g，麸炒白术6g，三七2g，白花蛇舌草15g，半枝莲15g，黄连12g，茵陈15g，苦参12g，鸡骨草15g，藿香9g，厚朴9g，枳实12g，香附9g，紫苏梗9g，广木香9g，瓜蒌12g，延胡索12g，合欢皮12g，砂仁9g，全蝎9g，蜈蚣6g。

30剂，颗粒剂，日1剂，早晚温服，早饭前半小时，晚睡前1小时。

[医嘱]忌食辛辣油腻甜物，畅情志，节饮食，不适随诊。

二诊：2018年5月19日。患者诉服药后胃脘胀痛，反酸明显减轻，嗳气减轻，纳可，寐欠安，多梦，大便质可，日1行。舌红，苔剥脱，脉弦细滑。

[处方]百合12g，乌药12g，当归9g，川芎9g，白芍30g，麸炒白术6g，三七2g，白花蛇舌草15g，半枝莲15g，黄连12g，茵陈15g，苦参12g，鸡骨草15g，藿香9g，合欢皮12g，炒枣仁12g，全蝎9g，蜈蚣6g，生龙骨15g，珍珠母15g，厚朴9g，枳实12g，香附9g，荔枝核9g，广木香9g，延胡索12g，砂仁9g。

30剂，颗粒剂，日1剂，早、晚各1袋，早饭前半小时，晚睡前1小时，200ml开水冲服。

［医嘱］忌食辛辣油腻甜物，畅情志，节饮食，不适随诊。

三诊： 2018 年 6 月 19 日。患者诉凌晨 3~4 点胃轻微胀，无反酸烧心，纳可，寐差，多梦，二便调。舌红，苔剥脱，脉弦滑。

［处方］百合 12g，乌药 12g，当归 9g，川芎 9g，白芍 30g，麸炒白术 6g，三七 2g，白花蛇舌草 15g，半枝莲 15g，黄连 12g，茵陈 15g，苦参 12g，鸡骨草 15g，藿香 9g，合欢皮 12g，炒枣仁 12g，全蝎 9g，蜈蚣 6g，生牡蛎 15g，冬凌草 9g，枳壳 12g，珍珠母 15g，厚朴 9g，香附 9g，紫苏梗 9g，广木香 9g，延胡索 12g，砂仁 9g。

30 剂，颗粒剂日 1 剂，早晚各 1 袋，早饭前半小时，晚睡前 1 小时，200ml 开水冲服。

［医嘱］忌食辛辣油腻甜物，畅情志，节饮食，不适随诊。

四诊： 2019 年 7 月 19 日。患者诉夜间反胃，偶有胃胀，食欲可，寐欠安，多梦易醒，大便日 2 次，成形。舌红，苔薄黄，脉弦滑。

［辅助检查］电子胃镜检查诊断：慢性浅表性胃炎。胃 ESD+EPMR：术后改变，十二指肠降部黏膜下隆起，怀疑脂肪瘤。

［处方］百合 12g，乌药 12g，当归 9g，川芎 9g，白芍 30g，麸炒白术 6g，三七 2g，白花蛇舌草 15g，半枝莲 15g，黄连 12g，茵陈 15g，苦参 12g，鸡骨草 15g，红曲 6g，全蝎 9g，海螵蛸 15g，瓦楞子 15g，半夏 9g，竹茹 9g，厚朴 9g，枳实 15g，砂仁 9g，藿香 9g，合欢皮 12g，远志 9g，炒枣仁 12g，生龙骨 15g，珍珠母 15g。

30 剂，煎服法，医嘱同前，巩固疗效。

按语： 慢性非萎缩性胃炎属中医学"痞满""胃脘痛"等范畴，临床主要表现为胃脘部痞闷、疼痛、饱胀、嗳气、纳呆等。李老师认为，慢性非萎缩性胃炎伴癌前期病变患者大部分为浊毒内蕴、胃络瘀阻证。应用化浊解毒、活血通络法治疗取得了良好的疗效，可防止肠上皮化生和不典型增生（上皮内瘤变）进一步发展。本案患者患病日久，浊毒入络，阴虚络瘀，缠绵难愈。以白花蛇舌草、半枝莲、黄连、茵陈、苦参、鸡骨草、藿香等药化浊解毒；用百合、乌药、当归、白芍、白术、合欢皮、远志、炒枣仁等药养阴和胃；厚朴、枳实、荔枝核、广木香、砂仁、川芎、延胡索、香附、三七等药理气活血，加全蝎、蜈蚣搜络祛毒，化浊解毒力专而猛。现代药理研究发现茵陈、黄连、白花蛇舌草、半枝莲有良好的抑制肿瘤细胞作用。全蝎、蜈蚣对癌细胞有显著抑制效果。前三诊治疗后，患者症状明显改善，四诊时去掉虫类药，用药缓而柔，化浊解毒，养阴和胃，理气活血，治胃之计徐图之，而后收全功。

案例（3）

初诊： 宋某，女，52岁。2011年11月8日。

[主诉] 间断性胃脘痞满、隐痛，伴烧心、反酸10余年，加重1周。

[现病史] 患者10年前因情志不舒而致两胁胀痛，胃脘隐痛，伴烧心、反酸，曾间断服奥美拉唑、舒肝健胃丸等药物，症状时轻时重。2011年7月12日，查电子胃镜：慢性萎缩性胃炎。病理诊断：重度肠化伴轻度不典型增生。1周前饮食不慎加郁怒后出现胃脘胀满疼痛、烧心、反酸，自行口服奥美拉唑、多潘立酮等药物后症状未见好转，就诊于我院。现主症：胃脘痞满隐痛，伴烧心、反酸，嗳气频频，口干口苦，纳呆，夜寐欠安，大便干，2~3日1行，小便调，舌红，苔薄黄腻，脉弦细滑。

[体格检查] 生命体征平稳，发育正常，营养中等。全身皮肤黏膜未见黄染及出血点，浅表淋巴结无肿大。咽部无充血，双扁桃体不大，甲状腺不大，心肺无异常。腹平软，未触及包块，肝脾未触及，剑突下压痛（+）。脊柱、四肢及神经系统未见异常，舌紫暗，苔黄腻，脉弦滑。

[辅助检查] 2011年7月12日，查电子胃镜：食管黏膜欠光滑，血管网清晰，贲门无松弛，贲门黏膜不光滑；胃体色泽红白相间，以白为主；胃窦黏膜色泽欠光滑，以白为主，血管透见；幽门水肿。病理诊断：（胃窦）中度慢性萎缩性胃炎伴中度肠化；（胃角）中度慢性浅表性胃炎伴重度肠化及腺体不典型增生；（胃小弯及胃大弯）轻度慢性浅表性胃炎。

[中医诊断] 胃痞（浊毒内蕴，肝胃不和）。

[西医诊断] 慢性萎缩性胃炎伴重度肠化及不典型增生。

[治法] 化浊解毒，疏肝和胃。

[处方] 百合12g，乌药12g，紫豆蔻12g，云茯苓15g，鸡内金15g，白术6g，当归9g，川芎9g，白芍30g，三七粉2g（冲服），藿香12g，茵陈15g，黄连12g，砂仁12g，厚朴15g，枳实9g，紫苏15g，炒莱菔子15g，白花蛇舌草15g，广木香9g，半枝莲15g，板蓝根15g，鸡骨草15g，苦参15g，黄芩12g，绞股蓝12g，半边莲15g，芦荟0.5g。

7剂，水煎服，每日1剂，文火煎煮两次，每次40分钟，共取汁400ml，早、晚饭前半小时温服。同时配服茵连和胃颗粒，1次1袋，1日3次。

[医嘱] 忌食辛辣油腻甜物，畅情志，节饮食，不适随诊。

二诊： 2011年11月15日。胃脘痞满隐痛稍减，烧心、反酸减轻，嗳气，偶有两胁不适，纳可，夜寐欠安，二便调，舌红，苔薄黄腻，脉弦细滑。症状好转，药已中的。上方去芦荟，加延胡索15g，川楝子12g，以行气止痛。

［处方］百合12g，乌药12g，紫豆蔻12g，云茯苓15g，鸡内金15g，白术6g，当归9g，川芎9g，白芍30g，三七粉2g（冲服），藿香12g，茵陈15g，黄连12g，砂仁12g，厚朴15g，枳实9g，紫苏15g，炒莱菔子15g，白花蛇舌草15g，广木香9g，半枝莲15g，板蓝根15g，鸡骨草15g，苦参15g，黄芩12g，绞股蓝12g，半边莲15g，延胡索15g，川楝子12g。

21剂，水煎服，1日1剂，文火煎煮两次，每次40分钟，共取汁400ml，早、晚饭前半小时温服。同时配服茵连和胃颗粒，1次1袋，1日3次。

三诊：2011年12月7日。胃脘痞满隐痛基本消失，偶于饮食不慎或受寒后胃胀，偶有烧心、反酸，偶有嗳气，纳可，夜寐可，大便调。舌红，苔薄黄腻，脉弦滑。症虽减然浊毒未清，效不更方，守前方继服28剂。

四诊：2012年1月5日。1周前因情志不舒突然出现胃脘疼痛如刺，有烧心、反酸、嗳气等症状，纳可，夜寐可，大便调。舌红，苔黄腻，脉弦滑。浊毒之邪久病入络，遇诱因可有燎原之势，遂于原方中加全蝎、蜈蚣等搜剔刮络之品，且以毒攻毒，增强化浊解毒之功。

［处方］百合12g，乌药12g，紫豆蔻12g，云茯苓15g，鸡内金15g，白术6g，当归9g，川芎9g，白芍30g，三七粉2g（冲服），藿香12g，茵陈15g，黄连12g，砂仁12g，厚朴15g，枳实9g，紫苏15g，炒莱菔子15g，白花蛇舌草15g，广木香9g，半枝莲15g，板蓝根15g，鸡骨草15g，苦参15g，黄芩12g，绞股蓝12g，半边莲15g，延胡索15g，川楝子12g，全蝎9g，蜈蚣2条。

28剂，水煎服，1日1剂，文火煎煮两次，每次40分钟，共取汁400ml，早、晚饭前半小时温服。同时配服茵连和胃颗粒，1次1袋，1日3次。

五诊：2012年2月3日。继服1个月后临床症状基本消失，偶有胃脘痞满隐痛，偶有烧心反酸，纳可，夜寐可，二便调，舌淡红，苔薄黄微腻。浊毒已清，原方中加顾护脾胃之品收功。

［处方］百合12g，乌药12g，紫豆蔻12g，云茯苓15g，鸡内金15g，白术6g，当归9g，川芎9g，白芍30g，藿香12g，茵陈15g，黄连12g，砂仁12g，紫苏15g，炒莱菔子15g，白花蛇舌草15g，广木香9g，黄芩12g，延胡索15g，全蝎9g，蜈蚣2条，党参12g，甘草6g。

30剂，水煎服，1日1剂，文火煎煮两次，每次40分钟，共取汁400ml，早、晚饭前半小时温服。同时配服茵连和胃颗粒，1次1袋，1日3次。

六诊：2012年3月3日。继服1个月后临床症状基本消失，考虑患者病理结果为肠化伴不典型增生，是胃癌前病变，故建议患者守方加减，坚持服药治疗1年。1年后电子胃镜诊断为慢性萎缩性胃炎。病理诊断为胃窦黏膜慢性炎症、灶性腺上皮化生、轻度不典型增生；贲门黏膜慢性炎症伴轻度肠化。

按语：慢性萎缩性胃炎伴肠化或不典型增生常被视为癌前病变，尤其是伴有不典型增生的患者癌变率很高，慢性萎缩性胃炎属中医学"痞满""胃脘痛"范畴，患者由于情志不畅，致使脾胃升降失司，湿浊内阻，久而化生浊毒。浊毒阻于中焦致胃纳失职，脾运失常，升降失常，清气不升，浊气内阻，从而变症丛生，故使得本病病程较长，缠绵难愈。李老师认为，"浊毒"是病变过程中主要病理产物之一，也是本病的致病因素，治疗中以化浊解毒为总则，随症加减，临床多有效验。浊毒为病，易阻滞气机、耗伤气血。因浊毒之性热、质浊，热可耗血伤气，浊可阻滞脉络、壅塞气机，浊、毒互结，故缠绵难愈。正如《丹溪心法》所说："痰挟瘀血，遂成窠囊。"本病晚期多致胃阴耗伤，胃气虚弱，故而应以健脾益气、调和脾胃之品善后调理，以免攻邪日久而伤正，由此可保无虞。

案例（4）

[初诊]张某，女，58岁。2015年8月10日。

[主诉]间断胃脘痞满不适伴烧心、反酸10余年，加重3个月。

[现病史]患者于10余年前感冒后出现胃脘不适、烧心、反酸，住院后各项检查无明显异常，症状好转后出院。2005年复因感冒后引发胃脘不适再次住院，胃镜显示浅表性胃炎。未做病理。平素冬季易感冒，感冒后均引起胃部不适。为求系统治疗来我院门诊就诊。现主症：胃脘痞满不适，自觉烧心、反酸、舌头灼热感，时有嗳气，无腹胀，大便4~5日1行，质干，小便可。舌红，苔薄黄，脉弦滑。

[中医诊断]胃痞（脾胃失和，浊毒中阻）。

[西医诊断]慢性非萎缩性胃炎。

[治法]调理脾胃，化浊解毒。

[处方]生石膏30g，瓦楞子15g，海螵蛸15g，浙贝母12g，牡蛎20g，黄芩9g，黄连9g，栀子9g，茵陈12g，儿茶2g，生地12g，牡丹皮9g，砂仁15g，当归12g，川芎9g，白芍30g，茯苓15g，白术15g，川朴15g，枳实15g，玄明粉3g。

21剂，水煎服，1日1剂。上药文火煎煮两次，每次40分钟，共取汁400ml，早、晚饭前半小时温服。

[医嘱]忌食辛辣油腻甜物，畅情志，节饮食，不适随诊。

[二诊]2015年9月1日。患者胃脘痞满不适减轻，偶有烧心，无反酸、嗳气，口干口苦，纳可，寐欠安，入睡困难易醒。舌红，苔薄黄，脉弦滑。

[处方]半枝莲15g，半边莲15g，茵陈15g，白花蛇舌草15g，砂仁15g，板蓝根15g，苦参12g，黄连12g，绞股蓝12g，黄芩12g，生石膏30g，鸡骨草15g，

牡丹皮 12g，儿茶 2g，当归 15g，川芎 9g，白芍 30g，茯苓 15g，白术 15g，厚朴 15g，枳实 15g，玄明粉 3g，海螵蛸 15g，瓦楞子 15g，生地 15g。

14 剂，水煎服，1 日 1 剂。煎服法同前，巩固疗效。

按语：本案例中患者患病日久，易感冒，感冒后均引起胃部不适，此乃脾胃虚弱之象。脾胃运化失司，湿邪内生，日久蕴热，浊毒内蕴，影响气机升降，脾以升为健，胃以降为用，脾失升清，胃失降浊，故而发病。根据患者症状表现及病情变化，以"浊毒"理论为指导，辨证论治，随症加减，运用清胃制酸、健脾渗湿、化浊解毒之法，标本兼治。李老师初诊方中黄芩、黄连、栀子共清上焦、中焦之浊毒郁热；生石膏性大寒，清热泻火，泄肝胃之郁热；瓦楞子、海螵蛸可制酸止痛；牡蛎味咸、涩，质重镇降，可散可收；生地、当归、川芎、白芍乃四物汤，养血和血以固本；白术、茯苓乃四君子汤之意，可健脾祛湿；川朴、枳实、砂仁、玄明粉理气通便，故一诊而症状基本消失。二诊以白花蛇舌草、半枝莲、半边莲解毒抗炎，以防慢性胃炎进一步发展，并以健脾固本培元为主进一步调理。

案例（5）

初诊：佟某，男，50 岁。2018 年 11 月 12 日。

[主诉] 间断胃脘胀满 10 余月，加重 10 天入院。

[现病史] 间断胃胀、烧心、反酸 10 余月，加重 10 天，纳可，寐一般，大便 1 次。体胖面黄，舌淡红胖大，苔薄白，脉弦滑。

[辅助检查] 电子胃镜：慢性胃炎伴糜烂。病理：胃角、胃窦黏膜慢性炎症伴轻度肠上皮化生，部分腺体上皮轻度不典型增生。

[中医诊断] 胃痞（脾胃失调，浊毒内蕴）。

[西医诊断] 慢性糜烂性胃炎伴肠上皮化生。

[治法] 健脾和胃，化浊解毒。

[处方] 百合 12g，乌药 12g，当归 9g，川芎 9g，白芍 30g，麸炒白术 6g，三七 2g（冲服），石膏 30g，黄连 9g，牡蛎 20g，浙贝母 12g，海螵蛸 15g，茵陈 12g，佩兰 12g，藿香 9g，儿茶 9g，生地 12g，牡丹皮 12g，寒水石 20g，珍珠母 20g，香附 12g，紫苏梗 12g，厚朴 9g，枳实 12g，炒莱菔子 12g，全蝎 9g，蜈蚣 3 条。

30 剂，1 日 1 剂，文火煎煮两次，每次 40 分钟，共取汁 400ml，早、晚饭前半小时温服。

[医嘱] 节饮食，忌辛辣油腻甜，畅情志，不适随诊。

二诊：2018 年 12 月 12 日。患者诉偶有胃胀，偶烧心、嗳气，纳可，寐欠佳，大便日行 3~4 次。舌质淡，苔薄黄腻，脉弦滑。

［处方］百合 12g，乌药 12g，当归 9g，川芎 9g，白芍 30g，麸炒白术 6g，三七 2g（冲服），白花蛇舌草 15g，半枝莲 15g，黄连 12g，茵陈 15g，苦参 12g，鸡骨草 15g，红曲 6g，余甘子 6g，海螵蛸 20g，藿香 9g，生地 12g，牡丹皮 12g，珍珠母 20g，香附 12g，枳实 12g，炒莱菔子 12g，全蝎 9g。

30 剂。煎服法同前。

三诊：2019 年 1 月 12 日。患者诉偶尔烧心，无其他不适，纳可，寐差，大便日行 3~4 次，偏干，舌质红，苔薄黄，脉弦细滑。

［辅助检查］电子胃镜：慢性胃炎。病理：黏膜慢性炎。

［处方］百合 12g，乌药 12g，当归 9g，川芎 9g，白芍 30g，麸炒白术 6g，三七 2g（冲服），白花蛇舌草 15g，半枝莲 15g，黄连 12g，茵陈 15g，苦参 12g，鸡骨草 15g，黄蜀葵花 6g，肿节风 6g，灵芝 6g，丹参 6g，生石膏 20g，海螵蛸 20g，香附 12g，全蝎 9g。

21 剂，煎服法同前，巩固疗效。

按语：李老师认为本病是由于浊毒蕴久，血瘀肉腐，损伤胃黏膜所致，治疗以化浊解毒为基本方法，并基于此创建了化浊解毒方（茵陈、黄芩、黄连、半枝莲、苦参、鳖甲、姜黄、半边莲、白花蛇舌草）。方中以茵陈、黄连为君清热、燥湿、解毒，茵陈辛开，与苦降之黄连二者伍用泻热、燥湿以清浊毒；佩兰、藿香芳香化湿醒脾，其性上升，半枝莲、半边莲、白花蛇舌草泻热解毒，既可助君药清解热毒，又给浊邪以出路，此五药相伍为用，和胃醒脾、泄热解毒；百合、乌药、当归、川芎、白芍、麸炒白术、三七可活血化瘀、健脾利水，佐君药化浊毒；全蝎、蜈蚣软坚散结，搜络祛毒，诸药共奏清、泄、化浊毒之功，截断浊毒的生成并使浊毒有所出。

案例（6）

初诊：孙某，男，51 岁。2014 年 11 月 6 日。

［主诉］间断胃脘痞满不适 20 年，加重 10 天。

［现病史］患者缘于 20 年前饮食不慎后出现胃脘胀满不适，平素自行口服健胃消食片、多潘立酮、奥美拉唑等药物，症状时轻时重。2013 年 11 月 6 日查电子胃镜：慢性浅表萎缩性胃炎伴糜烂。2014 年 8 月 21 日查电子胃镜病理：胃窦黏膜慢性炎症伴部分上皮轻度肠化、异型增生，局部固有腺减少。10 天前，饮酒后出现胃脘嘈杂不适，口服奥美拉唑、舒肝快胃丸等药物，症状未见好转，就诊于我院。现主症：胃脘痞满不适，偶有隐痛，口干，口苦，口中有异味，咽部不适，无反酸、烧心，无呕恶，纳呆，夜寐欠安，大便不成形，1 日 1~2 行，小便调。舌淡苔黄腻，舌体胖大，边有齿痕，脉沉细。

［体格检查］腹平坦，全腹触之柔软，剑突下压痛，肝脾肋缘下未触及，无腹肌紧张及反跳痛，墨菲征阴性，麦氏点无压痛，肝区无叩痛，双肾区无叩击痛，移动性浊音阴性，肠鸣音正常存在。四肢、脊柱无畸形，双下肢无水肿，四肢肌力及肌张力正常。生理反射正常存在，病理反射未引出。

［中医诊断］胃痞（脾虚胃弱，浊毒内蕴）。

［西医诊断］慢性萎缩性胃炎伴糜烂，部分上皮轻度肠化、异型增生。

［治法］健脾益胃，化浊解毒。

［处方］百合12g，乌药12g，当归12g，川芎12g，茯苓15g，白芍20g，鸡内金15g，全蝎6g，王不留行15g，延胡索15g，白术12g，瓜蒌15g，三七粉2g（冲服），清半夏12g，黄芩12g，白花蛇舌草15g，半枝莲15g，半边莲15g。

14剂，水煎服，1日1剂，文火煎煮2次，每次40分钟，共取汁400ml，早、晚温服。同时口服茵连和胃颗粒，1次1袋，1日3次。

［医嘱］忌食辛辣油腻甜物，畅情志，节饮食，不适随诊。

二诊：2014年11月20日。服药14天后胃脘不适较前好转，偶有隐痛，口干、口苦，口中有异味，咽部不适，无反酸、烧心，无呕恶，纳可，夜寐欠安，小便调，大便不成形，1日1~2行。舌淡苔黄腻，舌体胖大，边有齿痕，脉沉细。

［处方］百合12g，乌药12g，当归12g，川芎12g，茯苓15g，白芍20g，茵陈15g，鸡内金15g，全蝎6g，白术9g，炒扁豆15g，薏苡仁20g，瓜蒌15g，滑石30g（包煎），清半夏12g，黄芩12g，白花蛇舌草15g，半枝莲15g，半边莲15g。

28剂，水煎服，1日1剂，文火煎2次，每次40分钟，共取汁400ml，早、晚温服。同时口服茵连和胃颗粒，1次1袋，1日3次。

三诊：2014年12月18日。服药1个月后胃脘不适明显好转，偶有胀满隐痛，口干、口苦，口有异味，无反酸、烧心，无呕恶，纳可，夜寐欠安，小便调，大便1日1~2行。舌淡，苔薄黄腻，脉沉细。湿热浊毒渐轻。

［处方］百合12g，乌药12g，当归12g，川芎12g，茯苓15g，白芍20g，鸡内金15g，茵陈15g，全蝎6g，白术9g，炒扁豆15g，薏苡仁20g，瓜蒌15g，滑石30g（包煎），清半夏12g，黄芩12g，生地15g。

28剂，水煎服，1日1剂，文火煎煮2次，每次40分钟，共取汁400ml，早、晚温服。同时口服茵连和胃颗粒，1次1袋，1日3次。

四诊：2015年1月2日。继服药物1个月后胃脘不适症状基本消失，偶有隐痛、嗳气，无烧心、反酸，无呕恶，纳可，夜寐安，二便调。舌红，苔薄黄微腻，脉弦滑。综合舌脉，知湿热浊毒基本清除，然浊毒之邪胶着难去，恐有反复，稍改药物，继服以巩固疗效。

［处方］百合12g，乌药12g，当归12g，川芎12g，茯苓15g，白芍20g，鸡

内金 15g，茵陈 15g，全蝎 6g，白术 9g，炒扁豆 15g，薏苡仁 20g，瓜蒌 15g，代赭石 30g，清半夏 12g，黄芩 12g，生地 15g。

28 剂，水煎服，1 日 1 剂，文火煎煮两次，每次 40 分钟，共取汁 400ml，早、晚温服。同时口服茵连和胃颗粒，1 次 1 袋，1 日 3 次。

五诊： 2015 年 1 月 30 日。继服药物 1 个月后胃脘不适症状消失，无烧心、反酸，无呕恶，仍觉口干欲饮，纳可，夜寐安，二便调，舌淡红，苔薄黄，脉细。萎缩性胃炎伴腺体肠化增生为癌前期病变，西医学认为，这种病理改变是不可逆转的，临床上较难治愈，为巩固疗效继服药物。

[处方] 百合 12g，乌药 12g，当归 12g，川芎 12g，茯苓 15g，白芍 20g，鸡内金 15g，茵陈 15g，全蝎 6g，白术 9g，炒扁豆 15g，薏苡仁 20g，瓜蒌 15g，代赭石 30g，清半夏 12g，黄芩 12g，生地 15g，石斛 15g，沙参 12g。

28 剂，水煎服，1 日 1 剂，文火煎煮两次，每次 40 分钟，共取汁 400ml，早、晚温服。同时口服茵连和胃颗粒，1 次 1 袋，1 日 3 次。

六诊： 2015 年 2 月 28 日。继服药物 1 个月后胃脘不适症状消失，无烧心、反酸，无呕恶，纳可，夜寐安，二便调，舌淡红，苔薄黄，脉沉细。遂在原方基础上加减使用，继服药物 2 个月，症状控制良好。

2015 年 4 月 28 日查电子胃镜：慢性糜烂性胃炎。胃镜病理：（胃体）黏膜中度慢性炎症，间质肌组织增生；（胃窦）黏膜中度慢性炎症，间质肌组织增生。复查胃镜病理未见腺体组织肠化，疗效满意。

按语： 根据患者症状表现，本案例属于中医"胃痞"范畴，多表现胃脘不适、嗳气、嘈杂、反酸等症状。脾主升清，胃主降浊，患者饮食不慎后可造成胃纳失职，脾运失常，升降失常，清气不升，浊热内阻，日久化生浊毒之邪内蕴。本病病程较长，久虚不复。李老师认为，该病证的基本病变要素为浊毒，属本虚标实之证，"虚"以脾胃气虚、脾胃阳虚、胃阴虚为主要临床病证，临床可见纳呆、乏力、舌淡、苔薄黄、脉沉细等症。急则治其标，缓则治其本，治疗初期以化浊解毒为主，恢复期以健脾和胃为主。故初诊时予白花蛇舌草、半枝莲、半边莲、黄芩以化浊解毒，予茯苓、白术、鸡内金以健脾消食，瓜蒌、清半夏以祛痰降逆，当归、川芎、白芍、全蝎、王不留行、延胡索、三七粉以补血活血、行气通络、滋阴扶正等，予百合、乌药行气止痛。二诊时患者胃脘不适较前好转，偶有隐痛，口干，口苦，口中有异味，咽部不适，无反酸、烧心，无呕恶，纳可，夜寐欠安，大便不成形，舌淡苔薄黄腻，脉沉细。结合患者症状体征，于上方基础上去王不留行、延胡索、三七粉，改白术为 9g，加茵陈、炒扁豆、薏苡仁、滑石以健脾化湿清热。三诊时患者胃脘不适明显好转，偶有胀满隐痛，口干，口苦，口有异味，无呕恶，纳可，夜寐欠安，舌淡，苔薄黄，脉沉细。湿热浊毒渐轻，故去白花蛇舌草、半枝莲、半边莲，加生地以滋阴扶正。四诊时患者胃脘不适症状基本消失，偶有隐痛、嗳气，夜寐安，舌淡，苔黄腻，脉沉细。综合舌脉，知湿热浊毒基本清除，然浊毒之邪胶着难去，恐有反复，继服药物以巩固疗效，故去滑石，加代赭石以降逆气。五诊时患者胃脘不适症状消失，仍觉口干欲饮，患者仍有阴伤，故加石斛、沙参以滋阴。六诊时患者胃脘不适症状消失，无烧心、反酸，无呕恶，纳可，夜寐安，二便调，舌淡红，苔薄黄，脉细，遂在原方基础上加减使用，继服药物2个月，症状控制良好。"浊毒"是病变过程中主要病理产物，也是疾病产生的重要致病因素，治疗时化浊解毒，健脾和胃，随症加减，临床多有效验。以温阳之品扶正，以生石膏、海螵蛸、瓦楞子清热制酸，标本兼治，邪去正复，机体康复。

二、肝胃不和

案例（1）

初诊： 云某，男，49岁。2017年1月19日。

[主诉] 胸骨后及胃脘烧灼感、反酸、不能平躺1年余。

[现病史] 患者于1年前开始出现胸骨后及胃脘隐痛憋闷，反酸，烧心，平躺后症状加重而不敢平躺，大便日1行，面红赤，舌红，苔黄腻，脉弦滑数。

[既往史] 慢性胃炎，十二指肠多发息肉。

[辅助检查] 电子胃镜病理检查：小肠型肠化。（贲门）活检：浅层黏膜慢性炎症，间质水肿。（胃窦）活检：黏膜轻度慢性炎症，黏膜糜烂，腺体中度肠化伴灶性腺体轻度不典型增生，HP（＋）。

[中医诊断] 胃痞（肝胃不和，热毒中阻）。

[西医诊断] 慢性胃炎伴糜烂，腺体肠化（中度）伴轻度不典型增生。

[治法] 养肝和胃，清热解毒。

[处方] 百合12g，乌药12g，当归9g，川芎9g，白芍30g，麸炒白术6g，三七2g（冲服），白花蛇舌草15g，半枝莲15g，黄连12g，茵陈15g，苦参12g，鸡骨草15g，藿香15g，广木香9g，丹参15g，檀香9g，全蝎9g，甘松12g，瓜蒌15g，香附15g，炒莱菔子15g。

14剂，1日1剂，文火煎煮两次，每次40分钟，共取汁400ml，早、晚饭前半小时温服。

[医嘱] 节饮食，忌辛辣油腻甜物，畅情志，不适随诊。

二诊： 2017年2月2日，患者诉服药后症状减轻，大便日1行成形，纳可，寐可，舌质红，苔薄黄，脉弦滑。

［处方］百合 12g，乌药 12g，当归 9g，川芎 9g，白芍 30g，麸炒白术 6g，三七 2g（冲服），白花蛇舌草 15g，半枝莲 15g，黄连 12g，茵陈 15g，苦参 12g，鸡骨草 15g，广木香 9g，丹参 15g，檀香 9g，全蝎 9g，甘松 12g。

14 剂，煎服法同前。

三诊： 2017 年 2 月 16 日，患者诉服药后症状消失，纳、寐可，大便日 1 行，舌质红，苔薄黄，脉弦。

［辅助检查］电子胃镜病理检查：黏膜慢性炎症。

［处方］百合 12g，乌药 12g，当归 9g，川芎 9g，白芍 30g，麸炒白术 6g，三七 2g（冲服），醋五灵脂 15g，醋延胡索 15g，白芷 15g，砂仁 9g，香附 15g，紫苏梗 15g，佛手 15g，茵陈 15g，黄连 15g，川朴 15g，枳实 15g，白鹤草 15g，广木香 9g，丹参 15g，檀香 9g，全蝎 9g，甘松 12g。

21 剂，煎服法同前，巩固疗效。

按语： 慢性胃炎是由各种病因引起的胃黏膜慢性炎症，其病因多为幽门螺杆菌感染、饮食和环境因素、自身免疫等。李老师认为胃痞为肝郁气滞，横逆犯胃，气机逆乱，升降失职，脾胃失健，水津不布，气机不利，水湿、痰饮、食积不化，日久蕴热成毒，气滞络阻，血不养经，胃失滋养所致。其病机多为表邪入里、食滞中阻、痰湿阻滞、七情失和、脾胃虚弱等。故予百合、乌药、当归、川芎、白芍、茯苓、白术等健脾益气；并予白花蛇舌草、半枝莲、茵陈、黄连、三七粉等清利湿热、化浊解毒之品以除因气滞所致的痰瘀浊毒，酌加川朴、枳实、广木香、檀香、甘松行气止痛，通腑泄浊。并嘱患者清淡饮食、调畅情志，长期坚持治疗，可取得满意效果。

案例（2）

初诊： 周某，女，42 岁。2016 年 8 月 10 日。

［主诉］间断胃脘胀满痞闷 7 个月，加重 10 天。

［现病史］患者 7 个月前因胃脘胀满，嗳气，纳差，于我院查电子胃镜示慢性萎缩性胃炎。间断口服中药汤剂，症状好转后停药。10 天前患者因情绪不畅出现胃脘胀满加重，故来就诊。现主症：胃脘胀满痞闷，时有嗳气，心烦易急，偶有隐痛，食后加重，口干，无烧心反酸，无恶心呕吐，纳呆，大便干，2~3 日 1 行，舌红，苔黄腻，脉弦滑。

［中医诊断］胃痞（肝胃不和，腑气不通）。

［西医诊断］慢性萎缩性胃炎伴肠化。

［治法］疏肝和胃降浊。

［处方］香附 15g，紫苏梗 15g，青皮 15g，柴胡 15g，甘草 6g，姜黄 9g，厚

朴 15g，枳实 20g，清半夏 12g，绞股蓝 9g，莱菔子 15g，槟榔 12g，瓜蒌 15g，芦荟 0.5g。

7 剂，日 1 剂，文火煎煮两次，每次 30 分钟，共取汁 300ml，分早、晚饭前半小时温服。

[医嘱] 忌食辛辣油腻甜物，畅情志，节饮食，不适随诊。

二诊： 2016 年 8 月 17 日。药后患者胃脘胀满痞闷、隐痛缓解，现时有两胁隐痛、烧心、反酸，大便稀，1 日 1 行，尿稍黄。舌红，苔薄黄，脉弦细。

[处方] 香附 15g，紫苏梗 15g，青皮 15g，柴胡 15g，甘草 6g，姜黄 9g，厚朴 15g，枳实 20g，清半夏 12g，绞股蓝 9g，瓜蒌 15g，黄连 15g，木香 9g，砂仁 9g，焦槟榔 12g，白花蛇舌草 15g，炒莱菔子 15g，芦荟 0.5g。

14 剂，日 1 剂，文火煎煮两次，每次 30 分钟，共取汁 300ml，分早、晚饭前半小时温服。

药后诸症已不明显，守方加减治疗 20 余剂，诸症悉除。

按语： 本案例中患者初期以胃脘痞满为主要临床表现，善嗳气，李老师认为该患者是由肝气郁滞、横逆犯胃所致，中医辨证为肝胃不和、腑气不通。患者肝气郁结，疏泄失职，善叹息，胸胁胀痛；肝气横逆，气滞于胃导致腑气不通；胃气上逆，则表现为胃脘胀痛，嗳气，大便不通；肝气犯胃，气滞不行，日久影响气血运行，以胃脘、胁胀满疼痛、嗳气、呃逆、吞酸、情绪抑郁、不思饮食等为常见症状。《临证指南医案·呕吐》华岫云曰："木动则必犯土，胃病治肝。"即提出治病之法。李老师认为治疗上以疏肝理气、和胃降逆为主，故诊疗时予香附、紫苏梗、青皮、柴胡以疏肝解郁、理气和胃，瓜蒌、黄连、芦荟、厚朴、枳实理气消积、通腑降逆，经治疗患者胃脘痞满明显好转，气机通畅，巩固治疗，得以痊愈。

案例（3）

初诊： 王某，男，45 岁。2017 年 6 月 26 日。

[主诉] 胃脘痞满伴烧心、反酸 4 年余。

[现病史] 患者于 4 年前开始出现胃脘痞满，伴烧心反酸，胃脘隐痛，嗳气频繁，口干口黏，纳可寐可，小便黄，大便 1 日 1~2 行，质黏，舌稍红，苔黄腻，脉弦细滑

[辅助检查] 电子胃镜：食管白斑，慢性非萎缩性胃炎伴糜烂。病理：（胃窦）黏膜中度慢性炎症伴部分腺体增生，中度肠化。

[中医诊断] 胃痞（肝胃不和，湿热蕴胃）。

[西医诊断] 食管白斑，慢性非萎缩性胃炎伴糜烂、肠化。

[治法] 疏肝和胃，清热化湿，解毒通络。

［处方］百合 12g，乌药 12g，当归 9g，川芎 9g，白芍 30g，麸炒白术 6g，石膏 30g，三七 2g（冲服），黄连 9g，牡蛎 20g，浙贝母 12g，海螵蛸 15g，茵陈 12g，藿香 9g，白花蛇舌草 9g，半枝莲 9g，全蝎 9g，蜈蚣 3g，砂仁 12g，冬凌草 9g。

30 剂，颗粒剂，日 1 剂，分早晚两次温服，早饭前半小时，晚睡前 1 小时，200ml，开水冲服。

［医嘱］忌食辛辣油腻甜物，畅情志，节饮食，不适随诊。

二诊：2017 年 7 月 25 日。服药后胃脘痞满明显减轻，偶烧心反酸，时有胃脘隐痛，小便调，大便 1 日 2 行，偏干，舌红，苔黄腻，脉弦细滑。

［处方］麸炒枳实 15g，厚朴 15g，清半夏 12g，百合 12g，乌药 12g，当归 9g，川芎 9g，白芍 30g，三七 2g（冲服），茵陈 12g，黄连 9g，黄芩 9g，白花蛇舌草 12g，广木香 9g，延胡索 15g，全蝎 9g，蜈蚣 3g，砂仁 12g，地肤子 12g，蛇床子 12g，苦参 9g，麸炒白术 6g。

30 剂，颗粒剂，日 1 剂，分早晚两次温服，早饭前半小时，晚睡前 1 小时，200ml，开水冲服。

［医嘱］忌食辛辣油腻甜物，畅情志，节饮食，不适随诊。

三诊：2017 年 8 月 23 日。服药后胃脘痞满消失，偶胃胀，偶烧心反酸，无嗳气，纳可，寐一般，多梦，大便 1 日 1~2 行，质可，舌红胖大，苔中黄腻，脉弦细滑。

［治法］养肝和胃，化浊解毒。

［处方］百合 12g，乌药 12g，当归 9g，川芎 9g，白芍 30g，麸炒白术 6g，三七粉 2g（冲服），白花蛇舌草 15g，半枝莲 15g，黄连 12g，茵陈 15g，苦参 12g，鸡骨草 15g，海螵蛸 20g，瓦楞子 20g，合欢皮 12，甘松 12g，丹参 12g，生地黄 12g，厚朴 9g，荔枝核 12g，全蝎 9g，儿茶 9g，牡丹皮 12g，砂仁 9g，清半夏 9g，炒莱菔子 12g，广木香 9g，延胡索 15g。

30 剂，颗粒剂，煎服法同前，巩固疗效。

［辅助检查］电子胃镜检查诊断：慢性非萎缩性胃炎。

按语：本案例中，患者主要表现为胃脘痞满，烧心反酸，胃脘隐痛，胀满，嗳气频繁，查电子胃镜示食管白斑、慢性非萎缩性胃炎伴糜烂。病理示胃窦黏膜中度慢性炎症伴部分腺体增生，中度肠化。患者平素情绪易急，随即可出现胃脘痞满、烧心反酸、胃脘隐痛的症状。李老师认为该病案诊为胃痞，属于肝胃不和、湿热蕴胃，久则毒瘀胃络。肝主疏泄，调理气机，胃主受纳，腐熟水谷，肝胃不和则气机不畅、水谷不化，湿热蕴胃，日久则化生浊毒，毒性热烈，热性上炎，胃液及未腐熟食物随热气上行，可见烧心反酸；浊毒阻滞中焦，故见胃脘痞满、嗳气频繁、大便黏滞、小便色黄、舌红、苔黄腻、脉弦细滑等症状。故治疗当疏肝和胃、清热化湿、解毒通络，方中广木香、百合、乌药、白芍、白术、砂仁等药疏肝和胃，石膏、黄连、茵陈、冬凌草、白花蛇舌草等药清热化湿，浙贝母、半枝莲、川芎、三七粉、全蝎、蜈蚣等药解毒通络，牡蛎、海螵蛸、瓦楞子抑酸和胃，诸药合用，坚持治疗3月余，获得良效，后复查电子胃镜示食管白斑及胃黏膜腺体增生肠化消失。

案例（4）

[初诊]王某，男，44岁。2015年7月6日。

[主诉]间断胃脘胀满3年余，加重伴嗳气2个月。

[现病史]患者于3年前无明显诱因出现胃脘胀满、口干、口苦，未系统治疗，病情时轻时重，于2015年6月23日在某医院查电子胃镜示非萎缩性胃炎、十二指肠球炎、Hp（＋）。为求系统治疗于2015年7月6日来我院门诊就诊。胃脘胀满，左肋部微胀，嗳气，气短，入睡困难，纳少，大便1日1行，不成型，舌红，苔薄黄，脉弦细。

[中医诊断]胃痞（肝郁脾虚，肝胃不和）。

[西医诊断]慢性非萎缩性胃炎，十二指肠球炎。

[治法]疏肝健脾，理气和胃。

[处方]百合15g，乌药12g，当归12g，川芎12g，白芍30g，茯苓15g，白术12g，紫苏梗15g，青皮15g，香附15g，甘草6g，厚朴9g，枳实15g，黄柏15g，黄连12g，白花蛇舌草15g，黄芩12g，半枝莲15g，苦丁茶15g，红景天15g，板蓝根15g，瓜蒌15g，半夏9g，太子参15g，黄芪30g，合欢皮15g，刺五加15g，藿香15g，砂仁15g，豆蔻15g，木香9g，炒莱菔子15g。

14剂，1日1剂。上药文火煎煮两次，每次40分钟，共取汁400ml，早、晚饭前半小时温服。

[医嘱]忌食辛辣油腻甜物，畅情志，节饮食，不适随诊。

[二诊]：2015年7月20日。服药后，诸症缓解，现偶有嗳气，纳一般，寐好转，饮食不慎后胃脘胀闷，大便1日1行，舌红，苔薄黄，脉弦细。调方如下。

[处方]百合15g，乌药12g，当归12g，川芎12g，白芍30g，茯苓15g，白术12g，紫苏梗15g，青皮15g，香附15g，甘草6g，厚朴9g，枳实15g，黄柏15g，黄连12g，黄芩12g，半枝莲15g，苦丁茶15g，红景天15g，白花蛇舌草15g，板蓝根15g，瓜蒌15g，半夏9g，太子参15g，黄芪30g，刺五加15g，藿香15g，砂仁15g，木香9g，炒莱菔子15g。

14剂，1日1剂。上药文火煎煮两次，每次40分钟，共取汁400ml，早、晚饭前半小时温服。服药后，诸症消失，纳可，寐安。

按语：本案例中患者左胁肋部微胀、嗳气、脉弦，此为肝气郁滞之象，肝气不舒，横逆犯胃而得此病，故本病当以疏肝理气、和胃降逆为主，配合解毒抗炎以防胃黏膜进一步损伤。本病患者，肝气郁结的同时伴有气短，调理肝胃的同时配合益气健脾之药，使正气得复，气机升降有序而诸症皆平。故于初诊时，予青皮、合欢皮、香附、木香疏肝理气，黄连、白花蛇舌草、黄芩、黄柏、半枝莲、板蓝根等解毒抗炎，枳实、厚朴破气消积，茯苓、白术、刺五加健脾利湿益气，百合、乌药、甘草连用乃合百合乌药甘草汤之意以通气活血，瓜蒌、半夏祛痰和胃，藿香、砂仁、豆蔻化湿和胃，并配伍益气养阴活血理气之品。二诊时患者诉服药后诸症缓解，现偶有嗳气，纳一般，寐好转，饮食不慎后胃脘胀闷，考虑患者气滞症状好转，故去合欢皮、豆蔻，嘱患者继续口服，终病愈。

三、寒热错杂

案例（1）

初诊：陈某，女，64 岁。2021 年 3 月 22 日。

[主诉]胃脘胀满 2 年，加重 7 天。

[现病史]患者胃脘胀满 2 年，加重 7 天。现主症：胃脘胀，怕冷，口苦，纳可，寐欠安，不易入睡，大便稀，日 1~2 次，面色萎黄，舌淡红，苔黄腻，脉弦细滑。

[既往史]慢性胃炎。

[家族史]母亲及外祖父患胃癌。

[辅助检查]电子胃镜：慢性非萎缩性胃炎，胃体病变。病理（胃底）：胃黏膜慢性炎症伴重度肠上皮化生。

[中医诊断]胃痞（寒热错杂，湿阻络瘀）。

[西医诊断]慢性非萎缩性胃炎伴重度肠上皮化生。

[治法]化浊解毒，理气通络。

[处方]百合 12g，乌药 12g，当归 9g，川芎 9g，白芍 30g，麸炒白术 6g，三七 2g（冲服），白花蛇舌草 15g，半枝莲 15g，黄连 12g，茵陈 15g，苦参 12g，鸡骨草 15g，全蝎 3g，水蛭 9g，土鳖虫 9g，半边莲 12g，厚朴 12g，枳实 12g，香附 12g，紫苏梗 12g，炒莱菔子 12g

14 剂，颗粒剂，日 1 剂，早晚分服，早饭前半小时，晚睡前 1 小时。

[医嘱]忌食辛辣油腻甜物，畅情志，节饮食，不适随诊。

二诊：2021年4月5日。药后胃脘无明显胀痛，受凉后胃胀，下肢沉重，怕冷乏力，纳可，寐可，大便日1行，质黏，舌淡红，苔薄黄腻，脉弦细滑。

[处方]百合12g，乌药12g，当归9g，川芎9g，白芍30g，麸炒白术6g，三七2g（冲服），醋香附15g，紫苏梗15g，醋青皮15g，北柴胡15g，全蝎5g，茵陈12g，黄连12g，水蛭9g，半边莲12g，厚朴12g，枳实12g，炒莱菔子12g。

14剂，颗粒剂，日1剂，早晚分服，早饭前半小时，晚睡前1小时。

三诊：2020年4月19日。诉受凉后胃胀，肠鸣减轻，乏力消失，无口干口苦，纳可，寐一般，入睡困难，多梦，大便日1行，成形，舌质红，苔中薄黄，脉弦滑。

[处方]百合12g，乌药12g，当归9g，川芎9g，白芍30g，麸炒白术6g，三七2g（冲服），麸炒枳实15g，厚朴15g，清半夏12g，香附12g，紫苏梗12g，炒枣仁15g，远志9g，全蝎5g，茵陈12g，黄连12g，水蛭9g，炒莱菔子12g。

14剂，颗粒剂，日1剂，早晚分服，早饭前半小时，晚睡前1小时。

四诊：2021年5月3日。诉无明显不适，纳可，寐欠佳，多梦，心急，大便日1行，质可，舌红，苔中薄黄腻，脉弦滑数。

[检查]电子胃镜检查：糜烂性胃炎。病理检查：（胃体、胃窦）轻度慢性萎缩性胃炎，伴轻度肠化。

[处方]百合12g，乌药12g，当归9g，川芎9g，白芍30g，麸炒白术6g，三七2g（冲服），白花蛇舌草15g，半枝莲15g，黄连12g，茵陈15g，苦参12g，鸡骨草15g，全蝎5g，藿香12g，枳实12g，半夏9g，茯苓12g，鸡内金12g，远志9g，广木香9g，柏子仁15g。

14剂，煎服法及注意事项同前，巩固疗效。

按语：慢性胃炎是消化系统的常见病、多发病。李老师认为慢性胃炎病变多因饮食内伤、情志不遂导致肝胃不和，脾失健运，水湿不化，湿浊中阻，郁而不解，蕴积成热而成浊毒内蕴，在治疗上强调以"化浊解毒"为大法，常用药物有芳香化浊的砂仁、藿香等；苦寒燥湿降浊的黄连、黄芩等；清热解毒的白花蛇舌草、蒲公英、半枝莲、茵陈等；兼气滞的加木香、香橼、枳壳、青皮、厚朴等。本案患者的病机特点为寒热错杂、湿阻络瘀、气机郁滞，治以化浊解毒、温阳化湿、理气通络，方中以白花蛇舌草、半枝莲、黄连、黄芩、茵陈、苦参清热利湿，化浊解毒；炒白术、半夏、香附、紫苏梗、厚朴善能芳化湿浊之邪，以振清阳之气，并能温胃和中，既无耗血伤阴之弊，又可除胃腑气血郁滞及湿浊，胃气得降，则清阳可升；柴胡、枳实、炒莱菔子行气宽中；当归、川芎、白芍、三七活血行气，加全蝎、水蛭、土鳖虫通络解毒；三、四诊加用远志、炒枣仁、柏子仁安心神，调脾胃。诸药合用，湿热清，胃腑和，能收全功。

案例（2）

初诊：薛某，女，44岁。2014年3月12日。

[主诉] 胃脘痞满不适、怕冷7年，加重1个月。

[现病史] 患者7年前无明显诱因出现胃脘不适、怕冷，于当地多家医院就诊，未见好转，于2010年5月做胃镜诊断：①慢性萎缩性胃炎；②十二指肠球部息肉。间断口服中药汤剂，症状时轻时重。1个月前患者因饮食不节出现胃脘不适症状加重，怕冷，时有口苦口臭，纳少，大便干。为求系统诊治，遂来我院。现主症：胃脘痞满不适，怕冷，口苦口臭，时有嗳气，两胁胀疼，无明显胃脘疼痛，无恶心呕吐，纳少，怕冷，大便干，平素4~5日1行，小便调。舌暗红，苔黄腻，脉弦细。自发病以来体重下降5kg。

[中医诊断] 胃痞（寒热错杂，气滞血瘀）。

[西医诊断] 慢性萎缩性胃炎，十二指肠球部息肉。

[治法] 化浊解毒，理气活血。

[处方] 半枝莲15g，半边莲15g，茵陈15g，佩兰12g，黄芩12g，黄连12g，藿香15g，荷叶15g，佛手15g，砂仁15g，荜菝9g，白花蛇舌草15g，肉桂12g，百合12g，乌药12g，当归9g，川芎9g，三七粉2g（冲服）。

3剂，日1剂，文火煎煮两次，每次30分钟，共取汁300ml，分早、晚饭前半小时温服。

[医嘱] 忌食辛辣油腻甜物，畅情志，节饮食，不适随诊。

二诊：2014年3月15日。患者胃脘痞满不适减轻，两胁胀疼好转，大便已解，口苦口臭及怕冷减轻，仍纳少，日食50~100g，寐安，小便调，舌暗红，苔黄腻，脉弦细。患者症状减轻，效不更方。

三诊：2014年3月19日。药后症减，胃脘不适减轻，口苦口臭明显减轻，仍纳少，日食50~100g，寐可，大便干，1日1行，小便调，舌暗红，苔黄腻，脉弦细。调方如下。

[处方] 黄芩12g，黄连12g，半枝莲15g，半边莲15g，佛手15g，砂仁15g，荜菝9g，白花蛇舌草15g，肉桂12g，百合12g，乌药12g，当归9g，川芎9g，茵陈15g，菟丝子15g。

14剂，日1剂，文火煎煮两次，每次30分钟，共取汁300ml，分早、晚饭前半小时温服。

四诊：2014年4月2日。服药后口苦口臭消失，胃脘不适，怕冷减轻，纳增，寐可，大便干，3日1行，小便调。舌红，苔薄黄腻，脉弦细。调方如下。

[处方] 黄芩12g，黄连12g，半枝莲15g，半边莲15g，佛手15g，川朴15g，

百合 12g，乌药 12g，当归 9g，枳实 15g，川芎 9g，茵陈 15g，莱菔子 15g，白花蛇舌草 15g。

14 剂，日 1 剂，文火煎煮两次，每次 30 分钟，共取汁 300ml，分早、晚饭前半小时温服。

药后诸症明显减轻，守方加减治疗 1 个月，诸症悉除。

按语： 明代张介宾在《景岳全书·痞满》中明确指出："痞者，痞塞不开之谓；满者，胀满不行之谓。盖满则近胀，而痞则不必胀也。"并指出："凡有邪有滞而痞者，实痞也；无物无滞而痞者，虚痞也。有胀有痛而满者，实满也；无胀无痛而满者，虚满也。实痞实满者，可散可消，虚痞虚满者，非大加温补不可。"这种虚实辨证对后世痞满诊治颇有指导意义。李老师认为本例患者为本虚标实。脾胃乃后天之本，患者患病日久，脾胃虚弱，则运化水谷无力，机体充养不足，此乃本虚；脾胃虚弱，气血津液运行无力，气滞血瘀，津聚成痰，化生湿热，湿热日久化生浊毒，浊毒内蕴中焦，则胃脘胀满，此乃标实。李老师认为疾病发作期以标实为主，缓解期以本虚为主。故初期治疗时选用白花蛇舌草、半枝莲、半边莲、黄芩、黄连等药物以化浊解毒抗炎，配伍百合、乌药、当归、川芎等滋阴扶正，当归、川芎、三七粉、佛手行气活血，待浊毒渐消，加肉桂、荜茇、菟丝子以温阳散寒。对于这类疾病，李老师根据多年的临床经验及对浊毒的潜心研究，采用化浊解毒法治疗可取得满意的效果。

四、湿热中阻

案例（1）

初诊： 周某，女，56 岁。2015 年 7 月 20 日。

[主诉] 间断胃脘胀满 2 年余，加重伴烧心 3 个月。

[现病史] 患者于 2 年前无明显诱因出现胃脘胀满，未予重视，后病情时有反复。2015 年 6 月于某医院查电子胃镜：非萎缩性胃炎。血常规和便常规均无明显异常。曾自服奥美拉唑等药物，症状缓解不明显。患者为求系统治疗，故来我院门诊就诊。现症见：胃脘胀满，自觉有气上顶，烧心，无反酸、嗳气，口干，无口苦，纳差，寐欠安，入睡困难，小便可，大便干，2 日 1 行。舌红，苔黄腻，脉弦细数。

[中医诊断] 胃痞（肝血不足，湿热中阻）。

[西医诊断] 慢性非萎缩性胃炎。

[治法] 化浊解毒，柔肝养血。

［处方］当归12g，川芎12g，白芍30g，茯苓15g，白术10g，百合15g，茵陈9g，黄连9g，香附15g，紫苏15g，半夏9g，三七粉2g（冲服），石菖蒲10g，远志12g，厚朴12g，炒莱菔子15g，豆蔻15g，乌药9g，柴胡15g，合欢皮15g。

10剂，水煎服，1日1剂。文火煎煮两次，每次40分钟，共取汁400ml，早、晚饭前半小时温服。

［医嘱］忌食辛辣油腻甜物，畅情志，节饮食，不适随诊。

二诊：2015年7月30日。胃脘胀满及烧灼感减轻，寐安，余症同前。舌红，苔黄腻，脉弦细数。调方如下。

［处方］茵陈15g，黄连12g，厚朴12g，生石膏15g，枳实15g，香附9g，紫苏梗12g，三七粉2g（冲服），瓜蒌15g，百合15g，茯苓15g，炒莱菔子15g，白术9g，当归12g，川芎9g，白芍30g，豆蔻15g，半夏9g，鸡内金15g，乌药9g。

10剂，水煎服，1日1剂。文火煎煮两次，每次40分钟，共取汁400ml，早、晚饭前半小时温服。

三诊：2015年8月10日。胃脘胀满及烧灼感减轻，寐欠安，眼部干涩有血丝，汗多，大便1日1行，质干。余症同前。舌红，苔黄腻，脉弦细数。调方如下。

［处方］百合15g，当归12g，川芎9g，荔枝核9g，茵陈15g，黄连12g，砂仁15g，合欢皮15g，瓜蒌12g，乌药9g，香附15g，炒莱菔子15g，紫苏15g，青皮15g，柴胡15g，生甘草6g，厚朴15g，枳实15g，半夏9g，绞股蓝9g，野菊花12g，合欢花15g。

14剂，水煎服，1日1剂。文火煎煮两次，每次40分钟，共取汁400ml，早、晚饭前半小时温服。

四诊：2015年8月24日。胃脘胀满及烧灼感减轻，无反酸，无嗳气，无口干口苦，眼部干涩好转，纳差，寐安，小便可，大便可，1日1行。舌红，苔薄白，脉弦细数。调方如下。

［处方］百合15g，当归12g，川芎9g，绞股蓝9g，茵陈15g，黄连12g，砂仁15g，生石膏15g，瓜蒌12g，乌药9g，半夏9g，炒莱菔子15g，紫苏15g，柴胡15g，生甘草6g，合欢花15g，厚朴15g，枳实15g，野菊花15g。

10剂，水煎服，1日1剂。文火煎煮两次，每次40分钟，共取汁400ml，早、晚饭前半小时温服。

按语：非萎缩性胃炎是由各种病因引起的胃黏膜慢性炎症，属于中医"痞满""胃脘痛"等范畴，现代研究认为其病因多与幽门螺杆菌感染、饮食、情志、环境及自身免疫等有关。中医认为其病机多为表邪入里、食滞中阻、痰湿阻滞、七情失和、脾胃虚弱等。本案中患者肝郁气滞，木乘脾土，气机逆乱，升降失职，湿热内生，故而胃脘胀满，烧心纳差；脾胃失运，不能升清以上荣，故口干；津液被耗，肠失濡润，故便干；胃不和则寐不安，故入睡难、易醒；舌红、苔黄腻、脉弦细数，俱为湿热中阻、肝胃不和所致。对于本案，李老师采用养肝和胃、化浊解毒的治法。初诊时，方中茵陈、黄连清利湿热为君药；柴胡、合欢皮、香附等疏肝理气为臣药，柴胡配白芍亦有小柴胡汤疏肝解郁之意；茯苓、白术健脾利湿，当归、川芎、白芍、百合等滋阴扶正，石菖蒲、豆蔻、半夏、紫苏、厚朴、炒莱菔子、乌药等化湿开胃、消胀化积、顺气止痛，三七粉活血通络、远志安神，共为佐使之药。经系统治疗，二诊时胃脘胀满及烧灼感减轻，寐安，余症同前，舌红苔黄腻，脉弦细数，调整处方，去紫苏、石菖蒲、远志、合欢皮、柴胡，并随症加减，调整茵陈、黄连、香附、白术、川芎剂量，加石膏以清热，加枳实、紫苏梗以破气消积，加瓜蒌以和胃。三诊时患者胃脘胀满及烧灼感减轻，寐欠安，眼部干涩有血丝，汗多，大便1日1行，质干，舌红苔黄腻，脉弦细数。此时，患者湿热症状减轻，眼部干涩有血丝为肝火上炎所致，故调整中药处方，上方去生石膏、紫苏梗、三七粉、茯苓、白术、白芍、豆蔻、鸡内金，增加香附、厚朴剂量以加强理气之效，改瓜蒌12g继续祛痰和胃，加合欢花、合欢皮、青皮、柴胡、荔枝核、紫苏以疏肝解郁理气，加野菊花、绞股蓝、甘草以清热解毒，加砂仁以化湿和胃。四诊时患者胃脘胀满及烧灼感减轻，无反酸，无嗳气，无口干口苦，眼部干涩好转，纳差，寐安，小便可，大便可，舌红，苔薄白，脉弦细数，故调整中药处方，上方去合欢皮、香附、青皮、绞股蓝，改野菊花为15g，加生石膏连用以清热邪，嘱患者继续口服中药至病愈。

案例（2）

初诊： 王某，女，71岁。2015年7月9日。

[**主诉**]间断胃脘胀痛4月余，加重1个月。

[**现病史**]患者于4个月前无明显诱因出现胃脘胀痛，未予系统治疗，后病情时有反复。2015年5月3日某医院诊断：①慢性浅表性胃炎伴糜烂；②十二指肠球炎。曾自服奥美拉唑肠溶胶囊、胃康灵胶囊，无明显缓解。患者为求系统治疗来我院门诊就医。现症见：胃脘胀痛，心烦易怒，饭后加重，无恶心呕吐，自觉后背沉重，口苦，纳差，寐可，小便可，大便1日1行，便干。舌红，苔黄，中后部黄腻，脉弦细滑。

[**辅助检查**]于2015年5月3日在某医院查电子胃镜，镜下可见：①胃底黏膜可见散在充血糜烂面及中等量黏液潴留；②胃窦黏膜红白相间，以红为主，散在多个丘疹样隆起，顶端糜烂；③十二指肠球部前壁黏膜可见散在充血面及中等量胆汁潴留；④幽门黏膜色泽欠光滑，黏膜糜烂，血管透见。病理结果：幽门前区黏膜中度慢性炎症，黏膜糜烂，间质肌组织增生。

［中医诊断］胃痞（湿热中阻，肝郁气滞）。

［西医诊断］慢性非萎缩性胃炎伴糜烂；十二指肠球部炎。

［治法］清热化湿，理气化瘀。

［处方］生石膏30g，海螵蛸15g，瓦楞子15g，半枝莲15g，半边莲15g，板蓝根15g，鸡骨草15g，苦参12g，黄芩12g，黄连12g，白花蛇舌草15g，半夏12g，儿茶10g，生地黄15g，绞股蓝12g，牡丹皮12g，茵陈15g，砂仁10g，炒莱菔子15g，厚朴12g，枳实15g，鸡内金15g，醋香附12g，乌药9g。

14剂，水煎服，1日1剂。文火煎煮两次，每次40分钟，共取汁400ml，早、晚饭前半小时温服。

［医嘱］忌食辛辣油腻甜物，畅情志，节饮食，不适随诊。

二诊： 2015年7月23日。胃脘胀痛，饭后加重，无恶心呕吐，后背沉重感减轻，口苦减轻，下午身热，纳差，寐可，小便可，大便1日1行，便干。舌红，苔黄，中后部黄腻，脉弦细滑。调方如下。

［处方］生石膏30g，海螵蛸15g，瓦楞子15g，半枝莲15g，半边莲15g，板蓝根15g，鸡骨草15g，苦参12g，黄芩12g，黄连12g，白花蛇舌草15g，茵陈15g，绞股蓝12g，儿茶10g，牡丹皮12g，百合15g，乌药9g，砂仁9g，鸡内金15g，厚朴15g，枳实15g，半夏9g，木香12g，全蝎9g，炒莱菔子15g，醋香附12g，三七粉2g（冲服）。

21剂，水煎服，1日1剂。文火煎煮两次，每次40分钟，共取汁400ml，早、晚饭前半小时温服。

三诊： 2015年8月13日。胃脘胀痛减轻，针刺感，饭后加重，无恶心呕吐，后背沉重感减轻，无口苦，下午身热，纳差，寐可，小便可，大便可，1日1行。舌红，苔薄黄，脉弦滑。调方如下。

［处方］白术9g，生石膏30g，海螵蛸15g，瓦楞子15g，厚朴15g，枳实15g，半夏9g，绞股蓝9g，百合15g，乌药9g，茯苓15g，炒莱菔子15g，当归12g，川芎9g，白芍30g，白豆蔻15g，鸡内金15g，茵陈15g，半枝莲15g，半边莲15g，黄连12g，藿香15g，瓜蒌15g，三七粉2g（冲服），全蝎9g，生地黄12g。

21剂，水煎服，1日1剂。文火煎煮两次，每次40分钟，共取汁400ml，早、晚饭前半小时温服。

四诊： 2015年9月3日。胃脘隐痛，饭后加重，无恶心呕吐，后背无沉重感，无口苦，纳可，寐可，小便可，大便1日1行，大便可。舌红，苔薄黄，脉弦滑。调方如下。

［处方］白术9g，牡蛎20g，半夏9g，生石膏30g，枳实15g，半夏9g，生地

黄 12g，绞股蓝 9g，百合 15g，乌药 9g，茯苓 15g，炒莱菔子 15g，当归 12g，川芎 9g，白芍 30g，白豆蔻 15g，鸡内金 15g，茵陈 15g，黄连 12g，藿香 15g，瓜蒌 15g，全蝎 9g，三七粉 2g（冲服）。

21 剂，水煎服，1 日 1 剂。文火煎煮两次，每次 40 分钟，共取汁 400ml，早、晚饭前半小时温服。巩固疗效。

按语： 本案例中，根据患者症状、体征及舌脉，考虑患者湿热中阻，肝郁气滞，横逆犯脾，气机逆乱，脾失健运，故可见胃脘胀痛、饭后加重、纳差；气滞血瘀，故疼痛为针刺感；湿性黏滞，故自觉后背沉重；热灼津液，故见口苦，舌脉均为湿热之象。初诊时，方中黄芩、黄连、苦参、茵陈清热化湿为君药，白花蛇舌草、半枝莲、半边莲、板蓝根、绞股蓝等清热解毒为臣药，现代研究认为白花蛇舌草、半枝莲、半边莲等药物具有"解毒抗炎"的作用；海螵蛸、鸡骨草、瓦楞子等联用可清热、利湿、化瘀，止痛，儿茶收湿、生肌、敛疮，厚朴、枳实、乌药、醋香附破气、理气、消胀，炒莱菔子、鸡内金消食，砂仁化湿和胃，生石膏、半夏、生地黄、牡丹皮清热祛痰、滋阴凉血，共为佐使之药，诸药合用，共奏清热利湿之效。二诊时患者胃脘胀痛有针刺感，下午身热，纳差，便干，舌红，苔黄，中后部黄腻，脉弦细滑，故调整处方，于上方基础上去生地黄，减少砂仁、半夏剂量，改厚朴 15g，并加木香以加强理气之效，加百合以滋阴，加三七粉以活血，加全蝎通络止痛。三诊时患者胃脘胀痛减轻，有针刺感，饭后加重，后背沉重感减轻，无口苦，下午身热，纳差，寐可，便可，舌红，苔薄黄，脉弦滑。根据患者病情，调整处方，去板蓝根、鸡骨草、苦参、黄芩、白花蛇舌草、儿茶、牡丹皮、砂仁、木香，并减绞股蓝为 9g，加茯苓、白术以健脾利湿，加当归、川芎、白芍、生地黄以活血滋阴，加藿香、瓜蒌、白豆蔻以化湿和胃。四诊时患者胃脘隐痛，饭后加重，无恶心呕吐，后背无沉重感，无口苦，纳可，寐可，小便可，大便可，1 日 1 行，舌红，苔薄黄，脉弦滑。考虑患者湿热减轻，仍有虚象，故去海螵蛸、瓦楞子、厚朴、半枝莲、半边莲，加牡蛎以重镇安神，潜阳补阴。本病根据中医辨证，抓住主要病机，使毒除浊化，脾胃复健。

五、气滞湿阻

初诊： 孟某，男，61 岁。2006 年 11 月 6 日。

[主诉] 间断胃脘胀满 10 年余，加重伴烧心、反酸 3 年。

[现病史] 患者于 10 年前无明显诱因出现胃脘胀满、口干、口苦，未予重视，后病情时有反复，于 2005 年 3 月 23 日在甲医院查电子胃镜：①贲门炎；②胆汁反流性炎；③十二指肠球炎；④ Hp（－）。于 2006 年 3 月 12 日到 3 月 17 日因发

热、咳嗽、烧心、反酸在乙医院住院治疗，其间用药不详，住院期间查电子胃镜：慢性萎缩性胃炎伴肠化。病理结果：（胃窦）中度慢性萎缩性胃炎伴中度肠化；（胃角）中度慢性浅表性胃炎伴中度肠化；（体小弯及体大弯）轻度慢性浅表性胃炎。于 2006 年 6 月 22 日在丙医院查电子胃镜：萎缩性胃炎伴胆汁反流，伴糜烂。病理结果：胃（窦前壁）幽门型黏膜慢性炎症，伴部分腺体肠化，增生显著。曾自服奥美拉唑胶囊、颠茄片、香砂养胃丸、复方氢氧化铝、胃乐新等药物，有时症状可缓解。为求系统治疗，故来我院就诊。现主症：胃脘胀满，烧心，反酸，口干口苦，嗳气，两胁胀满。

[既往史] 既往无肝炎及结核病史；既往高血压病 3 级；冠心病，陈旧性下壁心肌梗死。预防接种史不详。

[查体] T 36.1℃，P 93 次 / 分，BP 155/100mmHg。发育正常，营养中等。全身皮肤黏膜未见黄染及出血点，浅表淋巴结无肿大。咽部无充血，双扁桃体不大，甲状腺不大。心肺无异常。腹平软，未触及包块，肝脾未触及，剑突下压痛（＋）。脊柱、四肢及神经系统未见异常。舌紫红，苔薄黄有瘀斑，脉沉弦细。

[辅助检查] 2005 年 3 月 23 日在甲医院查电子胃镜：贲门部四壁黏膜充血、有白斑，血管纹理紊乱；胃底散点状充血，空腹胃液量中，色黄浊；胃体蠕动差，黏膜水肿；胃窦黏膜有陈旧出血点、轻度充血；幽门开放欠佳；十二指肠球部黏膜大弯有充血斑；Hp（－）。2006 年 3 月 16 日乙医院查电子胃镜：食管黏膜欠光滑，血管网模糊；贲门口松弛，贲门黏膜不光滑；胃体色泽红白相间，以白为主，胃体大弯可见一息肉，直径 0.3cm，表面光滑，色同周围，小弯侧见一黄色结节，直径 0.2cm，表面不光滑；胃窦黏膜色泽欠光滑，以白为主，血管透见；幽门水肿；其余部位均未见异常。2006 年 6 月 22 日在丙医院查电子胃镜：胃窦黏膜红白相间，以白为主，散在痘疹样隆起，直径 0.2~0.3cm，窦体交界处有胆汁染色，于胃窦前壁疣状隆起处取活检 2 块，组织软，弹性好；其余部位均未见异常。

[中医诊断] 胃痞（气滞湿阻，胃络血瘀）。

[西医诊断] 慢性萎缩性胃炎伴胆汁反流。

[证候分析] 肝郁气滞，横逆犯脾伤胃，气机逆乱，升降失职，故见胃脘和两胁胀满、嗳气；气郁化热，湿热内蕴则口干、口苦；肝失条达，气逆犯胃则烧心、反酸；舌紫红、苔薄黄有瘀斑、脉沉弦细均是气滞湿阻，胃络血瘀之象。

[治法] 行气利湿，活血化瘀。

[处方] 白花蛇舌草 15g，半枝莲 15g，半边莲 15g，茵陈 15g，黄连 12g，板蓝根 15g，绞股蓝 12g，苦参 12g，生石膏 30g（先煎），鸡骨草 15g，黄药子 12g，黄芩 12g，炒莱菔子 15g（打），三七粉 2g（冲服），厚朴 15g，枳实 15g，砂仁 15g（后下），紫豆蔻 15g（后下），槟榔 15g，鸡内金 15g，瓜蒌皮 15g，生薏苡仁 15g，

全蝎 9g。

7 剂，上药文火煎煮次，每次 40 分钟，共取汁 400ml，早、晚饭前半小时温服，1 日 1 剂。

[医嘱] 忌食辛辣油腻甜物，畅情志，节饮食，不适随诊。

二诊： 2006 年 11 月 13 日。患者烧心及反酸减轻，时有右胸及右背部憋闷不适，时有隐痛及嗳气，口干口苦，大便正常。舌淡红，苔薄黄腻，脉弦细滑。调方如下。

[处方] 白花蛇舌草 15g，半枝莲 15g，半边莲 15g，茵陈 15g，砂仁 15g（打，后下），三七粉 2g（冲服），板蓝根 15g，苦参 12g，紫豆蔻 15g（打，后下），黄连 12g（打），绞股蓝 12g，生石膏 30g（打，先煎），鸡骨草 15g，黄药子 12g，全蝎 9g，瓜蒌皮 15g，生薏苡仁 15g，鸡内金 15g，牡丹皮 12g，柴胡 15g，延胡索 15g（打）。

21 剂，煎服法同前。

三诊： 2006 年 12 月 4 日。患者烧心及反酸减轻，口干口苦缓解，时有右胁下及右肩部胀满不适。大便有时干，1 日 1 行，舌红，苔薄黄，脉弦滑。

[处方] 白花蛇舌草 15g，半枝莲 15g，半边莲 15g，茵陈 15g，砂仁 15g（打，后下），三七粉 2g（冲服），板蓝根 15g，苦参 12g，紫豆蔻 15g（打，后下），黄连 12g（打），绞股蓝 12g，黄芩 12g，生石膏 30g（打，先煎），鸡骨草 15g，黄药子 12g，全蝎 9g，蜈蚣 2 条，皂角刺 6g（打），瓜蒌皮 15g，鸡内金 15g，生薏苡仁 15g，延胡索 15g，柴胡 15g，鸡内金 15g，丹参 20g。

21 剂，煎服法同前。

四诊： 2006 年 12 月 25 日。患者右胁下及右肩部胀满减轻，但仍以夜间为甚。大便正常。舌红，苔薄黄，脉弦细滑。

[处方] 白花蛇舌草 15g，半枝莲 15g，半边莲 15g，茵陈 15g，砂仁 15g（打，后下），黄连 12g（打），板蓝根 15g，苦参 12g，生石膏 30g（打，先煎），绞股蓝 12g，鸡骨草 15g，黄芩 12g，黄药子 12g，蜈蚣 2 条，皂角刺 6g（打），全蝎 9g，紫豆蔻 15g（打，后下），瓜蒌皮 15g，生薏苡仁 15g，鸡内金 15g，延胡索 15g（打），三七粉 2g（冲服），田基黄 15g，丹参 20g。

30 剂，煎服法同前。

五诊： 2007 年 1 月 25 日。患者时有胃脘不适，右胁下时疼痛不适，口干。大便稍干，1 日 1 行，舌红，苔薄黄，脉弦细滑。于 2007 年 2 月 27 日在丙医院复查电子胃镜：胃窦黏膜可见散在点状红斑，未见糜烂及溃疡。其余部位均未见异常。西医诊断为非萎缩性胃炎。

[处方] 白花蛇舌草 15g，香附 15g（打），紫苏梗 15g，青皮 15g，砂仁 15g

（打，后下），生石膏 30g（打，先煎），蜈蚣 2 条，全蝎 9g，紫豆蔻 12g（打，后下），三七粉 2g（冲服），鸡内金 15g，柴胡 15g，黄药子 6g，皂角刺 6g（打），瓜蒌皮 15g，甘草 6g，生薏苡仁 5g，延胡索 15g（打），丹参 20g。

30 剂，煎服法同前，巩固疗效。

按语： 慢性胃炎是由各种病因引起的胃黏膜慢性炎症，其病因多与幽门螺杆菌感染、饮食和环境因素、自身免疫等有关。中医学根据本病的症状将其归入"痞满""胃脘痛"等病范畴，认为其病机多为表邪入里、食滞中阻、痰湿阻滞、七情失和、脾胃虚弱等。李老师认为本案例中患者因肝郁气滞，横逆犯脾，气机逆乱，升降失职，脾胃失健，水津不布，气机不利，水湿、痰饮、食积不化，日久蕴热成毒，气滞络阻，血不养经，胃失滋养而发病，故予柴胡、延胡索、枳实、厚朴等疏肝理气、消胀祛满之品，并予白花蛇舌草、半枝莲、半边莲、茵陈、黄连、三七粉等清利湿热、化浊解毒之品以除因气滞所致的痰瘀浊毒，待患者气滞、痰瘀、浊毒减轻之后，予百合、乌药、当归、川芎、白芍、茯苓、白术等健脾益气、滋阴行气、温阳止痛之品以扶正抗邪，并嘱患者清淡饮食、畅情志、长期坚持治疗，可取得满意效果。

六、热毒内蕴

初诊： 隰某，女，71 岁。2019 年 10 月 30 日。

[主诉] 间断胃脘疼痛 2 年余，加重 2 周。

[现病史] 患者 2 年前无明显诱因出现胃脘疼痛，伴烧心，胃脘有嘈杂感，遂就诊于某医院，查电子胃镜：慢性萎缩性胃炎。病理：（胃角活检）轻度慢性萎缩性胃炎，间质肌组织增生，腺体重度肠化；（胃窦活检）黏膜轻度慢性炎症，轻度活动，黏膜糜烂，间质肌组织增生，灶性淋巴细胞密集，腺体中度肠化。间断于我院口服中药汤剂，患者病情时轻时重。2 周前，患者情绪不畅后再次出现胃脘疼痛，再次来院就诊。现症见：胃脘疼痛，伴有烧心，口干口苦，纳可，寐可，大便质稀，日行 1~2 次，小便调，舌红，苔薄黄腻，脉弦细。

[中医诊断] 胃痞（热毒内蕴，健脾和胃）。

[西医诊断] 慢性萎缩性胃炎伴重度肠化。

[治法] 化浊解毒，通络止痛。

[处方] 白芍 30g，当归 9g，百合 12g，乌药 12g，川芎 9g，炒白术 6g，茯苓 15g，炒鸡内金 15g，豆蔻 12g，三七 2g（冲服），半枝莲 15g，半边莲 15g，茵陈 15g，黄连 12g，黄芩 12g，白花蛇舌草 15g，苦参 12g，板蓝根 15g，绞股蓝 12g，鸡骨草 15g，生石膏 30g，海螵蛸 30g，瓦楞子 30g，浙贝母 15g，冬凌草 12g，七

叶一枝花 12g，延胡索 15g，广木香 9g，丹参 9g，砂仁 15g，全蝎 9g，蜈蚣 2 条。

14 剂，水煎服，每日 1 剂，分两次温服。

[医嘱] 忌食辛辣油腻甜物，畅情志，节饮食，不适随诊。

二诊： 2019 年 11 月 14 日。患者服用半月中药后，胃脘疼痛较前减轻，烧心减轻，口干口苦，纳可，寐可，大便日行 2 次，基本成形。舌红，苔薄黄腻，脉弦细。

[治法] 化浊解毒，通络止痛。

[处方] 白芍 30g，当归 9g，百合 12g，乌药 12g，川芎 9g，炒白术 6g，茯苓 15g，炒鸡内金 15g，豆蔻 12g，三七 2g（冲服），半枝莲 15g，半边莲 15g，茵陈 15g，黄连 12g，黄芩 12g，白花蛇舌草 15g，苦参 12g，板蓝根 15g，绞股蓝 12g，鸡骨草 15g，生石膏 30g，海螵蛸 30g，瓦楞子 30g，浙贝母 15g，冬凌草 12g，七叶一枝花 12g，延胡索 15g，丹参 9g，砂仁 15g，全蝎 9g，蜈蚣 2 条，水蛭 9g，土鳖虫 6g。

14 剂，水煎服，每日 1 剂，分两次温服。

[医嘱] 忌食辛辣油腻甜物，畅情志，节饮食，不适随诊。

三诊： 2019 年 11 月 28 日。胃脘疼痛基本不明显，烧心明显减轻，伴有口干口苦，偶有嗳气，腹部怕冷，大便日行 2~3 次，不成形，纳可，寐可，舌红，苔薄黄腻，脉弦滑。

[治法] 化浊解毒，养肝和胃。

[处方] 白芍 30g，当归 9g，百合 12g，乌药 12g，川芎 9g，炒白术 6g，茯苓 15g，炒鸡内金 15g，豆蔻 12g，三七 2g（冲服），半枝莲 15g，半边莲 15g，茵陈 15g，黄连 12g，黄芩 12g，白花蛇舌草 15g，苦参 12g，板蓝根 15g，绞股蓝 12g，鸡骨草 15g，生石膏 30g，寒水石 30g，海螵蛸 30g，瓦楞子 30g，浙贝母 15g，冬凌草 12g，七叶一枝花 12g，延胡索 15g，丹参 9g，砂仁 15g，全蝎 9g，蜈蚣 4g，水蛭 9g，红曲 1 袋。

21 剂，水煎服，每日 1 剂，分两次温服。诸症悉除，守方加减 30 余剂，巩固疗效。

半年后复查电子胃镜：胃黄色素瘤，慢性萎缩性胃炎。病理：（胃角活检）黏膜中度慢性炎症，轻度活动，黏膜糜烂，间质水肿，腺体中度肠上皮化生。（胃窦活检）黏膜中度慢性炎症，中度活动，黏膜糜烂，灶性淋巴细胞密集，散在嗜酸性粒细胞浸润，间质水肿，腺体轻度肠化。

按语： "胃脘痛"之名最早见于《黄帝内经》。《寿世保元·心胃痛》指出："胃脘痛者，多是纵恣口腹，喜好辛酸，恣饮热酒煎煿，复食寒凉生冷，朝伤暮损，日积月深，自郁成积，自积成痰，痰火煎熬，血亦妄行，痰血相杂，妨碍升降，故胃脘疼痛。"正常胃黏膜至胃癌前病变，一般是经过几年甚至几十年，病情逐渐加重，是由微及渐的演变过程。因饮食不节，忧思过度，肝气郁结，外邪内阻，而致脾失运化，胃失和降，脾胃气机壅滞，功能失调，水反为湿，谷反为滞，日久则气滞、血瘀、湿阻、浊聚、食积、痰结、郁火诸症蜂起，积湿成浊，积滞化热，郁热内生，蕴热入血而为毒，终成"浊毒内蕴"之势。浊毒内蕴既是一种病理产物也是一种致病因素。该患者肠化属癌前病变，应注意密切随访。李老师认为治疗慢性萎缩性胃炎可从以下几个方面来认识：①针对脏腑功能选择用药。恢复脾胃升清降浊的正常生理功能，使毒邪尽散，正气来复，胃平为安。②抓住主要病机。不同阶段，应分阶段、分层用药，但化浊、解毒、和胃治法应贯穿于整个治疗过程，以阻断病情进展，使肠化、异型增生能够消除。③对于化浊解毒法的应用，一是针对病因，消除生成之源；二是浊毒在内，为体内之邪，因此一定要给邪以出路，以免闭门留寇，相互为害。故在治疗时予半枝莲、半边莲、茵陈、黄连、黄芩、白花蛇舌草以化浊解毒，炒白术、茯苓、炒鸡内金、豆蔻以健脾消食、化湿和胃，白芍、当归、百合、乌药等以滋阴。

七、瘀血阻络

初诊： 王某，男，63 岁。2015 年 12 月 29 日。

[主诉] 间断胃脘胀闷 1 年余，加重 1 个月。

[现病史] 患者于 1 年前无明显诱因出现胃脘胀闷，间断口服药物治疗，具体用药不详，症状未见明显缓解，遂来就诊。现主症：胃脘胀满痞闷，午后症状明显，口干口苦，无胃脘疼痛，无烧心反酸，无恶心呕吐，纳可，寐安，小便黄，大便 1 日 1 行，质可，舌暗红，边有瘀斑，苔薄白，脉弦细滑。

[辅助检查] 查电子胃镜：慢性萎缩性胃炎伴糜烂。病理诊断：胃窦黏膜轻度慢性炎症，间质水肿，腺体肠化。

[中医诊断] 胃痞（瘀血阻络，胃失和降）。

[西医诊断] 慢性萎缩性胃炎伴糜烂，腺体肠化。

[治法] 理气和胃，活血化瘀。

[处方] 香附 15g，紫苏梗 15g，青皮 15g，柴胡 15g，甘草 8g，百合 12g，乌药 12g，当归 9g，白芍 30g，川芎 9g，白术 6g，茯苓 15g，鸡内金 15g，白豆蔻 12g，三七粉 2g（冲服），太子参 10g，黄芪 12g，山药 15g，白扁豆 15g，砂仁 12g，薏苡仁 15g，升麻 12g，黄连 12g，白花蛇舌草 15g，半边莲 15g。

14 剂，日 1 剂，文火煎煮两次，每次 30 分钟，共取汁 300ml，分早、晚饭前半小时温服。

［医嘱］忌食辛辣油腻甜物，畅情志，节饮食，不适随诊。

二诊： 2016年1月12日。药后患者诸症明显减轻，纳可，寐安，舌红，苔薄白，脉弦细滑。上药续服14剂，巩固疗效。

按语： 痞满病名首见于《伤寒论》。《黄帝内经》认为其病因是饮食不节、起居不适和寒气为患等，如《素问·太阴阳明论篇》说："饮食不节，起居不时者，阴受之……阴受之则入五脏……入五脏则䐜满闭塞。"本案例中患者胃脘胀闷，结合舌脉，考虑患者湿气中阻，瘀血阻络，胃失和降，郁久生热，故而成病。李老师根据患者临床表现，病情变化，辨证论治，随症加减，在其治疗过程中，应用降气和胃、活血化瘀、化浊解毒、健脾利湿等方法，以白花蛇舌草、半边莲等"解毒抗炎""以毒攻毒"，治疗重点放在抗肠化和防止其进一步发展上。现代药理学认为白花蛇舌草、半边莲等药能提高机体非特异性免疫力，并且大多具有抗肠化、抗异型增生、抗肿瘤作用，对防治慢性萎缩性胃炎癌变具有重大意义。配三七粉、当归、川芎活血化瘀，改善胃腑血液循环；用白芍、白术、山药、白扁豆、茯苓、黄芪、太子参等健脾益气养阴之品以扶正固本，正所谓"正气存内，邪不可干""精气夺则虚"，因此扶正固本乃治病之本；香附、紫苏梗、青皮、柴胡等疏肝、解郁、理气以畅气机。经系统治疗，湿除热退，气行血畅，胃气和调，脾运复健，肝疏如常，使人体紊乱的内环境归于平衡。

胃 脘 痛

一、浊毒内蕴

案例（1）

初诊： 刘某，女，44岁。2015年7月11日。

［主诉］间断胃脘胀闷伴嗳气2年余，饮食不慎加重7天。

［现病史］患者2年前无明显诱因出现胃脘胀闷，自行口服胃康灵等药物治疗，症状时轻时重。7天前因饮食过多引起胃脘部堵闷不适，于某医院做电子胃镜：慢性非萎缩性胃炎伴局灶点状糜烂。患者为求系统诊治于今日来我院门诊就医。现主症：胃脘部胀闷不适，嗳气，无烧心反酸，纳可，寐安，大便1日1行，质干。舌红，苔薄黄腻，脉弦滑。

［中医诊断］胃脘痛（浊毒内蕴，胃失和降）。

［西医诊断］慢性非萎缩性胃炎伴局灶点状糜烂。

［治法］化浊解毒，和胃降逆。

［处方］香附15g，紫苏15g，青皮15g，柴胡15g，甘草6g，厚朴15g，枳实15g，半夏9g，姜黄9g，绞股蓝9g，茵陈9g，黄连9g，当归9g，川芎9g，白芍12g，砂仁9g，竹茹9g，旋覆花9g，代赭石15g，丁香9g，柿蒂12g，炒莱菔子15g。

7剂，1日1剂。上药文火煎煮两次，每次40分钟，共取汁400ml，早、晚饭前半小时温服。

［医嘱］忌食辛辣油腻甜物，畅情志，节饮食，不适随诊。

二诊： 2015年7月18日。胃脘部胀闷不适减轻，偶有嗳气，反酸，晨起口苦，纳可，寐安，大便1日1行，质黏。舌红，苔薄黄腻，脉弦滑。调方如下。

［处方］香附15g，紫苏15g，青皮15g，柴胡15g，甘草6g，厚朴15g，枳实15g，半夏9g，木香15g，绞股蓝9g，海螵蛸15g，瓦楞子15g，当归9g，川芎9g，白芍12g，砂仁9g，竹茹9g，藿香15g，佩兰15g，丁香9g，茵陈9g，黄连9g，柿蒂12g，炒莱菔子15g。

7剂，1日1剂。上药文火煎煮两次，每次40分钟，共取汁400ml，早、晚饭前半小时温服。

三诊： 2015年7月25日。服药后明显好转，现无明显不适，偶有饮食不慎时胃脘稍胀，纳、寐可，大便1日1行，质可。舌红，苔薄黄，脉弦细滑。

［处方］香附15g，紫苏15g，青皮15g，柴胡15g，甘草6g，厚朴15g，枳实15g，半夏9g，木香15g，绞股蓝9g，茵陈9g，黄连9g，藿香15g，佩兰15g，白芍12g，砂仁9g，当归9g，川芎9g，炒莱菔子15g。

14剂，1日1剂。上药文火煎煮两次，每次40分钟，共取汁400ml，早、晚饭前半小时温服。巩固疗效。

按语： 本案患者胃脘胀闷不适2年余，脾胃虚弱，饮食不慎后复发，脾胃为后天之本，主受纳运化水谷，脾胃失健，湿热内生，湿热不祛，日久化生浊毒，浊毒内蕴中焦而成病，每遇饮食不慎或情志失常而复发。浊毒性黏滞，故见胃脘胀闷不适；肝气不舒，故见嗳气。根据患者症状表现，辨证为浊毒内蕴、肝胃不和，后随症变化而加减用药，治疗以化浊解毒、疏肝和胃为主。方中应用茵陈、黄连化浊解毒、清热燥湿，配竹茹可清胃热，砂仁化湿和胃；当归、川芎、白芍、姜黄用以补血活血，行气滋阴；绞股蓝、炒莱菔子健胃，消食，行气，香附理气畅中，养血和血；紫苏辛温解表，温中行气；青皮疏肝破气，消积化滞；柴胡疏肝解郁，有升举阳气之功；厚朴、枳实行气；旋覆花、代赭石、甘草、丁香、柿蒂、半夏乃旋覆代赭汤合丁香柿蒂散加减治疗胃气上逆，燥湿化浊，和中健胃，降逆止呕，且甘草亦可调和诸药，兼以补中。二诊时患者胃脘部胀闷不适减轻，偶有嗳气，反酸，晨起口苦，此时患者气逆症状减轻，仍有反酸，故去姜黄、旋覆花、代赭石，加海螵蛸、瓦楞子制酸，加木香理气，加藿香、佩兰化湿和胃。三诊时患者症状明显减轻，反酸、气逆症状皆不明显，故去海螵蛸、瓦楞子、竹茹、丁香、柿蒂，诸药合用气机得畅，疏肝安中，诸症皆消。

案例（2）

初诊： 张某，女，69 岁。2019 年 4 月 24 日。

[主诉] 胃脘隐痛、胀满 1 年，加重 7 天。

[现病史] 胃脘隐痛、胀满，咽部异物感，口苦，嗳气，纳可，寐欠安，多梦，二便调。体瘦弱，面萎黄。舌红，少苔，脉弦细数。

[既往史] 慢性胃炎，糖尿病。

[家族史] 姐姐乳腺癌，哥哥淋巴癌。

[辅助检查] 电子胃镜：慢性非萎缩性胃炎，胃窦隆起性病变。病理：胃底腺息肉；（胃窦）浅层黏膜中度慢性炎症，黏膜糜烂，腺体中度肠化；HP（＋）。

[中医诊断] 胃脘痛（浊毒内蕴，胃阴不足）。

[西医诊断] 慢性非萎缩性胃炎伴肠化，糖尿病。

[治法] 化浊解毒，养阴和胃，理气止痛。

[处方] 百合 12g，乌药 12g，当归 9g，川芎 9g，白芍 30g，麸炒白术 6g，三七 2g（冲服），白花蛇舌草 15g，半枝莲 15g，黄连 12g，茵陈 15g，苦参 12g，鸡骨草 15g，藿香 12g，佩兰 12g，厚朴 15g，枳实 15g，香附 15g，紫苏梗 15g，砂仁 15g，炒莱菔子 15g，广木香 9g，全蝎 9g，蜈蚣 6g。

30 剂，颗粒剂，日 1 剂，早晚各 1 袋，早饭前半小时，晚睡前 1 小时，200ml 开水冲服。

[医嘱] 忌食辛辣油腻甜物，畅情志，节饮食，不适随诊。

二诊： 2019 年 5 月 24 日。服药后胃脘无明显胀痛，口干、口苦减轻，嗳气减轻，心烦，大便偏黏，日 1~2 行。舌红，少苔，脉弦细滑。

[处方] 百合 12g，乌药 12g，当归 9g，川芎 9g，白芍 30g，麸炒白术 6g，三七 2g（冲服），石膏 30g，黄连 9g，牡蛎 20g，浙贝母 12g，海螵蛸 15g，茵陈 15g，白花蛇舌草 15g，滑石 25g，半夏 9g，藿香 12g，佩兰 12g，厚朴 15g，枳实 15g，香附 15g，紫苏梗 15g，砂仁 15g，炒莱菔子 15g，广木香 9g，全蝎 9g，蜈蚣 6g。

30 剂，颗粒剂，日 1 剂，早晚各 1 袋，早饭前半小时，晚睡前 1 小时，200ml 开水冲服。

［医嘱］忌食辛辣油腻甜物，畅情志，节饮食，不适随诊。

三诊：2019 年 6 月 24 日。患者诉受凉后胃隐痛，无胃胀，无口干、口苦，纳、寐可，大便日 1~2 行，稍黏，成形。舌红，少苔，脉弦细滑。

［治法］化浊解毒，养阴通络。

［处方］百合 12g，乌药 12g，当归 9g，川芎 9g，白芍 30g，麸炒白术 6g，三七 2g（冲服），藿香 12g，黄连 12g，半枝莲 15g，半边莲 12g，白花蛇舌草 12g，藤梨根 12g，蛇莓 12g，冬凌草 12g，白英 12g，全蝎 9g，水蛭 9g。

14 剂，煎服法及注意事项同前。

四诊：2019 年 7 月 8 日。无明显不适，纳可，寐欠佳，多梦，大便日 1~2 行，质可，舌红，苔薄黄，脉弦细滑。

［辅助检查］电子胃镜检查诊断：慢性非萎缩性胃炎伴糜烂，胃窦隆起性病变。病理诊断：胃底腺息肉；（胃窦）黏膜慢性炎症，腺体肠化；（胃体上部及窦体交界）慢性非萎缩性胃炎。

［处方］百合 12g，乌药 12g，当归 9g，川芎 9g，白芍 30g，麸炒白术 6g，三七 2g（冲服），白花蛇舌草 15g，半枝莲 15g，黄连 12g，茵陈 15g，苦参 12g，鸡骨草 15g，合欢皮 12g，刺五加 15g，炒莱菔子 15g，藤梨根 12g，蛇莓 12g，山慈菇 12g，冬凌草 12g，水蛭 9g。

21 剂，煎服法及注意事项同前，巩固疗效。

按语：李老师认为，慢性胃炎多遵循气滞—湿阻—浊聚的发展规律，从而导致疾病缠绵难愈。浊毒既是慢性胃炎的致病因素，又是积累于体内的病理产物。浊毒蕴胃，久治不愈，气滞血瘀，易导致胃阴受损，胃腑失去阴津的濡养，在胃镜检查中常伴有胃黏膜腺体的肠化。因此，治疗慢性胃炎应化浊解毒，改善胃部症状的同时，也在根本上改善腺体肠化状态，阻止胃癌前病变的发生。本案中，李老师在化浊解毒基础方（茵陈、黄芩、黄连、半枝莲、苦参、鳖甲、姜黄、半边莲、白花蛇舌草）上加减通腑行气止痛药物，如厚朴、枳实、香附、紫苏梗、砂仁、炒莱菔子、广木香，同时兼顾胃阴不足，加用百合、乌药、当归、川芎、白芍、白术养阴和胃，再配合搜络祛毒之全蝎、蜈蚣、水蛭。经过四诊 3 月余的治疗，收到满意的疗效。

案例（3）

初诊：李某，男，59 岁。2016 年 9 月 7 日。

［主诉］间断胃脘疼痛伴反酸 1 年，加重 3 个月。

［现病史］患者 1 年前出现受凉后胃脘疼痛，间断口服香砂养胃丸等药物治疗，症状时轻时重。3 个月前因饮食不适出现胃脘疼痛加重伴反酸，某医院查电子

胃镜：慢性萎缩性胃炎。病理诊断：胃窦黏膜慢性炎症，伴腺体中度不典型增生及中度肠化。患者为求系统诊治来我院门诊就医。现主症：胃脘刺痛，反酸，晨起口干明显，无烧心，无恶心呕吐，纳可，寐安，大便不成形，1日1行。舌质暗红，苔薄黄腻，脉弦滑。

[中医诊断] 胃脘痛（浊毒内蕴，胃络瘀阻）。

[西医诊断] 慢性萎缩性胃炎伴腺体不典型增生。

[治法] 化浊解毒，活血通络。

[处方] 延胡索15g，白芷12g，茯苓15g，白芍20g，鸡内金15g，当归12g，瓜蒌15g，三七粉2g（冲服），半枝莲15g，半边莲15g，全蝎6g，白花蛇舌草15g。

7剂，日1剂，文火煎煮两次，每次30分钟，共取汁300ml，分早、晚饭前半小时温服。

[医嘱] 忌食辛辣油腻甜物，畅情志，节饮食，不适随诊。

二诊：2016年9月15日。患者服药后胃脘部疼痛感减轻，仍有反酸，晨起口干明显，纳可，寐安，大便不成形，1日1行。舌暗红，苔薄黄腻，脉弦滑。调方如下。

[处方] 香附15g，紫苏15g，厚朴12g，枳实15g，瓜蒌15g，清半夏15g，黄连15g，丹参20g，焦槟榔15g，炒莱菔子15g，鸡内金15g，三七粉2g（冲服），全蝎9g，白花蛇舌草15g。

14剂，日1剂，文火煎煮两次，每次30分钟，共取汁300ml，分早、晚饭前半小时温服。

患者服药后胃脘部疼痛感基本消失，反酸不明显，纳可，寐安，大便调，守方加减治疗1个月，巩固疗效。

按语："胃脘痛"之名最早记载于《黄帝内经》，并首先提出胃痛的发生与肝、脾有关。《兰室秘藏》首立"胃脘痛"一门，将胃脘痛的证候、病因病机和治法明确区分于心痛，使胃痛成为独立的病症。本案例病理诊断为慢性萎缩性胃炎伴见异型增生和肠化，在临床上被称为"癌前病变"，多表现为胃脘疼痛、脘腹胀闷、嗳气、嘈杂、反酸等症状。脾主升清，胃主降浊。多种因素造成胃纳失职，脾运失常，升降失常，清气不升，浊气内阻，导致多种病症发生。患者受凉及饮食不适后病情发作，可知患者脾胃虚弱；患者病程较长，结合舌脉，可知此时浊毒形成，且疾病以浊毒内蕴为主。李老师初诊时治疗用半枝莲、半边莲、白花蛇舌草等化浊解毒抗炎之药，配伍茯苓、鸡内金等以健胃消食助运。二诊时患者诸症状减轻，仍有反酸，可知浊毒渐消，仍有逆气，故加枳实、厚朴等以破气消积。李老师辨证论治，药到病除，浊毒已消，正气已复，守方加减治疗1个月，患者身体康复。

案例（4）

[初诊]孙某，女，81岁。2019年10月17日。

[主诉]间断胃脘疼痛5月余。

[现病史]患者5个月前情绪不畅后出现胃脘疼痛，伴烧心、进食后胃脘胀满，自服奥美拉唑肠溶胶囊治疗，病情改善不明显，遂就诊于某医院，查电子胃镜：反流性食管炎、胃息肉钳除术、慢性非萎缩性胃炎伴糜烂。病理：胃底腺息肉；（胃角）轻度慢性萎缩性胃炎，黏膜糜烂，灶性淋巴细胞密集，间质水肿伴肌组织增生，腺体轻度肠化。肠化分型：小肠型肠化。现主症：胃脘疼痛，伴有烧心、反酸，食后上腹胀满，口苦，口臭，时咳黄痰，纳可，寐差，大便不成形，日行2~3次，小便调。舌红，苔黄腻，脉弦细滑。

[中医诊断]胃脘痛（浊毒内蕴，痰热互结）。

[西医诊断]慢性萎缩性胃炎肠化，反流性食管炎。

[治法]化浊解毒，清热化痰。

[处方]蒲黄9g，五灵脂10g，延胡索12g，白芷12g，蒲公英15g，白芍30g，当归9g，百合12g，乌药12g，川芎9g，炒白术6g，茯苓15g，炒鸡内金15g，豆蔻12g，三七2g（冲服），茵陈12g，黄连9g，清半夏9g，薏苡仁20g，白花蛇舌草12g，半枝莲12g，半边莲12g，醋香附12g，橘红9g，郁金9g，枳实12g。

14剂，水煎服，每日1剂，分两次温服。

[医嘱]忌食辛辣油腻甜物，畅情志，节饮食，不适随诊。

二诊：2019年10月31日。患者服用半月中药后，胃脘疼痛较前减轻，烧心、反酸减轻，仍觉胃脘胀满，纳可，寐好转，大便日行3~4次，不成形。舌暗红，苔薄黄腻，舌苔较前有所好转，脉弦细滑。

[治法]化浊解毒，活血止痛。

[处方]蒲黄9g，五灵脂10g，延胡索12g，白芷12g，蒲公英15g，白芍30g，当归9g，百合12g，乌药12g，川芎9g，炒白术6g，茯苓15g，炒鸡内金15g，豆蔻12g，三七2g（冲服），藿香9g，木香9g，醋香附12g，郁金12g，丹参12g，檀香9g，甘松9g，佛手9g，甘草9g。

14剂，水煎服，每日1剂，分两次温服。

三诊：2019年11月14日。服用上药后胃脘疼痛较前明显减轻，食后烧心、反酸加重，大便日行2~3次，不成形，纳可，寐可。舌暗，红苔黄腻，脉弦细滑。

[治法]化浊解毒，清胃制酸。

[处方]当归9g，白芍30g，百合12g，乌药12g，川芎9g，炒白术6g，茯苓

15g，炒鸡内金15g，豆蔻12g，三七2g（冲服），黄芩12g，黄连9g，海螵蛸15g，瓦楞子15g，浙贝母9g，生石膏20g，延胡索12g，蒲公英12g，白芷12g，砂仁12g，藿香9g，广木香9g，醋香附12g，郁金12g，丹参12g，檀香9g，甘松9g，佛手9g，甘草9g。

14剂，水煎服，每日1剂，分两次温服。

药后胃痛明显好转，烧心反酸减轻，继服21剂巩固疗效，药后诸症悉除。

按语：慢性萎缩性胃炎是指胃黏膜固有腺体萎缩，甚至消失，黏膜肌层常见增厚的病理改变，常伴有肠化、炎性反应及不典型增生。李老师通过多年的临床实践以及对目前人们的生活饮食规律的观察，总结慢性胃炎浊毒致病论，形成了独具特色的浊毒证治体系。浊毒证是指以浊毒为病因使机体处于浊毒状态从而产生特有临床表现的一组或几组的证候群。浊毒致病，表里内外，上下两端，复杂多样。慢性胃炎以痛、胀、痞、满、呆、嗳、烧、酸、烦症多见，症可单独出现，也可几症同时出现。患者以胃脘疼痛为主症，结合舌苔、脉象，可判断为浊毒伤络证。清代名医叶天士所倡"久病入络"之说及其通络治法，是对前人瘀血学说及活血化瘀治法的发展。叶氏认为"经主气，络主血""初则气结在经，久则血伤入络"，络脉阻闭，瘀更深一层，是许多疾病久治不愈之由。临证中，以化浊解毒为治疗大法，初诊以黄连、白花蛇舌草、半枝莲、半边莲、蒲公英化浊解毒，黄连、清半夏、薏苡仁、白花蛇舌草、郁金清热化痰，再配伍活血化瘀、通络和胃之方药，失笑散加延胡索、白芷等组合而成。二、三诊以化浊解毒、活血止痛、清胃制酸为法。若兼饮食停滞、吞酸吐腐，加神曲、莱菔子以消食化滞；兼气机结滞甚者加枳实、厚朴、广木香，开结散滞。临证时要从整体出发，病症兼治，方取佳效。

案例（5）

初诊：张某，男，30岁。2016年1月3日。

[**主诉**]胃脘隐痛5年，加重7天。

[**现病史**]患者于5年前因饮食不规律后出现胃脘隐痛，无明显规律，期间就诊于当地县中医院，间断服用中药汤剂（具体药物不详），症状时有反复，7天前饮酒后胃脘隐痛，反酸，烧心，时有胃胀，遂于今日来我科就诊。现主症：胃脘隐痛，空腹时明显，伴反酸、烧心，食后胃胀，无嗳气、恶心、呕吐，纳食欠佳，夜寐欠安，大便1日1行，质可，色正常，小便调。舌紫暗，苔黄腻，脉弦滑。

[**辅助检查**]查电子胃镜：十二指肠球部溃疡。

[**中医诊断**]胃脘痛（浊毒内蕴，瘀血阻滞）。

[**西医诊断**]十二指肠球部溃疡。

[**治则**]化浊解毒，活血化瘀。

［处方］延胡索 12g，白芷 12g，蒲黄 12g（包煎），五灵脂 12g（包煎），砂仁 12g，茯苓 20g，荷叶 12g，蒲公英 15g，清半夏 12g，瓜蒌 12g，生黄芩 9g，黄连 9g，竹茹 15g，丹参 20g，香附 15g，生石膏（先煎）15g，海螵蛸 15g，焦麦芽 20g，炒鸡内金 10g，炒莱菔子 15g，紫苏梗 12g，厚朴 15g，合欢皮 20g。

14 付，水煎服，日 1 剂，文火煎煮 2 次，每次 40 分钟，共取汁 400ml，早、晚饭前半小时温服。同时每日口服雷贝拉唑钠肠溶胶囊 10mg，每日 2 次。

［医嘱］平日饮食应规律，忌食辛辣刺激、生冷油腻、甜、黏、硬之品，不宜吃红薯、马铃薯等含淀粉较多的食物，避免工作紧张、压力过大。

二诊：2016 年 1 月 17 日。诸症均好转，偶觉胃脘隐痛，时有反酸、烧心，食后稍胀，纳可，寐安，大便 1 日 1 行，质可，小便调。舌紫暗，苔薄黄腻，脉弦滑。

［处方］上方去蒲公英、清半夏、瓜蒌、生黄芩、生石膏。

14 付，水煎服，日 1 剂，文火煎煮 2 次，每次 40 分钟，共取汁 400ml，早、晚饭前半小时温服。同时服用雷贝拉唑钠肠溶胶囊 10mg，每日 2 次。医嘱同前。

三诊：2016 年 2 月 1 日。饮食不当时偶有胃脘隐痛，偶有嗳气，无反酸、烧心，无胃脘胀满，纳可，寐安，大便 1 日 1 行，成形，小便调。舌红稍暗，苔薄黄腻，脉弦滑。

［处方］上方加丁香 9g、柿蒂 12g。

14 付，水煎服，日 1 剂，文火煎煮 2 次，每次 40 分钟，共取汁 400ml，早、晚饭前半小时温服。同时服用雷贝拉唑钠肠溶胶囊 10mg，每日 2 次，医嘱同前。

四诊：2016 年 2 月 15 日。患者未诉明显胃脘隐痛不适，无反酸、烧心，无胃脘胀满，纳可，寐安，大便 1 日 1 行，成形，小便调。舌红，苔薄黄腻，脉弦滑。

效不更方，继服原方 14 付，水煎服，日 1 剂，文火煎煮 2 次，每次 40 分钟，共取汁 400ml，早、晚饭前半小时温服。雷贝拉唑钠肠溶胶囊 10mg，每日 1 次，巩固治疗，医嘱同前。

按语：胃脘疼痛当属中医"胃脘痛"范畴，李老师认为胃脘痛多因外邪犯胃、饮食伤胃、情志不畅和脾胃素虚等导致。胃气郁滞，胃失和降，不通则痛。本案例中患者长期饮食不规律，伤及脾胃，脾运失司，水湿内停，积久化热，蕴生浊毒，后饮酒症状加重，因浊性黏滞，毒性偏热，浊毒阻滞中焦气机，不通则痛，故而发病。浊毒是病理产物，亦是致病之因。本病病位在胃，与脾相关。治疗当以化浊解毒为主，兼顾理气活血、健脾和胃等，予生黄芩、黄连化浊解毒，蒲黄、五灵脂、丹参、延胡索、合欢皮、香附等活血化瘀、疏肝理气，茯苓、紫苏梗、厚朴、焦麦芽、炒鸡内金、炒莱菔子等健脾消食、理气消胀，白芷、荷叶、蒲公英、生石膏、海螵蛸等清热制酸，砂仁、清半夏、瓜蒌、竹茹化湿和胃祛痰。患者烧心、反酸，故予雷贝拉唑钠肠溶胶囊，体现出中西合用思想。二诊时患者诸症均好转，偶觉胃脘隐痛，时有反酸、烧心，食后稍胀，故在上方基础上去蒲公英、清半夏、瓜蒌、生黄芩、生石膏。三诊时，患者饮食不当时偶有胃脘隐痛，偶有嗳气，故于上方基础上加丁香、柿蒂以温中降逆。四诊时患者诸症状减轻，无反酸、烧心，无胃脘胀满，效不更方，继服原中药方，并减少雷贝拉唑钠肠溶胶囊剂量。李老师认为临证之时，不但要辨证论治，亦须有中西医结合思想，根据患者复诊情况随症加减用药，可收良效。

案例（6）

初诊：李某，男，58岁。2012年12月20日。

[主诉] 间断胃脘疼痛1年，加重10天。

[现病史] 患者1年前因大量饮酒后出现胃脘疼痛伴呕吐，呕吐物为咖啡色物，查胃液常规：呕吐物隐血（＋）。2011年12月18日于某医院查电子胃镜：可见胃底溃疡，表面覆污秽苔及陈旧性血痂，周围黏膜高度充血水肿，表面可见疣状突起。便常规：隐血（＋）。诊断：①胃溃疡；②糜烂性胃炎。收入住院治疗，予抑酸、保护胃黏膜、止血等药物静脉滴注及口服，症状好转出院。10天前因饮食不慎出现胃脘疼痛，空腹甚，自行口服奥美拉唑，症状未见好转。遂就诊于我院。现主症：胃脘疼痛，痛处固定，时有烧心，反酸，口干，口苦，后背酸胀，乏力，纳呆，寐欠安，大便色黑，黏滞不爽，2日1行，舌紫暗，苔黄厚腻，脉弦细滑。

[既往史] 慢性胃炎病史16年，间断口服摩罗丹、奥美拉唑等，症状控制尚可；否认肝炎、结核、伤寒等传染病史；否认外伤；预防接种史不详。

[查体] 发育正常，营养中等，自动体位。全身皮肤无黄染及出血点，浅表淋巴结无肿大。巩膜无黄染，咽部无充血，双侧扁桃体无肿大，气管居中，甲状腺无肿大。心肺无异常。腹平软，胃脘部压痛，无反跳痛及肌紧张，腹部无压痛，肝脾未触及，剑突下轻压痛。脊柱、四肢及神经系统查体未见异常。

[中医诊断] 胃脘痛（浊毒内蕴，瘀阻伤络）。

[西医诊断] 胃溃疡，糜烂性胃炎。

[治法] 化浊解毒，化瘀止血。

[处方] 藿香15g，佩兰15g，茵陈15g，地榆15g，半枝莲15g，蒲公英15g，黄连15g，黄芩15g，苦参15g，蒲黄15g，五灵脂15g，丹参15g，桃仁15g，红花15g，三七粉2g（冲服），白及15g，仙鹤草15g，白花蛇舌草15g。

14剂，水煎服，1日1剂，分早、晚两次温服。

[医嘱] 忌食辛辣油腻甜物，畅情志，节饮食，不适随诊。

二诊：2013年1月4日。患者胃脘疼痛减轻，大便颜色转黄，仍时有烧心、反酸，后背不适，舌暗红，苔薄黄腻，脉弦细滑，复查便常规未见异常。浊毒渐轻，守前方加减。

[处方] 藿香 15g，佩兰 15g，茵陈 15g，地榆 15g，半枝莲 15g，蒲公英 15g，黄连 15g，黄芩 15g，苦参 15g，蒲黄 15g，五灵脂 15g，丹参 15g，桃仁 15g，三七粉 2g（冲服），白及 15g，儿茶 15g，仙鹤草 15g，瓦楞子 15g，煅牡蛎 15g，白花蛇舌草 15g。

14 剂，水煎服，1 日 1 剂，分早、晚两次温服。

三诊： 2013 年 1 月 18 日。患者烧心、反酸较前减轻，夜间甚，仍有口干、口苦，仍觉乏力，纳食可，舌红，苔薄黄微腻，脉弦细滑。浊毒之邪渐消，脾胃虚损未愈，治以补气健脾，敛疮生肌。

[处方] 藿香 15g，佩兰 15g，茵陈 15g，地榆 15g，黄芪 30g，党参 15g，茯苓 15g，白术 9g，当归 15g，白芍 20g，乳香 15g，没药 15g，白及 15g，珍珠母 15g，儿茶 15g。

28 剂，水煎服，1 日 1 剂，分早、晚两次温服。

四诊： 2013 年 2 月 18 日。患者胃脘偶有隐痛，无烧心、反酸，纳食可，夜寐可，二便调，舌红，苔薄黄，脉弦细滑。2013 年 2 月 20 日查电子胃镜：胃黏膜可见充血红肿，可见黏膜集中现象。诊断：慢性胃炎，胃溃疡（S1 期）。治宜补益脾胃、调畅情志，防其复发。

[处方] 藿香 15g，佩兰 15g，茵陈 15g，地榆 15g，黄芪 30g，党参 15g，茯苓 15g，白术 9g，当归 15g，白芍 20g，白及 15g，珍珠母 15g，甘草 6g，合欢皮 15g，绿萼梅 15g。

28 剂，水煎服，1 日 1 剂，分早、晚两次温服。

五诊： 2013 年 3 月 18 日。患者主症均消，纳食可，夜寐可，二便调，舌红，苔薄黄，脉弦细滑。后期以调理脾胃为主，调整中药方剂如下。

[处方] 黄芪 30g，党参 15g，茯苓 15g，白术 9g，当归 15g，白芍 20g，白及 15g，甘草 6g，合欢皮 15g。

14 剂，水煎服，1 日 1 剂，分早、晚两次温服。

服药期间患者偶有发作，守方加减使用，每获良效，后巩固治疗 3 个月，随诊至今未见复发。

按语： 胃溃疡属中医"胃脘痛""胃痞病"等范畴，现代医学认为，胃酸分泌增多、胃黏膜受损和幽门螺杆菌感染是胃溃疡发病的主要因素，李老师认为该病多因感受外邪、内伤饮食、情志失调、劳倦过度等所致。其病机在于胃气失和、气机郁滞，胃气失和则湿热内生，湿热不治则日久化生浊毒，气机郁滞，血不行常道，导致气滞血瘀，重者可至出血。李老师从浊毒论治本病，认为本病应分期论治，发作期多为浊毒内盛、瘀血阻滞，治宜化浊解毒、化瘀止痛，以攻邪为主；缓解期多为浊毒留恋、脾胃虚弱，故治宜化浊解毒兼调理脾胃。初诊时予白花蛇舌草、半枝莲化浊解毒，蒲黄、五灵脂、丹参、桃仁、红花、三七粉、白及、地榆、仙鹤草活血化瘀、凉血止血，藿香、佩兰化湿和胃，茵陈、蒲公英、黄连、黄芩、苦参等清热燥湿，现代研究认为黄连、黄芩、蒲公英均有抑制幽门螺杆菌的作用。二诊时患者胃脘疼痛减轻，大便颜色转黄，仍时有烧心、反酸，后背不适，舌暗红，苔薄黄腻，脉弦细滑，复查便常规未见异常，考虑患者浊毒渐轻，瘀血渐消，故于上方基础上去红花，加儿茶、瓦楞子、煅牡蛎以收湿、制酸，现代药理学研究认为上述药物有保护胃黏膜、修复溃疡创面的作用。三诊时患者烧心、反酸较前减轻，夜间甚，仍有口干、口苦，仍觉乏力，纳食可，舌红，苔薄黄微腻，脉弦细滑。此为浊毒之邪渐消，脾胃虚损未愈，治以补气健脾，敛疮生肌，故于上方基础上去半枝莲、蒲公英、黄连、黄芩、苦参、蒲黄、五灵脂、丹参、桃仁、三七粉、仙鹤草、瓦楞子、煅牡蛎、白花蛇舌草，加黄芪、党参、茯苓、白术等健脾益气，当归、白芍以滋阴，乳香、没药消肿生肌，珍珠母重镇安神。四诊时患者胃脘偶有隐痛，无烧心、反酸，纳可，夜寐可，二便调，舌红，苔薄黄，脉弦细滑，电子胃镜示胃黏膜充血红肿，可见黏膜集中现象。诊断为慢性胃炎和胃溃疡（S1 期），故结合患者症状体征，治宜补益脾胃、调畅情志，防其复发，调整上方，去乳香、没药、儿茶，加甘草解毒并调和诸药，加合欢皮、绿萼梅平肝和胃。五诊时患者主症均消，纳食可，夜寐可，二便调，舌红，苔薄黄，脉弦细滑，故以调理脾胃为主，于上方基础上去藿香、佩兰、茵陈、地榆、珍珠母、绿萼梅。本病见效易而治愈难，防止其复发更为关键，缓解期仍应以健脾养胃法防止复发，同时饮食有节、调畅情志对防止复发有重要意义。

案例（7）

初诊：曹某，男，58 岁。2020 年 4 月 16 日。

[主诉] 胸骨及后背、胃脘部疼痛 1 年余，加重 3 个月。

[现病史] 胸骨及后背、胃脘部疼痛，饭后胃脘胀加重，疲倦无力，咽部异物感，纳呆，寐可，大便黏腻不畅，日 1 行，面黄赤。舌红，苔黄腻，脉弦细滑。

[既往史] 反流性食管炎，慢性萎缩性胃炎（C-3），结肠黑变病。

[辅助检查] 电子胃镜检查：慢性萎缩性胃炎。病理诊断：胃黏膜组织中度慢性炎症伴中度肠化，肠化腺体增生。局部间质水肿。电子结肠镜病理诊断：结肠黑变病（中度），结肠多发息肉。

[中医诊断] 胃脘痛（浊毒内蕴，气滞络瘀）。

[西医诊断] 结肠黑变病（中度），结肠多发息肉，慢性萎缩性胃炎伴肠化。

[治法] 化浊解毒，理气化瘀。

［处方］百合 12g，乌药 12g，当归 9g，川芎 9g，白芍 30g，麸炒白术 6g，三七 2g（冲服），白花蛇舌草 15g，半枝莲 15g，黄连 12g，茵陈 15g，苦参 12g，鸡骨草 15g，全蝎 9g，蜈蚣 3 条，水蛭 9g，藿香 12g，佩兰 12g，川朴 12g，枳实 12g，香附 12g，紫苏梗 12g，砂仁 12g，莪术 12g，蛇莓 12g，焦槟榔 12g，炒莱菔子 12g。

21 剂，日 1 剂，文火煎煮 2 次，早、晚饭前半小时温服。

［医嘱］忌食辛辣油腻甜物，畅情志，节饮食，不适随诊。

二诊：2020 年 5 月 7 日。患者诉服药后胃脘胀减轻，精神状态好转，大便黏，日 1 行，食欲增加，寐可，舌质红，苔黄腻，脉弦滑细。

［处方］百合 12g，乌药 12g，当归 9g，川芎 9g，白芍 30g，麸炒白术 6g，三七 2g（冲服），白花蛇舌草 15g，半枝莲 15g，黄连 12g，茵陈 15g，苦参 12g，鸡骨草 15g，黄芩 12g，广木香 9g，砂仁 15g，枳实 15g，川朴 12g，白头翁 12g，茯苓 12g，大黄 6g。

21 剂，日 1 剂，文火煎煮 2 次，早、晚饭前半小服。

三诊：2020 年 6 月 28 日。患者诉服药后无不适，纳、寐可，大便日 1 行，舌质红，苔薄黄腻，脉弦滑。电子胃镜诊断：慢性胃炎。电子结肠镜诊断：结肠多发息肉，大肠黑变病。

［处方］百合 12g，乌药 12g，当归 9g，川芎 9g，白芍 30g，麸炒白术 6g，三七 2g（冲服），白花蛇舌草 15g，半枝莲 15g，黄连 12g，茵陈 15g，苦参 12g，鸡骨草 15g，藿香 12g，佩兰 12g，滑石 20g，枳实 12g，砂仁 12g，白头翁 12g，苍术 12g，紫豆蔻 12g。

21 剂，煎服法同前。

按语：李老师认为结肠黑变病的病机为顽固痰湿阻滞肠间，缠绵难愈，痰湿久羁大肠而不去，势必酿热成毒，浊毒弥漫，毒热损膜伤络，气滞络瘀。胃肠一体，胃部的病变，日久累及肠道。患者浊毒内蕴日久，造成器质性损伤，在常规解毒化浊法的基础上，运用白花蛇舌草、半枝莲、黄连、茵陈、苦参、鸡骨草、黄芩加大解毒的力度；酌加蜈蚣"以毒攻毒"、水蛭活血祛毒。诸药并用，治疗效果突出，后期养胃和胃，抓住胃肠"以通为用"生理特点，行气通腑，健脾祛浊，巩固疗效。

案例（8）

初诊：赵某，男，66 岁。2006 年 1 月 23 日。

［主诉］间断胃脘部饥饿痛 3 年余，加重两个月。

［现病史］患者 3 年前出现胃脘部疼痛，每于饥饿或劳累时加重，间断口服奥美

拉唑等西药，症状时轻时重。3个月前疼痛加重，2005年11月17日于某医院查电子胃镜：慢性浅表性胃炎，十二指肠球部多发溃疡。为求进一步系统诊治，慕名来我院就诊。现症见：胃脘部疼痛，疼痛每于饥饿或劳累时发作，痛处不移，得食稍缓，晨起口干口苦，纳少，寐欠安，大便色黑，4~5日1行，舌紫暗，脉弦细。既往体健，否认肝炎、结核、伤寒等传染病史。否认手术、外伤、输血史。预防接种史不详。

[辅助检查] 2005年11月17日电子胃镜：十二指肠球腔狭小，于球前壁、后壁可见多处糜烂凹陷病变，其表面有白苔及血痂，大小1.0~1.3cm，周边黏膜充血、水肿。胃窦黏膜色泽红白相间，以红为主，未透见黏膜下血管。Hp（－）。便常规：血红蛋白弱阳性。

[中医诊断] 胃脘痛（浊毒中阻，络瘀阴伤）。

[西医诊断] 十二指肠球部多发溃疡，慢性浅表性胃炎。

[治法] 化浊解毒，活血通络。

[处方] 延胡索15g，白芷15g，蒲黄9g，五灵脂15g，砂仁9g，紫豆蔻12g，当归9g，白芍30g，云苓15g，白及15g，仙鹤草15g，生大黄6g，广木香9g，鸡内金15g，三七粉2g（冲服）。

14付，水煎服，日1剂，文火煎煮2次，每次40分钟，共取汁400ml，早、晚饭前半小时温服。

[医嘱] 患病期间禁食生冷、辛辣等刺激性食物，戒烟酒。同时配服茵连和胃颗粒，1袋/次，3次/日。

二诊： 2006年2月8日。药后患者仍有胃脘部饥饿痛，程度较前有所减轻，时有嗳酸，晨起口干口苦，纳少，寐欠安，大便颜色转为褐色，质稀，1日2~3行，伴下坠感。舌紫红，苔薄黄腻，脉沉弦细。调方如下。

[处方] 延胡索15g，白芷15g，蒲黄9g，五灵脂15g，砂仁9g，紫豆蔻12g，当归9g，白芍30g，云苓15g，白及12g，仙鹤草15g，大腹皮15g，阿胶12g（烊化），龟甲胶15g（烊化），三七粉2g（冲服）。

21付，水煎服，日1剂，文火煎煮2次，每次40分钟，共取汁400ml，早、晚饭前半小时温服。同时配服茵连和胃颗粒，1袋/次，3次/日。

三诊： 2006年2月28日。药后患者胃脘部阵发性疼痛，脐周有压痛，烧心消失，晨起口干、口微苦，纳增，寐尚可，大便可，日1行，舌紫红，苔薄黄腻，脉弦细。调方如下。

[处方] 百合12g，乌药12g，当归9g，川芎9g，白芍30g，白术6g，砂仁15g（打，后下），紫豆蔻15g（打，后下），延胡索15g，白芷15g，白及15g，黄连12g，广木香9g，鸡内金15g，三七粉2g（冲服）。

14付，水煎服，日1剂，文火煎煮2次，每次40分钟，共取汁400ml，早、晚饭前半小时温服。同时配服茵连和胃颗粒，1袋/次，3次/日。

四诊： 2006年3月14日。患者胃痛未作，嗳酸亦止，二便已调，食眠均佳。继续用药，3天两剂以巩固疗效。嘱患者辛辣刺激皆忌，尤当戒烟为要，否则仍易复发也。调方如下。

［处方］百合12g，乌药12g，当归9g，川芎9g，白芍30g，白术6g，砂仁15g（打，后下），紫豆蔻15g（打，后下），延胡索15g，白芷15g，丹参20g，元参12g，麦冬15g，五味子15g，远志9g，三七粉2g（冲服）。

14剂，水煎服，日1剂，文火煎煮2次，每次40分钟，共取汁400ml，早、晚饭前半小时温服。同时配服茵连和胃颗粒，1袋/次，3次/日。

按语： 十二指肠溃疡患者，多表现为饥饿痛，进食后疼痛缓解。本案患者病已延久，疼痛性质为痛处不移，舌紫暗，乃浊毒内蕴、络瘀阴伤之证。浊毒日久，瘀血阻络，毒性偏热，耗气伤阴，浊性黏滞，津滞血瘀，虚实夹杂是此阶段的主要病机，在化浊解毒的基础上应重视养阴益胃，化瘀活血，达到邪去正复、瘀去新生的目的，故予茵连和胃颗粒以清利湿热、祛除浊毒，加大黄给邪以出路，并予活血化瘀之品，方用金铃子散合失笑散加减，疏肝理气，化瘀止痛，服之即效。凡瘀血作痛者，用之极效。李老师治疗胃溃疡、胃炎、十二指肠球部溃疡等，凡有瘀血见症，皆可用此法，若嗳气吞酸，肝郁化热，可合用吴茱萸、黄连，再加生牡蛎、海螵蛸之类。二诊时结合患者症状体征，考虑患者瘀滞症状好转，胃腑功能好转，故去生大黄、广木香、鸡内金，减少白及剂量，加阿胶、龟甲胶以滋阴补血，加大腹皮以理气消胀。三诊时患者诉药后胃脘部阵发性疼痛，脐周有压痛，考虑患者瘀滞减少，仍有浊毒内蕴，故去蒲黄、五灵脂、仙鹤草、大腹皮、阿胶、龟甲胶、云苓，增加砂仁、紫豆蔻、白及以化湿和胃、消肿生肌，加黄连、广木香伍用调气行滞、厚肠止泻，加百合、乌药、川芎、白术、鸡内金以行气止痛、健脾和胃。四诊时患者胃痛未作，嗳酸亦止，二便已调，食眠均佳，患者病情减轻，故去白及、黄连、广木香、鸡内金，加丹参、元参、麦冬、五味子、远志以养阴活血、益气安神，药后患者病症减轻。李老师认为溃疡病的治疗，饮食调理极为重要，应忌食辛辣刺激性食物、戒酒忌烟，一定嘱咐患者密切配合，方保证治疗达到预期效果。

案例（9）

初诊： 徐某，女，37岁。2017年8月3日。

［主诉］胃脘疼痛10余年，加重7天入院。

［现病史］餐前恶心，胃脘痛10余年，时好时坏，偶有烧心，恶心，舌涩，纳可，寐欠安，大便不成形，体形偏瘦，面色萎黄，舌质红，苔色黄，苔质薄，脉弦细。

［既往史］慢性胃炎。

［辅助检查］电子胃镜：慢性浅表性胃炎。病理（幽门前区）：黏膜慢性炎症，急性活动，腺体中度肠化。

［中医诊断］胃脘痛（升降失调，浊毒内蕴）。

［西医诊断］慢性胃炎急性发作伴腺体中度肠化。

［治法］调畅气机，化浊解毒。

［处方］醋五灵脂15g，醋延胡索15g，白芷15g，砂仁9g，百合12g，乌药12g，当归9g，川芎9g，白芍30g，麸炒白术6，三七2g（冲服），茵陈9g，黄连9g，海螵蛸15g，白花蛇舌草15g，半枝莲9g，半边莲9g，广木香9g。

15剂，1日1剂。文火煎煮两次，每次40分钟，共取汁400ml，早、晚饭前半小时温服。

［医嘱］忌食辛辣油腻甜物，畅情志，节饮食，不适随诊。

二诊：2017年8月18日。患者诉胃脘疼痛减轻，偶烧心，晨起恶心，无其他明显不适，纳可，寐可，大便日行1次，偏稀，不成形，舌质红，有裂纹，有齿痕，苔薄白，脉弦细滑。

［处方］百合12g，乌药12g，当归9g，川芎9g，白芍30g，麸炒白术6g，三七2g（冲服），白花蛇舌草15g，半枝莲15g，黄连12g，茵陈15g，苦参12g，鸡骨草15g，儿茶9g，海螵蛸15g，白英9g，藿香9g，大腹皮9g，石榴皮9g，延胡索9g，公英9g，砂仁9g。

15剂，1日1剂。文火煎煮两次，每次40分钟，共取汁400ml，早、晚饭前半小时温服。

［医嘱］忌食辛辣油腻甜物，畅情志，节饮食，不适随诊。

三诊：2017年9月3日。患者诉饭后时有胃脘部隐痛，偶烧心，纳可，寐可，易疲劳，大便日行1~2次，初头硬，排气多，小便可。舌质红，苔薄白，脉弦细滑。

［治法］养肝和胃，化浊解毒。

［处方］百合12g，乌药12g，当归9g，川芎9g，白芍30g，麸炒白术6g，三七2g（冲服），白花蛇舌草15g，半枝莲15g，黄连12g，茵陈15g，苦参12g，鸡骨草15g，延胡索9g，白芷9g，丹参9g，合欢皮15g，半夏9g，覆盆子9g，菟丝子9g，儿茶9g，海螵蛸15g，大腹皮9g，蒲公英9g，砂仁9g，

15剂，1日1剂。文火煎煮两次，每次40分钟，共取汁400ml，早、晚饭前半小时温服。

［医嘱］节饮食，忌辛辣油腻甜，畅情志。

药后胃脘部隐痛消失，诸症不明显，收上方加减治疗3个月。电子胃镜检查：

慢性非萎缩性胃炎伴糜烂。病理检查:（胃窦活检）黏膜轻度慢性炎症，黏膜糜烂，间质水肿，腺体轻度肠化。

按语: 根据多年临床经验，李老师认为浊毒壅胃为慢性胃炎的主要病机，贯穿于慢性胃炎进展的全过程，也是慢性胃炎经多环节、多步骤进展，导致慢性萎缩性胃炎肠化和内瘤样便，进而造成胃癌的关键因素。治宜以化浊解毒为大法。方中茵陈、黄连、白花蛇舌草、半枝莲、半边莲作为化浊解毒代表性药物配伍，结合治标的药物醋五灵脂、醋延胡索、白芷、海螵蛸缓急止痛；百合、乌药、当归、川芎、白芍、麸炒白术、三七诸药配合健脾祛浊，活血止痛。围绕化浊解毒治疗大法，诸药配合，收获全功。

二、湿热中阻

案例（1）

初诊: 李某，男，69岁。2012年12月20日。

[主诉] 间断胃脘部胀满不适10余年，加重半个月。

[现病史] 患者10年前因饮食不节而致胃脘部胀满，饭后加重，曾间断服用多潘立酮、舒肝快胃丸及中药汤剂等药物，症状时轻时重。半月前因郁怒，出现胃脘胀满加重伴嗳气，自行口服药物症状未见好转，遂就诊。现主症：胃脘胀满，餐后加重，伴嗳气，纳呆，夜寐欠安，口中黏腻有异味，大便黏腻不爽，小便黄，舌紫暗，苔黄腻，脉弦滑数。2012年12月1日查电子胃镜：慢性胃窦胃炎。病理诊断：弥漫性肠化。

[既往史] 既往体健，否认肝炎、结核、伤寒等传染病史；否认手术、外伤、输血史；预防接种史不详。

[查体] 生命体征平稳，发育正常，营养中等，自动体位。全身皮肤无黄染及出血点，浅表淋巴结无肿大。巩膜无黄染，咽部无充血，双侧扁桃体不大，气管居中，甲状腺不大，心肺无异常。腹平软，胃脘部轻压痛，无反跳痛及肌紧张，未触及包块，肝脾未触及，剑突下无压痛。脊柱、四肢及神经系统未见异常。

[中医诊断] 胃脘痛（湿热中阻，胃失和降）。

[西医诊断] 慢性萎缩性胃炎伴肠化。

[治法] 清泄胃热，和胃降逆。

[处方] 藿香12g，佩兰12g，茵陈15g，黄连12g，砂仁12g，厚朴15g，枳实9g，白花蛇舌草15g，半枝莲15g，全蝎9g，蜈蚣2条，壁虎6g，炒莱菔子15g。

14剂，水煎服，1日1剂，文火煎煮两次，每次40分钟，共取汁400ml，早、晚饭前半小时温服。同时予茵连和胃颗粒口服，1次1袋，1日3次。

[医嘱]忌食辛辣油腻甜物，畅情志，节饮食，不适随诊。

二诊：2013年1月4日。患者服药后，胃脘胀满略减，仍有嗳气，饭后尤甚，纳可，寐好转，口干，口苦，大便时干时稀，1日3~4行，小便黄，舌红，苔根黄腻，脉弦滑数。舌已转红，苔根黄腻，虽浊毒稍解，但仍阻于中焦，胃肠气机尚不调畅，仍属病重药轻。上方加重化浊解毒之力，调整如下。

[处方]藿香12g，佩兰12g，茵陈15g，黄连15g，砂仁12g，厚朴15g，枳实9g，白花蛇舌草15g，半枝莲15g，全蝎9g，蜈蚣2条，壁虎6g，炒莱菔子15g，黄芩12g，黄柏15g。

14剂，水煎服，1日1剂，文火煎煮两次，每次40分钟，共取汁400ml，早、晚温服。同时予茵连和胃颗粒口服，1次1袋，1日3次。

三诊：2013年1月18日。患者服药后，胃脘胀满明显减轻，仍有嗳气，饭后尤甚，纳可，寐好转，口干口苦减轻，大便时干时稀，1日1~2行，小便调，舌红，苔薄黄微腻，脉弦滑。诸症均减，唯嗳气缓解欠佳，于原方中辨证加降逆之品。

[处方]藿香12g，佩兰12g，茵陈15g，黄连15g，砂仁12g，厚朴15g，枳实9g，白花蛇舌草15g，半枝莲15g，全蝎9g，蜈蚣2条，壁虎6g，炒莱菔子15g，黄芩12g，黄柏15g，清半夏12g，竹茹9g，代赭石15g。

14剂，水煎服，文火煎煮两次，每次40分钟，共取汁400ml，1日1剂，早、晚温服。同时予茵连和胃颗粒口服，1次1袋，1日3次。

四诊：2013年2月2日。患者继服后，胃脘胀满及嗳气基本消失，饮食不慎后偶有发作，纳寐尚可，二便调。舌淡红，苔薄黄腻，脉弦滑。症状明显好转，但余邪未清，治以顾护脾胃，扶正祛邪。

[处方]藿香12g，佩兰12g，茵陈15g，黄连15g，砂仁12g，厚朴15g，枳实9g，白花蛇舌草15g，半枝莲15g，全蝎9g，蜈蚣2条，壁虎6g，炒莱菔子15g，黄芩12g，黄柏15g，代赭石15g，茯苓15g，白术9g，党参12g。

14剂，水煎服，文火煎煮两次，每次40分钟，共取汁400ml，1日1剂，早、晚温服。同时予茵连和胃颗粒口服，1次1袋，1日3次。

五诊：2013年2月16日。患者继服后，胃脘胀满及嗳气基本消失，无口干口苦，纳寐尚可，二便调。舌淡红，苔薄黄，脉弦滑。诸症均减，守前方继服14剂后临床症状基本消失，考虑患者胃镜病理结果为肠化，属胃癌前病变，故嘱患者坚持服药治疗1年。1年后随访，患者曾查电子胃镜：胃窦黏膜可见散在点状红斑，未见糜烂及溃疡。其余部位均未见异常。病理结果：胃（窦前壁）幽门型黏膜慢性炎症，伴部分腺体肠化。诊断：非萎缩性胃炎。

按语： 慢性萎缩性胃炎伴肠化或不典型增生常被视为癌前病变，李老师依据中医基本理论和多年的临床经验认为，浊毒内蕴是本病的基本病机，患者由于饮食失节，致使脾胃升降失司，内生湿热，湿热不治，日久化生浊毒，浊毒内蕴，阻碍气机，故胃脘胀满；浊毒蕴于中焦，胃气上逆，故嗳气；浊性黏滞，下注大肠，故见大便黏腻不爽；舌紫暗、苔黄腻、脉弦滑数皆浊毒内蕴之症。故治疗以化浊解毒为基本治法。初诊时，予白花蛇舌草、半枝莲以化浊解毒；茵陈、黄连二药都归胃经，相伍使用能很好地祛除湿热浊毒之邪，《名医别录》谓黄连能"调胃厚肠"；全蝎、蜈蚣、壁虎等解毒搜络；藿香、佩兰、砂仁化湿和胃；厚朴、枳实下气除满；炒莱菔子理气除胀，诸药合用，共奏化浊解毒和胃之功，使受损的胃黏膜尽快得到修复，并联合茵连和胃颗粒以和胃降逆。二诊时患者胃脘胀满略减，仍有嗳气，饭后尤甚，纳可，寐好转，口干口苦，大便时干时稀，1日3~4行，小便黄，舌红，苔根黄腻，脉弦滑数。舌已转红，苔根黄腻，虽浊毒稍解，但仍阻于中焦，胃肠气机尚不调畅，仍属病重药轻。上方加重化浊解毒药物，故改黄连为15g，加黄芩、黄柏以加强药效。三诊时患者胃脘胀满明显减轻，仍有嗳气，饭后尤甚，纳可，寐好转，口干口苦减轻，大便时干时稀，舌红，苔薄黄微腻，脉弦滑。诸症均减，唯嗳气缓解欠佳，故在原方中辨证加清半夏、竹茹、代赭石以降逆。四诊时患者胃脘胀满及嗳气基本消失，饮食不慎后偶有发作，纳寐尚可，二便调，舌淡红，苔薄黄腻，脉弦滑。症状明显好转，但余邪未清，治以顾护脾胃，扶正祛邪，于上方中去清半夏、竹茹，加茯苓、白术、党参以健脾益气扶正。五诊时患者胃脘胀满及嗳气基本消失，无口干口苦，纳寐尚可，二便调。舌淡红，苔薄黄，脉弦滑，患者诸症均减，守前方继服。虽诸症均解，然而患者病程较长，故效不更方以巩固疗效，最终逆转胃黏膜腺体的肠化。

案例（2）

初诊： 李某，男，50岁。2016年3月1日。

[主诉] 间断胃脘部灼热样疼痛伴纳呆、食少半年。

[现病史] 患者半年前无明显诱因出现胃脘灼热疼痛，自行口服奥美拉唑肠溶胶囊等，病情时轻时重。为求进一步系统治疗，遂来我院就诊，查电子胃镜：胃溃疡。现主症：胃脘灼热疼痛，同时伴有纳呆食少，自觉口干、口苦，全身困重，大便不爽，溲黄。舌红，苔黄腻，脉弦滑。

[中医诊断] 胃脘痛（湿热中阻，浊毒内蕴）。

[西医诊断] 胃溃疡。

[治法] 清热利湿，化浊解毒。

[处方] 白花蛇舌草15g，半枝莲15g，半边莲15g，苦参12g，茵陈15g，生

石膏 30g，黄连 12g，栀子 12g，浙贝 12g，海螵蛸 15g，广木香 9g，藿香 15g，鸡内金 15g，三七粉（冲）2g。

14 剂，日 1 剂，文火煎煮 2 次，每次 40 分钟，共取汁 400ml，早、晚饭前半小时温服。

[医嘱] 忌食辛辣油腻甜物，畅情志，节饮食，不适随诊。

二诊：2016 年 3 月 15 日。胃脘部疼痛感觉消失，饮食明显增加，口干、口苦症状明显缓解，但仍自觉胃脘灼热、反酸。舌质红，苔黄腻，脉弦滑。调方如下。

[处方] 上方加蒲公英 15g，瓦楞子 30g，牡蛎 15g。

7 剂，日 1 剂，文火煎煮 2 次，每次 40 分钟，共取汁 400ml，早、晚饭前半小时温服。

三诊：2016 年 3 月 23 日。患者胃脘灼痛消失，后自服中成药茵连和胃颗粒 1 个月，现自觉各方面正常，至今胃脘痛未再发作。

按语：本案例中患者胃脘部灼热样疼痛半年，自行口服药物未愈，根据其临床表现及舌脉，李老师认为可从浊毒论治。浊性胶着黏滞，困于躯干四肢，则见身体困重；滞于中焦，脾胃运化失健，则纳呆少食；毒性热烈，耗气伤阴，可见灼热疼痛、口干口苦；浊毒下注则见大便不爽、溲黄；舌脉亦是浊毒之征象，浊毒内蕴，易致气滞血瘀，胃虚食滞，故治疗以化浊解毒为主，兼顾理气化瘀、消食和胃。初诊时用白花蛇舌草、半枝莲、半边莲、黄连化浊解毒，苦参、茵陈清热利湿，生石膏、栀子、浙贝、海螵蛸用以清热、制酸，广木香、藿香、鸡内金、三七粉用以化湿消食、理气化瘀。二诊时患者胃脘部疼痛感觉消失，饮食明显增加，口干、口苦症状明显缓解，但仍自觉胃脘灼热、反酸。根据其临床表现，在上方基础上加蒲公英、瓦楞子、牡蛎以清热制酸。三诊时患者胃脘灼痛消失，自行口服茵连和胃颗粒，清热利湿和胃，口服中药后胃脘灼痛消失。知其浊毒渐消，故继续口服茵连和胃颗粒以延续治疗，一可清除余邪，二可和胃消食，故患者病情未再发作。

三、气滞血瘀

案例（1）

初诊：刘某，男，63 岁。2015 年 8 月 21 日。

[主诉] 间断胃脘疼痛连及后背 10 年，加重 1 周。

[现病史] 患者缘于 10 年前饮食不节出现胃脘疼痛连及后背，进食后明显，伴有嗳气，胃脘胀满，无烧心、反酸，间断口服摩罗丹、胃康灵等药物，症状时轻时重。间断服用奥美拉唑等药物，病情有所缓解。1 周前因着凉后胃脘疼痛加重就

诊于我院。现主症：胃脘部疼痛，饭后明显，两胁胀满，偶嗳气、反酸、口干口苦，纳少，寐可，大便质可，2~3 日 1 行，小便调，舌紫暗，苔薄黄腻，脉弦细滑。

［既往史］既往高血压病史；否认肝炎、结核、伤寒等传染病史；否认手术、外伤、输血史；预防接种史不详。

［查体］T 36.5C，R 22 次 / 分，P 84 次 / 分，BP 130/80mmHg。发育正常，营养中等，神情正常。全身皮肤黏膜未见黄染及出血点，浅表淋巴结未见肿大。头颅大小、形态正常，双瞳孔正大等圆，对光反射灵敏。咽不红，颈软无抵抗，双肺叩清音，肺肝浊音界位于右锁骨中线第 5 肋间，呼吸音清，未闻及干湿性啰音。心界不大，P84 次 / 分，律齐，各瓣膜听诊区未闻及病理性杂音。腹平坦，剑突下压痛，无肌紧张及反跳痛，肝脾未触及。双下肢不肿。生理反射存在，病理反射未引出。舌紫暗，苔薄黄腻，脉弦细滑。

［辅助检查］2005 年 8 月 11 日查胃镜：反流性食管炎，贲门炎，胃角溃疡，十二指肠球炎。胃镜组织活检：胃溃疡，伴腺体肠化，腺体Ⅰ～Ⅱ级不典型增生。

［中医诊断］胃脘痛（气滞血瘀，肝胃不和）。

［西医诊断］慢性萎缩性胃炎伴肠化，不典型增生。

［治法］行气活血，疏肝和胃。

［处方］百合 15g，白术 12g，乌药 9g，茯苓 12g，砂仁 15g，枳实 15g，厚朴 12g，青皮 9g，鸡内金 15g，黄药子 6g，全蝎粉 3g，白花蛇舌草 15g，半枝莲 15g，半边莲 15g，延胡索 12g，白芷 12g。

7 剂，1 日 1 剂，文火煎煮两次，每次 40 分钟，共取汁 400ml，早、晚饭前半小时温服。

［医嘱］忌食辛辣油腻甜物，畅情志，节饮食，不适随诊。

二诊：2015 年 8 月 28 日。患者诉胃脘痛明显减轻，两胁胀满消失，偶反酸嗳气，纳可，寐安，大便正常，舌紫红，苔中后微腻，脉弦滑。

［治法］行气活血，化浊解毒。

［处方］上方加蒲公英 15g。

14 剂，1 日 1 剂，文火煎煮两次，每次 40 分钟，共取汁 400ml，早、晚饭前半小时温服。

三诊：2015 年 9 月 11 日。胃脘部隐痛好转，时伴嗳气，耳鸣消失，纳可，寐可，大便可，1 日 1 行，舌红，苔薄黄腻，脉弦细滑。

［处方］上方加檀香 6g，沉香 6g，藿香 15g。

继服 28 剂，1 日 1 剂，文火煎煮两次，每次 40 分钟，共取汁 400ml，早、晚饭前半小时温服。

四诊：2015 年 10 月 9 日。患者药后胃痛基本消失，劳累及饥饿时胃脘部隐痛，偶有嗳气，纳可，寐安，大便正常，舌红，苔薄黄，根部微腻，脉弦细。

［治法］疏肝理气，和胃降逆。

［处方］百合15g，白术12g，乌药9g，茯苓12g，砂仁15g，青皮9g，鸡内金15g，黄药子6g，全蝎3g，白花蛇舌草15g，半枝莲15g，半边莲15g，陈皮12g，半夏9g，瓜蒌15g，枳实15g，厚朴12g。

30剂，1日1剂，文火煎煮2次，每次40分钟，共取汁400ml，早、晚饭前半小时温服。

五诊：2015年11月9日。患者药后胃痛基本消失，偶隐痛，纳可，寐安，大便正常，舌红，苔薄黄，根部微腻，脉弦细。复查电子胃镜：反流性食管炎，贲门炎，胃角溃疡。胃镜组织活检：黏膜慢性炎症，伴腺上皮增生。考虑患者黏膜不典型增生，嘱其继续服药以控制病理变化。

［治法］养肝和胃，化浊解毒。

［处方］砂仁15g，青皮9g，鸡内金15g，黄药子6g，全蝎粉3g，白花蛇舌草15g，半枝莲15g，半边莲15g，陈皮12g，半夏9g，瓜蒌15g，皂角刺6g，白英9g，蒲公英15g，广木香9g，藿香15g，五灵脂15g，蒲黄9g，百合15g，白术12g，乌药9g，茯苓12g。

30剂，1日1剂，文火煎煮2次，每次40分钟，共取汁400ml，早、晚饭前半小时温服。

患者治疗后症状基本消失，精神状态良好，黏膜不典型增生，嘱其继续服药以控制病理变化防止发生癌变。患者依从性好，坚持服药至今，未进一步发展。

按语："胃脘痛"之名最早见于《黄帝内经》。《寿世保元·心胃痛》指出："胃脘痛者，多是纵恣口腹，喜好辛酸，恣饮热酒煎煿，复食寒凉生冷，朝伤暮损，日积月深，自郁成积，自积成痰，痰火煎熬，血亦妄行，痰血相杂，妨碍升降，故胃脘疼痛。"李老师认为本案例患者平素饮食不节，脾胃失常，运化及腐熟水谷功能减弱，湿热内生，日久化生浊毒，浊毒滞于中焦，故见胃脘疼痛、反酸；浊毒内蕴，气机失常，故见两胁胀满；毒性热烈，耗气伤阴，故见口干口苦；舌脉均为浊毒内蕴之征象。故初诊时予白花蛇舌草、半枝莲、半边莲以化浊解毒，白术、茯苓、百合、乌药以健脾利湿、温阳止痛，黄药子、白芷以解毒，枳实、厚朴、青皮、鸡内金、延胡索以疏肝理气、消食和胃，砂仁化湿和胃，全蝎舒筋通络。二诊时患者胃脘痛明显减轻，两胁胀满消失，偶反酸嗳气，纳可，寐安，大便正常，舌紫红，苔中后微腻，脉弦滑，故在上方基础上加蒲公英以清热解毒。三诊时患者胃脘部隐痛好转，时伴嗳气，耳鸣消失，纳可，寐可，大便可，1日1行，舌红，苔薄黄腻，脉弦细滑，结合患者临床表现，于上方基础上加檀香、沉香以行气，加藿香以化湿和胃。四诊时患者胃痛基本消失，劳累及饥饿时胃脘部隐痛，偶有嗳气，纳可，寐安，大便正常，结合患者舌脉，上方去延胡索、白芷、蒲公英、檀香、沉香、藿香，加陈皮、半夏、瓜蒌以理气化湿祛痰。五诊时患者胃痛基本消失，偶隐痛，纳可，寐安，大便正常，舌红，苔薄黄，根部微腻，脉弦细。复查电子胃镜：反流性食管炎，贲门炎，胃角溃疡；胃镜组织活检：黏膜慢性炎症，伴腺上皮增生。考虑患者黏膜不典型增生，调整处方嘱其继续服药以控制病理变化，于上方基础上去枳实、厚朴，加皂角刺、白英、蒲公英、广木香、藿香、五灵脂、蒲黄以清热解毒、化湿行气、活血化瘀。在本病案中，李佃贵教授认为在治疗浊毒的过程中，须兼顾调理脾胃、疏肝理气、活血化瘀，在患者临床症状消失及检查正常时，仍须健脾和胃、疏肝理气等，以防病变。

案例（2）

初诊： 刘某，男，63岁。2016年2月22日。

[主诉] 间断胃脘疼痛连及后背10年，加重1周。

[现病史] 患者缘于10年前饮食不节出现胃脘疼痛连及后背，进食后明显，伴有嗳气，胃脘胀满，无烧心、反酸，间断口服摩罗丹、胃康灵等药物，症状时轻时重。2015年12月1日查电子胃镜：反流性食管炎，贲门炎，胃角溃疡，十二指肠球炎。胃镜组织活检：胃溃疡，伴腺体肠上皮化生，腺体Ⅰ～Ⅱ级不典型增生。间断服用奥美拉唑等药物，病情有所缓解。一周前因着凉后胃脘疼痛加重，饭后明显，两胁胀满，偶嗳气反酸，就诊于我院。现主症：胃脘疼痛，饭后明显，两胁胀满，偶嗳气反酸，口干口苦，纳少，寐可，大便质可，2~3日1行，小便调。舌紫暗，苔薄黄腻，脉弦细滑。

[中医诊断] 胃脘痛（气滞血瘀，浊毒内蕴）。

[西医诊断] 胃溃疡伴腺体肠化及不典型增生，反流性食管炎，贲门炎

[治法] 行气止痛，化浊解毒。

[处方] 百合15g，白术12g，乌药9g，茯苓12g，砂仁15g，枳实15g，川朴12g，青皮9g，鸡内金15g，黄药子6g，全蝎3g，白花蛇舌草15g，半枝莲15g，半边莲15g，延胡索12g，白芷12g。

7剂，日1剂，文火煎煮2次，每次40分钟，共取汁400ml，早、晚饭前半小时温服。

[医嘱] 忌食辛辣油腻甜物，畅情志，节饮食，不适随诊。

二诊： 2016年3月1日。患者诉胃脘痛明显减轻，两胁胀消失，偶反酸嗳气，纳可寐安，大便正常，舌紫红，苔中后微腻，脉弦滑。

[处方] 上方加蒲公英15g。

14剂，日1剂，文火煎煮2次，每次40分钟，共取汁400ml，早、晚饭前半

小时温服。

三诊：2016年3月15日。胃脘部隐痛好转，时伴嗳气，耳鸣消失，纳可，寐可，大便可，日1行，舌红，苔薄黄腻，脉弦细滑。

[处方]上方加檀香6g，沉香6g，藿香15g。

14剂，日1剂，文火煎煮2次，每次40分钟，共取汁400ml，早、晚饭前半小时温服。

四诊：2016年3月29日。胃痛基本消失，劳累及饥饿时胃脘部隐痛，偶有嗳气，纳可寐安，大便正常，舌红，苔薄黄根部微腻，脉弦细。

[处方]百合15g，白术12g，乌药9g，茯苓12g，砂仁15g，青皮9g，鸡内金15g，黄药子6g，全蝎3g，白花蛇舌草15g，半枝莲15g，半边莲15g，陈皮12g，半夏9g，瓜蒌15g，枳实15g，川朴12g。

14剂，日1剂，文火煎煮2次，每次40分钟，共取汁400ml，早、晚饭前半小时温服

[医嘱]平日饮食应规律，忌食辛辣刺激、生冷油腻、甜、黏、硬之品，不宜吃红薯、马铃薯等含淀粉较多的食物，避免工作紧张、压力过大。

患者治疗后症状基本消失，精神状态良好，考虑患者黏膜不典型增生，嘱其继续服药以控制病理变化防止发生癌变。患者依从性好，坚持服药1年余，病情未进一步发展。

按语：《灵枢·邪气藏府病形》记载："胃病者，腹膜胀，胃脘当心而痛。"指出胃病的症状和位置。李老师认为慢性胃病中以溃疡病和慢性胃炎占绝大多数。本案例中患者饮食不节而出现胃脘部疼痛，日久不愈，脾胃虚弱，不能运化水谷，导致湿热内生，湿之甚成浊，热之甚成毒，浊毒内蕴，阻碍气血津液运行，浊毒、气滞、血瘀夹杂成病。李老师提出以化浊解毒为主，以行气活血、健脾和胃为辅的治疗大法，运用半枝莲、半边莲、白花蛇舌草、黄药子等清热化浊解毒，百合、白术、乌药、茯苓、白芷、砂仁、鸡内金等健脾利湿、消食和胃、理气止痛，枳实、川朴、青皮、延胡索理气消胀，全蝎攻毒散结。二诊时患者胃脘痛明显减轻，两胁胀消失，偶反酸嗳气，李老师认为胃病初起在气，久病入络，故在上方基础上加蒲公英以清热。三诊时胃脘部隐痛好转，时伴嗳气，耳鸣消失，故在上方基础上加檀香、沉香以行气，加藿香以芳香化浊。四诊时患者胃痛基本消失，劳累及饥饿时胃脘部隐痛，偶有嗳气，考虑患者病情减轻，浊毒渐消，故去延胡索、白芷、蒲公英、檀香、沉香、藿香，加陈皮、半夏、瓜蒌以理气化痰和胃，嘱其继续服药，一可治疗疾病，二可既病防变，后患者坚持服药，未再发病。

四、痰气郁结

初诊：赵某，男，53 岁。2017 年 7 月 3 日。

[主诉]胃脘胀满隐痛 1 年，加重 2 天。

[现病史]胃脘胀满伴隐痛 1 年，咽部异物感，嗳气，矢气频，胸闷气短，纳呆，寐一般，小便调，大便日 2 行，不成形。体形消瘦，面色萎黄，舌质紫暗，苔色黄，苔质腻，脉弦细。

[既往史]慢性非萎缩性胃炎伴糜烂，反流性食管炎。

[家族史]哥哥患胃癌。

[辅助检查]电子胃镜：反流性食管炎，慢性非萎缩性胃炎伴糜烂。（胃体）黏膜皱襞光滑规整，大弯侧见片状充血白苔糜烂。覆陈旧血痂，组织弹性尚可。（胃窦）红白相间，以红为主，见散在充血糜烂结节。病理：（胃窦）黏膜慢性炎症，腺上皮灶性重度异型增生。

[中医诊断]胃脘痛（痰气郁结，浊毒内蕴）。

[西医诊断]慢性非萎缩性胃炎伴腺体重度异型增生。

[治法]行气解郁，化浊解毒。

[处方]百合 12g，乌药 12g，当归 9g，川芎 9g，白芍 30g，白术 6g，三七 2g（冲服），白花蛇舌草 15g，半枝莲 15g，黄连 12g，茵陈 15g，苦参 12g，鸡骨草 12g，藿香 12g，佩兰 12g，滑石 20g，砂仁 12g，紫豆蔻 15g，半夏 9g，厚朴 15g，紫菀 12g，瓜蒌 15g，全蝎 9g，炒莱菔子 15g。

21 剂，颗粒剂，日 1 剂，早晚各 1 袋，早饭前半小时，晚睡前 1 小时，200ml 开水冲服。

[医嘱]忌食辛辣油腻甜物，畅情志，节饮食，不适随诊。

二诊：2017 年 7 月 24 日。患者诉服药后胃脘胀满好转，胃脘隐痛，偶有咽部不适，嗳气，纳可，寐欠安，心烦，小便调，大便 2 日 1 行，不成形。舌质红，体胖大，苔薄黄腻，脉弦细滑。

[处方]百合 12g，乌药 12g，当归 9g，川芎 9g，白芍 30g，白术 6g，三七 2g（冲服），醋五灵脂 15g，醋延胡索 15g，白芷 15g，砂仁 9g，白花蛇舌草 12g，茵陈 12g，黄连 15g，枳实 15g，厚朴 15g，桔梗 12g，紫苏梗 12g，藿香 12g，佩兰 12g，滑石 20g，紫豆蔻 15g，半夏 9g，紫菀 12g，瓜蒌 15g，全蝎 9g，炒莱菔子 15g。

21 剂，颗粒剂日 1 剂，早、晚各 1 袋，早饭前半小时，晚睡前 1 小时，200ml 开水冲服。

［医嘱］忌食辛辣油腻甜物，畅情志，节饮食，不适随诊。

三诊：2017 年 8 月 15 日。患者诉服药后胃胀减轻，食多受凉后胃脘疼痛，咽部异物感不明显，嗳气减轻，纳呆，寐安，小便调，大便偏稀日 1 行。舌质红，体胖大，苔中黄腻，脉弦细滑。

［处方］香附 15g，紫苏梗 15g，青皮 15g，柴胡 15g，白花蛇舌草 15g，半枝莲 15g，黄连 12g，茵陈 15g，苦参 12g，鸡骨草 15g，枳实 15g，厚朴 15g，半夏 9g，白芷 15g，丹参 15g，甘松 12g，桔梗 12g，藿香 12g，佩兰 12g，滑石 20g，砂仁 15g，瓜蒌 15g，全蝎 9g，炒莱菔子 15g。

21 剂，颗粒剂日 1 剂，早、晚各 1 袋，早饭前半小时，晚睡前 1 小时，200ml 开水冲服。

［医嘱］忌食辛辣油腻甜物，畅情志，节饮食，不适随诊。

四诊：2017 年 9 月 5 日。患者诉服药后胃脘无明显不适，偶有嗳气，眼部异物感消失，纳可，寐安，小便调，大便日 1 行。舌质红，体胖大，苔薄黄腻，脉弦细滑。

［辅助检查］电子胃镜诊断：慢性非萎缩性胃炎。病理诊断：（胃窦活检）黏膜慢性炎症。

［处方］百合 12g，乌药 12g，当归 9g，川芎 9g，白芍 30g，白术 6g，三七 2g（冲服），醋五灵脂 15g，醋延胡索 15g，白芷 15g，砂仁 9g，香附 15g，甘松 12g，丹参 15g，檀香 9g，厚朴 15g，枳实 15g，半夏 9g，桔梗 12g，藿香 12g，佩兰 12g，滑石 20g，瓜蒌 15g，全蝎 9g，炒莱菔子 15g。

21 剂，煎服法及注意事项同前，巩固疗效。

按语：李老师认为浊毒为病一般病程较长，日久则易耗伤正气，久虚不复。该病症的基本病理改变不外"正虚""浊毒"两类。"正虚"以正气耗伤，脾胃气虚、脾胃阳虚、胃阴虚为主要特征，所以健脾助运是恢复人体正气的基本治法之一，针对虚证之不同，予健脾益气、温阳助运、滋阴助运之法，"浊毒"是病变过程中主要病理产物之一，也是本病的主要致病原因，治疗中以化浊、消浊、降浊、通络等法，随症加减，临床多有效验。一、二诊是遵循化浊解毒基础方略，酌加行气化痰、通络止痛药物，浊毒渐去；三、四诊加强行气药物，助身体祛除浊毒。患者症状日渐减轻，末诊守法守方，巩固疗效。结合前后胃镜检查的对比，就能发现化浊解毒基础方略，对慢性非萎缩性胃炎均能收到满意的疗效。

五、胃阴亏虚

案例（1）

[初诊] 刘某，男，39 岁。2019 年 4 月 11 日。

[主诉] 胃脘隐痛胀满 2 年，加重 3 天。

[现病史] 现主症：胃脘隐痛伴胀满，烧心，反酸，嗳气，矢气频，胸闷气短，纳呆，寐一般，小便调，大便日 2 行，黏滞，体形消瘦，面萎黄，舌红少苔，脉弦细滑。

[家族史] 父亲患胃癌。

[辅助检查] 电子胃镜：反流性食管炎（LA-B），贲门下胃体后壁、胃角黏膜、胃窦黏膜病变；贲门下胃体后壁、胃角黏膜、胃窦黏膜肠化。食管下端近贲门处可见一条糜烂带，长度大于 0.5cm。病理：（胃窦活检）黏膜慢性炎症，伴上皮中度异型增生，个别腺体肠化；（胃角活检）黏膜慢性炎症，部分上皮中度异型增生，轻度肠化及腺瘤样增生；（贲门下胃体后壁活检）黏膜慢性炎症，局灶上皮轻度异型增生及肠化。

[中医诊断] 胃脘痛（胃阴不足，浊毒内蕴）。

[西医诊断] 慢性非萎缩性胃炎伴肠化及异型增生。

[治法] 养阴和胃，化浊解毒。

[处方] 百合 12g，乌药 12g，当归 9g，川芎 9g，白芍 30g，白术 6g，三七 2g（冲服），白花蛇舌草 15g，半枝莲 15g，黄连 12g，茵陈 15g，苦参 12g，鸡骨草 12g，红曲 9g，冬凌草 12g，厚朴 12g，香附 12g，紫苏梗 12g，全蝎 9g，枳实 12g。

21 剂，颗粒剂，日 1 剂，早、晚各 1 袋，早饭前半小时，晚睡前 1 小时，200ml 开水冲服。

[医嘱] 忌食辛辣油腻甜物，畅情志，节饮食，不适随诊。

二诊：2019 年 5 月 3 日。药后胃脘隐痛胀满减轻，偶有反酸，嗳气，口干，口苦，口黏，纳可，寐欠安，小便调，大便日 2~3 行，黏滞，舌红少苔，脉弦细滑。

[处方] 百合 12g，乌药 12g，当归 9g，川芎 9g，白芍 30g，白术 6g，三七 2g（冲服），白花蛇舌草 15g，半枝莲 15g，黄连 12g，茵陈 15g，苦参 12g，鸡骨草 15g，红曲 9g，独一味 9g，厚朴 12g，瓜蒌 12g，全蝎 9g，焦槟榔 12g，枳实 12g。

21 剂，颗粒剂，日 1 剂，早、晚各 1 袋，早饭前半小时，晚睡前 1 小时，

200ml 开水冲服。

三诊： 2019 年 5 月 24 日。患者诉服药后胃脘胀满减轻，胃脘疼痛症状消失，嗳气减轻，口干口苦减轻，小便调，大便偏稀，日 1 行。舌红少苔，脉弦细滑。

［处方］百合 12g，乌药 12g，当归 9g，川芎 9g，白芍 30g，白术 6g，三七 2g（冲服），石膏 30g，黄连 9g，牡蛎 20g，浙贝母 12g，海螵蛸 15g，合欢皮 12g，砂仁 12g，全蝎 9g，刺五加 12g，茵陈 12g，焦槟榔 12g，红曲 9g，独一味 9g。

21 剂，颗粒剂，日 1 剂，早、晚各 1 袋，早饭前半小时，晚睡前 1 小时，200ml 开水冲服。

四诊： 2019 年 6 月 15 日。服药后胃胀减轻，胃脘疼痛症状消失，心烦（情志不畅）、嗳气减轻，口干、口苦减轻，小便调，大便偏稀，日 1 行，舌红少苔，脉弦细滑。

［处方］百合 12g，乌药 12g，当归 9g，川芎 9g，白芍 30g，白术 6g，三七 2g（冲服），白花蛇舌草 15g，半枝莲 15g，黄连 12g，茵陈 15g，苦参 12g，鸡骨草 12g，全蝎 9g，蜈蚣 6g，香附 12g，紫苏梗 12g，厚朴 12g，枳壳 12g，砂仁 12g，木香 9g，山慈菇 12g，藤梨根 12g。

21 剂，颗粒剂，日 1 剂，早、晚各 1 袋，早饭前半小时，晚睡前一小时，200ml 开水冲服。

五诊： 2020 年 7 月 6 日。服药后因患者饮食不节出现胃胀，反酸，嗳气，口气重，口苦，心烦消失，小便调，大便偏稀，日 1 行。舌红，苔薄黄，脉弦细滑。

［处方］百合 12g，乌药 12g，当归 9g，川芎 9g，白芍 30g，白术 6g，三七 2g（冲服），白花蛇舌草 15g，半枝莲 15g，黄连 12g，茵陈 15g，苦参 12g，鸡骨草 12g，水蛭 9g，蜈蚣 6g，海螵蛸 12g，瓦楞子 12g，珍珠母 15g，石决明 15g，半夏 9g，土鳖虫 6g，砂仁 12g，蛇莓 12g，山慈菇 9g。

21 剂，颗粒剂，日 1 剂，早晚各 1 袋，早饭前半小时，晚睡前一小时，200ml 开水冲服。

六诊： 2021 年 7 月 27 日。服药后胃脘无明显不适，偶有嗳气，无口干口苦，纳可，寐安，小便调，大便日 1 行，舌红苔薄黄，脉弦细。

［辅助检查］电子胃镜检查诊断：慢性非萎缩性胃炎，贲门炎。食管黏膜光滑。胃腔空虚，胃体黏膜规整，蠕动好。胃角弧形，黏膜光滑柔软，胃窦黏膜红白相间，以红为主，可见散在充血水肿结节。病理诊断：（胃窦活检）黏膜慢性炎症。

［处方］百合 12g，乌药 12g，当归 9g，川芎 9g，白芍 30g，白术 6g，三七 2g（冲服），石膏 30g，黄连 9g，牡蛎 20g，浙贝母 12g，海螵蛸 15g，全蝎 9g，瓦楞子 20g，黄芩 12g，山慈菇 9g，水蛭 9g，土鳖虫 6g，白花蛇舌草 12g，半枝莲 12g。

21剂，颗粒剂，日1剂，早、晚各1袋，早饭前半小时，晚睡前1小时，200ml开水冲服。

巩固疗效，药后随诊，诸症悉除。

按语： 本案属中医学"胃脘痛"范畴，患者由于情志不畅，致使脾胃升降失司，湿浊内阻，久而化生浊毒。浊毒阻于中焦致胃纳失职，脾运失常，升降失常，清气不升，浊气内阻，变症丛生，故而使得本病病程较长，缠绵难愈。李老师认为，"浊毒"是病变过程中主要病理产物之一，也是本病的致病因素，治疗中以化浊解毒为总则，随症加减，临床多有效验。四诊之前运用化浊解毒的基础方（茵陈、黄芩、黄连、半枝莲、苦参、鳖甲、姜黄、半边莲、白花蛇舌草），兼以养阴和胃，症状得以改善。四诊之后加珍珠母、石决明、牡蛎、浙贝母、海螵蛸、瓦楞子之品。现代药理研究表明这些药物能有效缓解烧心反酸的症状，减轻胃脘疼痛，其所含成分能够中和胃酸，兼以止血，有效促进溃疡的愈合、炎症吸收。后期运用力轻柔和之药善后调理，以免攻邪日久而伤正，由此可保无虞。

案例（2）

初诊： 刘某，男，66岁。2019年9月25日。

[主诉]反复胃脘疼痛20余年，加重2周。

[现病史]患者20余年前因饮食不节后出现胃脘疼痛，为隐痛，就诊于某医院，检查超声胃镜：胃窦前壁近幽门见一小片状糜烂灶，边界欠清，病灶处胃壁黏膜层及黏膜肌层增厚，分界不清。病理：胃窦黏膜慢性浅表性炎症，局灶呈轻、中度不典型增生，遂行胃窦黏膜病变ESD术。术后病理：胃窦腺体重度非典型增生伴灶性癌变（黏膜内癌）。患者2年前查电子胃镜：贲门糜烂（肠化？待病理），慢性萎缩性胃炎，胃窦多发糜烂（考虑肠化）。病理：（贲门活检）重度黏膜慢性炎伴糜烂，腺体重度肠化，细胞角蛋白（CK+）正常分布。1年前患者复查电子胃镜：贲门黏膜下病变，慢性非萎缩性胃炎伴糜烂，幽门黏膜病变。病理：①（贲门下活检）黏膜慢性炎症，间质水肿伴肌组织增生，腺体中度肠化。②（窦体交界及幽门前壁活检）黏膜轻度慢性炎症，黏膜糜烂，间质肌组织增生。③（幽门大弯活检）黏膜轻度慢性炎症，黏膜糜烂，间质肌组织增生，腺体轻度肠化。半年前复查电子胃镜：食管静脉窦，慢性萎缩性胃炎（可疑）伴糜烂。病理：①（贲门下活检）浅层黏膜慢性炎症，黏膜糜烂，间质水肿。②（胃体活检）黏膜轻度慢性炎症，黏膜糜烂，间质水肿，灶性腺体肠化。③（胃窦大弯活检）黏膜轻度慢性炎症。④（幽门前区小弯活检）轻度慢性非萎缩性胃炎，黏膜糜烂，间质水肿伴肌组织增生。⑤（幽门前区大弯活检）黏膜轻度慢性炎症，间质水肿，毛细血管扩张充血，腺体中度肠化。⑥（幽门前区后壁活检）黏膜轻度慢性炎症，黏膜糜烂；HP（+）。肠化

分型：小肠型肠化。现主症：胃脘疼痛，为隐痛，口干，无烧心、反酸、嗳气，咳嗽、咳白痰，纳可，寐可，大便日行 1 次，质干，小便调，舌红少苔，脉弦细。

［中医诊断］胃脘痛（胃阴亏虚，浊毒内蕴）。

［西医诊断］慢性萎缩性胃炎伴中度肠化。

［治法］化浊解毒，养阴和胃。

［处方］半枝莲 15g，半边莲 15g，茵陈 15g，黄连 12g，黄芩 12g，白花蛇舌草 15g，苦参 12g，板蓝根 15g，白芍 30g，当归 9g，百合 12g，瓜蒌 15g，清半夏 9g，川贝母 9g，知母 12g，桔梗 12g，紫菀 12g，款冬花 12g，延胡索 12g，丹参 12g，檀香 9g，藿香 12g，全蝎 9g，大黄 6g。

14 剂，水煎服，每日 1 剂，分两次温服。

［医嘱］忌食辛辣油腻甜物，畅情志，节饮食，不适随诊。

二诊：2019 年 10 月 9 日。药后胃脘疼痛较前减轻，咳嗽明显减轻，无烧心、反酸，纳可，寐可，大便日行 1~2 次，质稍干，小便调，舌红少苔，脉弦细。复查电子胃镜：胃窦黏膜病变，慢性非萎缩性胃炎伴糜烂。病理：（胃角活检）黏膜轻度慢性炎症，腺体肠化。（胃窦前壁活检）黏膜慢性炎症。（胃窦大弯活检）黏膜慢性炎症，腺体轻度肠化伴腺体轻度异型增生。

［处方］半枝莲 15g，半边莲 15g，茵陈 15g，黄连 12g，黄芩 12g，白花蛇舌草 15g，苦参 12g，板蓝根 15g，白芍 30g，当归 9g，百合 12g，蒲黄 9g，五灵脂 10g，延胡索 12g，白芷 12g，蒲公英 12g，藿香 12g，佩兰 12g，清半夏 9g，柴胡 15g，郁金 12g，醋香附 12g，广木香 9g，丹参 15g，檀香 9g，全蝎 9g，大黄 6g。

14 剂，水煎服，每日 1 剂，分两次温服。

三诊：2019 年 10 月 24 日。药后胃脘疼痛较前明显减轻，咳嗽不明显，无烧心、反酸，纳可，寐可，大便日行 1~2 次，有排便不畅感，小便调，舌红，苔薄黄，脉弦细。

［治法］化浊解毒，通络止痛。

［处方］白芍 30g，当归 9g，百合 12g，乌药 12g，川芎 9g，炒白术 6g，茯苓 15g，炒鸡内金 15g，豆蔻 12g，三七 2g（冲服），蒲黄 9g，五灵脂 10g，延胡索 12g，白芷 12g，蒲公英 12g，藿香 12g，佩兰 12g，清半夏 9g，茵陈 12g，黄连 12g，白花蛇舌草 12g，半边莲 12g，半枝莲 12g，丹参 15g，檀香 9g，全蝎 9g。

21 剂。药后胃脘疼痛等症状基本解除，继服化浊解毒、养阴和胃之剂 30 剂，巩固疗效。

按语：中国肿瘤流行病学调查结果显示，消化系统肿瘤发病占总恶性肿瘤发病数的一半以上，又以胃癌、结直肠癌和食管癌最为常见。胃黏膜发生肿瘤是一个由量变到质变的癌变过程，即慢性胃炎—胃黏膜萎缩—肠化—异型增生—胃癌。李老师根据多年治疗胃病的临床经验，创立了"浊毒"学说，并以之指导临床，尤其是在慢性萎缩性胃炎的治疗中，取得较好疗效。本病例患者经过治疗，临床症状缓解，复查电子胃镜示肠化程度减轻，进一步验证了浊毒理论的正确性。临证时李老师以浊毒理论为指导，采用化浊解毒治法，予半枝莲、半边莲、白花蛇舌草、茵陈、黄连、黄芩之品以化浊解毒抗炎，现代研究认为半枝莲、半边莲、白花蛇舌草不但具有解毒抗炎的作用，亦有抗肿瘤的作用，予白芍、当归、百合养阴和胃，予瓜蒌、清半夏、藿香、檀香之品以化湿理气祛痰，予板蓝根、川贝母、知母、桔梗、紫菀、款冬花等以清热解毒、化痰止咳，经治疗后患者复查电子胃镜示胃窦黏膜病变、慢性非萎缩性胃炎伴糜烂。病理示（胃角）黏膜轻度慢性炎症、腺体肠化；（胃窦前壁）黏膜慢性炎症；（胃窦大弯）黏膜慢性炎症、腺体轻度肠化伴腺体轻度异型增生。患者症状减轻，故主方不变，加柴胡、郁金以疏肝解郁畅情志，并予化湿和胃降逆之品。

六、肝胃不和

案例（1）

初诊：冯某，女，68岁。2010年12月25日。

[主诉]间断性胃脘隐痛4个月，加重7天。

[现病史]患者4个月前因饮食不节出现胃脘隐痛，自服胃康灵、气滞胃痛颗粒等药物，效果欠佳，遂来我院就诊。现主症：胃脘隐痛无规律，烧心，反酸，嗳气，无口干、口苦，纳差，寐可，大便可，1日1行，舌红，苔薄黄腻，脉弦细滑。

[辅助检查]2010年12月14日做电子胃镜检查诊断：慢性萎缩性胃炎伴多发糜烂。病理报告：窦小弯移行部重度萎缩性胃炎伴重度肠化、轻度异型增生，窦后壁移行部轻度慢性浅表性炎症，体小弯灶性出血、表面上皮脱落。

[中医诊断]胃脘痛（肝胃不和，浊毒瘀阻）。

[西医诊断]慢性萎缩性胃炎伴重度肠化，轻度异型增生。

[治法]疏肝健脾和胃，解毒化浊通络。

[处方]百合15g，乌药9g，当归12g，川芎9g，白芍20g，茯苓15g，白术9g，木香9g，砂仁15g，豆蔻15g，全蝎6g，瓜蒌15g，清半夏12g，鸡内金15g，黄连12g，半枝莲15g，白花蛇舌草15g，三七粉2g（冲服）。

14剂，日1剂，文火煎煮两次，每次30分钟，共取汁300ml，分早、晚饭前半小时温服。

[医嘱]忌食辛辣油腻甜物，畅情志，节饮食，不适随诊。

二诊： 2011 年 1 月 10 日。患者胃脘隐痛较前好转，偶有烧心，纳呆，大便可，1 日 1 行，舌红，苔薄黄腻，脉弦细滑。调方如下。

［处方］全蝎 9g，炒莱菔子 15g，焦槟榔 15g，鸡内金 15g，瓦楞子 20g，延胡索 15g，沙参 12g，百合 15g，黄连 12g，乌药 9g，当归 12g，川芎 9g，白芍 20g，茯苓 15g，白术 9g，瓜蒌 15g，清半夏 12g，半枝莲 15g，白花蛇舌草 15g。

21 剂，日 1 剂，文火煎煮 2 次，每次 30 分钟，共取汁 300ml，分早、晚饭前半小时温服。

三诊： 2011 年 2 月 1 日。患者现胃脘部无明显不适，偶有烧灼感，口干不欲饮，纳可，大便可，1 日 1 行，舌红，苔薄黄腻，脉弦细滑。调方如下。

［处方］丹参 15g，檀香 9g，砂仁 15g，木香 9g，延胡索 15g，当归 12g，白芍 20g，茯苓 15g，白术 9g，佛手 12g，白芷 9g，三棱 12g，莪术 9g，苍术 12g，全蝎 9g，薏苡仁 20g，鸡内金 15g，炒莱菔子 15g。

21 剂，日 1 剂，文火煎煮 2 次，每次 30 分钟，共取汁 300ml，分早、晚饭前半小时温服。

药后诸症已不明显，守方加减治疗 40 余剂，疗效巩固。

按语： 本患者经电子胃镜及病理活检确诊为重度萎缩性胃炎伴重度肠化、轻度异型增生。经来我院进行中医药系统治疗后，病理所见由萎缩、增生、肠化转为慢性炎症。根据其临床表现，李老师认为其属中医"胃脘痛"范畴，一般认为其成因多为饮食不节、情志不舒，可导致肝胃不和，胃气失和，通降失职，浊邪内停，日久则脾失健运，水湿不化，郁而不解，蕴积成热，热壅血瘀而成毒，形成浊毒内壅之势。热毒伤阴，浊毒瘀阻胃络，导致胃体失去滋润，胃腺萎缩。本病以浊毒内蕴为标，以肝胃不和为本，故选择解毒化浊、疏肝理气、和胃降逆之法，予黄连、半枝莲、白花蛇舌草、瓜蒌、清半夏等药化浊解毒治其标，予木香、茯苓、白术、砂仁、豆蔻、川芎等疏肝理气、健脾和胃之品治其本，以治标为主，标本兼顾，同时用全蝎、川芎、三七、当归活血通络。二诊时患者症状明显减轻，偶有烧心，故酌情加瓦楞子、延胡索、焦槟榔、炒莱菔子等抑酸和胃、消食导滞。三诊时患者症状明显减轻，故治疗以健脾和胃、疏肝理气为主，同时配合服用药物调治，胃脘部隐痛、烧心、嗳气等诸顽症逐渐减轻乃至临床基本治愈。

案例（2）

初诊： 张某，男，14 岁。2015 年 6 月 15 日。

［主诉］间断胃脘胀痛半年余，左胁下胀疼，嗳气，加重 1 个月。

［现病史］患者半年前无明显诱因出现胃脘胀痛，自服胃康灵、奥美拉唑等药物治疗，症状时轻时重。1 个月前因饮食不慎而加重，2015 年 4 月电子胃镜显示慢

性萎缩性胃炎、十二指肠不典型增生Ⅱ级。患者为求系统诊治于今日来我院门诊就医。现主症：胃脘部胀痛，左胁下胀痛，嗳气，口苦，纳一般，寐欠安，入睡困难易醒，烦躁易怒，大便1日1行，不成形，舌红，苔薄黄腻，脉弦滑。

[既往史] 否认肝炎、结核、伤寒等传染病史；否认手术、外伤、输血史；预防接种史不详。

[查体] T 36.5℃，R 16次/分，P 64次/分，BP 110/95mmHg。发育正常，营养中等，自动体位。全身皮肤无黄染及出血点，浅表淋巴结无肿大。巩膜无黄染，咽部无充血，双侧扁桃体不大，气管居中，甲状腺不大，心肺无异常。腹平软，胃脘部轻压痛，无反跳痛及肌紧张，未触及包块，肝脾未触及，剑突下压痛。脊柱、四肢及神经系统未见异常。

[中医诊断] 胃脘痛（肝郁气滞，肝胃不和）。

[西医诊断] 慢性萎缩性胃炎，十二指肠不典型增生Ⅱ级。

[证候分析] 肝失疏泄，克犯脾胃，脾失健运，胃失通降，气滞络阻而胀痛。肝胆经循行于两胁，故胁胀痛。口苦、胃气上逆而嗳气、舌红、苔薄黄腻、脉弦滑，均为肝气郁结，肝胃不和之象。

[治法] 疏肝理气，和胃降逆。

[处方] 厚朴15g，枳实15g，半夏9g，姜黄9g，白花蛇舌草15g，半枝莲15g，半边莲15g，茵陈15g，板蓝根15g，鸡骨草15g，苦参12g，黄芩12g，黄连12g，绞股蓝12g，当归15g，川芎12g，白芍30g，香附12g，紫苏叶12g，延胡索9g，砂仁15g（后下），郁金15g，佛手15g，甘松6g，炒莱菔子15g（打）。

15剂，上药文火煎煮两次，每次40分钟，共取汁400ml，早、晚饭前半小时温服，1日1剂。

[医嘱] 忌食辛辣油腻甜物，畅情志，节饮食，不适随诊。

二诊： 2015年6月29日。服药后，胃脘部胀疼缓解，左胁下胀疼缓解，嗳气缓解，口苦，偶有烧心，反酸不明显，纳一般，寐欠安，入睡困难已解，烦躁易怒，大便1日1行，不成形，舌红，苔薄黄腻，脉弦滑。

[处方] 厚朴15g，枳实15g，半夏9g，姜黄9g，白花蛇舌草15g，半枝莲15g，半边莲15g，茵陈15g，板蓝根15g，鸡骨草15g，苦参12g，黄芩12g，黄连12g，绞股蓝12g，当归15，川芎12g，白芍30g，香附12g，紫苏叶15g，延胡索9g，砂仁15g（打，后下），郁金15g，佛手15g，甘松6g，炒莱菔子15g（打），海螵蛸15g，瓦楞子15g。

15剂，1日1剂，上药文火煎煮两次，每次40分钟，共取汁400ml，早、晚饭前半小时温服。

三诊： 2015年7月14日。偶有胃胀隐痛，饮食后明显，口苦、烧心缓解，背部不适，饮食不适后胃脘痞闷，纳可，寐可，大便1日2~3行，不成形，脉弦滑。

[处方] 白花蛇舌草15g，半枝莲15g，茵陈15g，板蓝根15g，鸡骨草15g，苦参12g，黄芩12g，黄连12g，绞股蓝12g，海螵蛸12g，瓦楞子15g，延胡索9g，白芷9g，藿香9g，儿茶6g，生地黄9g，牡丹皮9g，全蝎6g，当归15g，川芎12g，白芍30g，香附12g，紫苏叶12g，砂仁15g（后下），郁金15g，佛手15g，甘松6g，炒莱菔子15g（打）。

共30剂，1日1剂，上药文火煎煮两次，每次40分钟，共取汁400ml，早、晚饭前半小时温服。

四诊： 2015年8月14日。胃脘部胀满减轻，现主症：饮食不慎后胃脘稍胀，偶有烧心、嗳气，纳可，寐可，大便1日2行，质黏，舌红，苔薄黄腻。

[处方] 白花蛇舌草15，半枝莲15g，半边莲15g，茵陈15g，板蓝根15g，鸡骨草15g，苦参12g，黄芩12g，黄连12g，绞股蓝12g，海螵蛸12g，瓦楞子15g，厚朴15g，枳实15g，藿香9g，广木香15g，生地黄9g，牡丹皮9g，全蝎6g，当归15g，川芎12g，白芍30g，香附12g，紫苏叶12g，延胡索9g，砂仁15g，郁金15g，佛手15g，甘松6g，炒莱菔子15g（打）。

共30剂，1日1剂，上药文火煎煮两次，每次40分钟，共取汁400ml，早、晚饭前半小时温服。

按语： 慢性萎缩性胃炎属于中医学"胃痞""胃脘痛"等范畴，临床多表现胃脘部胀痛、嗳气、嘈杂、反酸等症状。在胃镜检查中，慢性萎缩性胃炎伴见异型增生和肠化，临床上常被称为"癌前病变"，现代医学缺乏有效的治疗方法。李老师认为现代生活节奏加快，生活压力增大，患者饮食不节、忧思过度，使肝气郁结，脾胃气机壅滞，功能失调，水湿停滞，日久气滞、血瘀、痰浊、食积、痰结、郁火诸证蜂起。本案例中，李老师根据患者症状表现，辨证为肝郁气滞、肝胃不和，治疗以疏肝理气和胃为主，配合抗炎解毒防止进一步发展，采用白花蛇舌草、半枝莲、半边莲、绞股蓝、黄药子等解毒抗炎、以毒攻毒、抗肠化，现代药理学认为白花蛇舌草、半枝莲、半边莲、绞股蓝、黄药子等能提高机体非特异性免疫力，并且大多具有抗肠化、抗异型增生、抗肿瘤作用，对防治慢性萎缩性胃炎癌变具有重大意义，并配伍厚朴、枳实、半夏等理气降逆，长期坚持治疗，同时配合规律的饮食生活习惯，可取得满意效果。

吐酸

浊毒内蕴

案例（1）

[初诊] 杨某，男，54 岁。2020 年 4 月 16 日。

[主诉] 胃胀伴反酸半年余，近 1 周加重。

[现病史] 于半年前始出现饮食不当，后胃脘撑胀，加重一周。时有反酸、烧心，肠鸣，纳可，寐欠佳，易醒，小便调，大便日 1 行，质干，面色萎黄，舌质红，苔色黄，苔根质腻，脉弦细。

[辅助检查] 电子胃镜：反流性食管炎，食管裂孔疝，糜烂性胃炎。病理：（胃窦）黏膜组织慢性炎症伴灶性腺体肠化。

[中医诊断] 吐酸（肝气犯胃，浊毒内蕴）。

[西医诊断] 反流性食管炎，糜烂性胃炎伴肠化。

[治法] 疏肝和胃，化浊解毒。

[处方] 百合 12g，乌药 12g，当归 9g，川芎 9g，白芍 30g，麸炒白术 6g，三七 2g（冲服），鸡骨草 15g，白花蛇舌草 15g，半枝莲 15g，黄连 12g，茵陈 15g，全蝎 9g，水蛭 9g，地龙 9g，土鳖虫 9g，蜈蚣 3g，僵蚕 9g，冬凌草 12g，苦参 12g，蛇莓 9g，藤梨根 9g。

30 剂，颗粒剂，日 1 剂，分早、晚两次温服，早饭前半小时，晚睡前 1 小时，200ml 开水冲服。

[医嘱] 忌食辛辣油腻甜物，畅情志，节饮食，适运动，不适随诊。

二诊：2020 年 5 月 15 日。药后胃胀减轻，烧心反酸明显，怕冷易怒，纳可，寐可，小便尿黄有沫，大便日 1 行，成形，舌质红，苔根黄腻，脉弦细滑，继续治疗。

[处方] 百合 12g，乌药 12g，当归 9g，川芎 9g，白芍 30g，麸炒白术 6g，三七 2g（冲服），鸡骨草 15g，白花蛇舌草 15g，半枝莲 15g，黄连 12g，茵陈 15g，全蝎 12g，藿香 12g，佩兰 12g，枳实 12g，僵蚕 9g，冬凌草 12g，藤梨根 9g，蛇莓 9g，苦参 12g，水蛭 9g，地龙 9g，土鳖虫 9g，蜈蚣 6g。

30 剂，颗粒剂，日 1 剂，分早、晚两次温服，早饭前半小时，晚睡前 1 小时，

200ml 开水冲服。

［医嘱］忌食辛辣油腻甜，畅情志，节饮食，适运动，不适随诊。

三诊： 2020 年 6 月 15 日。药后症减，偶饭后脐周不适，受凉后偶有肠鸣，无其他不适，纳可，寐可，小便调，大便日 1~2 行，舌质红，苔黄腻，脉弦细滑。

［治法］养肝和胃，化浊解毒。

［处方］百合 12g，乌药 12g，当归 9g，川芎 9g，白芍 30g，白术 6g，三七 2g（冲服），白花蛇舌草 15g，半枝莲 15g，黄连 12g，茵陈 15g，苦参 12g，全蝎 6g，藿香 9g，枳实 12g，红曲 6g，水蛭 9g，砂仁 12g，丹参 12g，鸡骨草 15g。

30 剂，颗粒制剂，日 1 剂，分早、晚两次温服，早饭前半小时，晚睡前 1 小时，200ml 开水冲服。

［医嘱］忌食辛辣油腻甜物，畅情志，节饮食，适运动，不适随诊。

四诊： 2021 年 7 月 15 日。无明显不适，纳可，寐差，入睡困难，易醒，尿频尿急，大便日 1~2 行，舌暗红，苔薄黄腻，脉弦滑。

［治法］养肝和胃，化浊解毒。

［处方］百合 12g，乌药 12g，当归 9g，川芎 9g，白芍 30g，白术 6g ，三七 2g（冲服），白花蛇舌草 15g，半枝莲 15g，黄连 12g，茵陈 15g，苦参 12g，鸡骨草 15g，全蝎 6g，荔枝核 12g，余甘子 6g，蛇莓 12g，藤梨根 9g，红曲 9g，鲜龙葵果 9g，黄蜀葵花 9g，水蛭 9g，砂仁 12g（右下）。

30 剂，颗粒制剂，日 1 剂，分早、晚两次温服，早饭前半小时，晚睡前 1 小时，200ml 开水冲服。医嘱同前。

五诊： 2021 年 8 月 15 日。胃无明显不适，纳可，寐差，睡眠好转，但仍入睡困难，双足怕凉，大便日行 1 次，质可。舌红，苔根黄腻，脉弦滑。

［辅助检查］电子胃镜检查诊断：食管乳头状隆起，慢性红斑性胃炎伴胃窦隆起糜烂。病理检查诊断：（食管）鳞状上皮乳头状瘤。

［治法］养肝和胃，化浊解毒。

［处方］百合 12g，乌药 12g，当归 9g，川芎 9g，白芍 30g ，白术 6g，三七 2g（冲服），白花蛇舌草 15g，半枝莲 15g，黄连 12g，茵陈 15g，苦参 12g，鸡骨草 15g，全蝎 6g，藿香 12g，佩兰 12g，远志 9g，珍珠母 20g，猴头菇 12g，炒枣仁 15g，余甘子 6g，蛇莓 12g，藤梨根 9g，红曲 9g，鲜龙葵果 9g，黄蜀葵花 9g。

21 剂，颗粒剂，日 1 剂，分早、晚两次温服，早饭前半小时，晚睡前 1 小时，200ml 开水冲服。巩固疗效。

［医嘱］忌食辛辣油腻甜物，畅情志，节饮食，适量运动，不适随诊。

按语： 中医学无反流性食管炎病名，根据临床特征，本病属于中医学的"食管瘅""反酸""噎食""胸痹""胃脘痛"等范畴。中医认为本病多因情志内伤、饮食失调、劳累过度而致。若情志不畅，肝失疏泄，气机升降失调；或饮食失调，烟酒过度，损伤脾胃，湿热壅结于中焦；或久病伤脾，脾气虚弱，木不疏土，脾胃不和等，均可导致气、瘀互结于食管，胃之通降受阻，而见恶心、呕吐、反酸、嗳气、胸骨后痛伴灼热感等症，甚则食入反出。可通过疏肝理气、和胃降逆、健脾清胃、益气化瘀等疗法而收效。本案例中，患者饮食不当后胃脘撑胀，反酸烧心，并且自诉平时工作压力大，情绪不稳定，心烦易急，每遇生气后胃脘胀满不适，肝郁气滞，津液不行，化生湿热，湿热不去，日久化生浊毒。李老师认为该患者属于肝气犯胃、浊毒内蕴。肝气不舒，横逆犯胃，则出现胃脘胀满不适；肝气郁滞，疏泄失常，导致胆汁分泌排泄不畅，故可见饮食不当，亦可出现胃脘撑胀；浊毒内蕴，可见肠鸣。浊毒既是病理产物，又是致病之因，故初期治疗当化浊解毒、行气消胀，予白花蛇舌草、半枝莲、黄连、茵陈、苦参等以化浊解毒，予乌药、川芎等以行气，并予健脾和胃、舒筋通络药物相佐，同时李老师认为浊毒内蕴可导致血瘀，加重病情，而出现肠化，故于方药中加用活血化瘀通络之虫类药物，如水蛭、地龙、土鳖虫、蜈蚣等药物，诸药合用，共奏良效。

案例（2）

初诊：周某，男，52岁。2022年5月19日。

[主诉] 反酸烧心，兼有胸骨后疼痛半月余。

[现病史] 患者于半个月前，因饮食不节出现反酸烧心，于2022年5月1日在当地医院门诊就诊。现主症：反酸烧心、嗳气，偶有胃痛、胸骨后疼痛、胃胀，纳可，寐可，大便日行1次，质稀，舌红，苔薄黄腻，脉弦滑数。

[辅助检查] 电子胃镜检查：反流性食管炎（LA-A）。病理检查：慢性萎缩性胃炎。

[中医诊断] 吐酸（肝火犯胃，浊毒中阻）。

[西医诊断] 反流性食管炎。

[治法] 疏肝和胃，化浊解毒。

[处方] 半枝莲15g，白花蛇舌草15g，鸡骨草15g，茵陈15g，黄连15g，苦参15g，厚朴12g，枳实12g，百合15g，乌药9g，当归12g，川芎9g，白芍30g，白术9g，茯苓12g，三七粉2g（冲服），丹参12g，水蛭9g，地龙9g，生石膏30g，瓦楞子20g。

14剂，日1剂，水煎服，取汁400ml，早晚分服。

[医嘱] 忌食辛辣油腻甜物，畅情志，节饮食，适运动，不适随诊。

二诊：2022年6月2日。患者反酸烧心、胃痛减轻，偶有嗳气，大便日1次，微成形，舌红苔薄黄，脉弦滑。原方基础上去枳实、厚朴，加入鸡内金12g，炒莱菔子 15g，香附 12g。三七改为 6g。

14 剂，日 1 剂，水煎服，取汁 400ml，早晚分服。

[医嘱] 忌食辛辣油腻甜，畅情志，节饮食，适运动，不适随诊。

按语：患者因反酸、胸骨后烧灼疼痛、烧心、恶心、呕吐、呃逆等不适而来就诊，其临床症状较复杂，"酸者，肝木之味也。由火盛制金，不能平木，则肝木自甚，故为酸也。如饮食热则易于酸矣。或言吐酸为寒者，误也。又如酒之味而性热……烦渴呕吐，皆热证也；其吐必酸，为热明矣。"（《素问玄机原病式·六气为病·吐酸》）此段话深刻地说明了本病的中医临床诊断，当属"吐酸"范畴。在《素问·至真要大论篇》中就有"诸呕吐酸，暴注下迫，皆属于热""诸逆上冲，皆属于火"的记载，提出了火、热为反流性食管炎的主要原因，也是致病因素浊毒形成的重要原因，故用茵陈、黄连、苦参、半枝莲、白花蛇舌草、鸡骨草，此六药合用，则清热燥湿，化浊解毒之效尤著。张景岳《景岳全书·杂证谟》"吐酸、吞酸等证，总由停积不化而然。而停积不化，又总由脾胃不健而然。"突出了气滞、郁热、脾虚在发病中的作用，从而导致浊毒内生，故可采用健脾化浊的治法。李老师认为对于"停积"的浊毒，不仅可以采用清热燥湿、解毒化浊法，使浊毒无以生，还可以选用健脾补虚法，加以运化。方中选用茯苓，既能利水渗湿，又能健脾，能达到扶正祛邪之效，同白术配伍（白术健脾为主，渗湿为辅；茯苓渗湿为主，健脾为辅），一健一渗，一补一利，使水湿得利，脾胃得补。湿祛而脾自健，脾健而绝生湿之源。生石膏、瓦楞子可清热泻火制酸止痛。百合、乌药同用，有健脾和胃，行气止痛之功效。朱丹溪在《丹溪心法》中则认为："吞酸者，湿热郁积于肝而出，浮于肺胃之间。"朱丹溪认为反流性食管炎，是湿热郁结，胃气失和所致。故高鼓峰在《医家心法·吞酸》中指出："凡是吞酸，尽属肝木曲直作也……盖寒则阳气不舒，气不舒则郁而为热，热则酸矣；然亦有不因寒而酸者，尽是水气郁甚，熏蒸湿土而成也，或吞酸或吐酸也。又有饮食太过，胃脘填塞，脾气不运而酸者，是郁之极，湿热变蒸，如酒缸太热甚则酸也。然总是木气所致。"由此说明养肝和胃、疏肝理气之重要性。选用当归、川芎、白芍养肝血，柔肝体，肝畅则胃安。配用厚朴、枳实行气散结，消痞除满，以除积滞，畅通腑气，调畅气机。用枳实、厚朴理气消痞，降逆除胀，而复脾胃升清降浊之功。因浊毒易积成形，蕴久生变，易损脏腑、腐血肉，即形成瘀毒。故在治疗中也要注意瘀血的致病作用，宜清瘀热、开瘀结，选用丹参、三七之类的活血化瘀药，增强黏膜血流量，改善微循环，增强细胞免疫功能。同时选用水蛭血肉有情之物活血化瘀，虽然具有毒性，然临床上巧妙使用，可以毒攻毒，治疗上也有显著效果。正如《素问》"有毒无毒，所治为主"。在临床上有些反流性食管炎还包括了其合并疾病的证候，如非萎缩性胃炎、萎缩性胃炎、消化性溃疡、食管裂孔疝、胆道系统疾病等其他消化系统疾病。该病致病因素较多，注意统筹兼顾。同时也应嘱患者饮食清淡，节制饮食，"肥者令人内热，甘者令人中满"，不应过度食用肥甘厚腻之品，"所以中酸不宜食黏滑油腻者，是谓能令阳气壅塞，郁结不通畅也。如饮食在器覆盖，热而自酸也。宜餐食菜蔬，能令气之通利也"。

胃疡

一、浊毒蕴胃

初诊： 苗某，男，63岁。2016年2月1日。

[主诉] 胃脘胀满间作3年，加重1月余。

[现病史] 患者3年前因饮食不节出现胃脘胀满间作，夜间明显，间断口服奥美拉唑，症状时轻时重，1个月前因劳累后，胃脘胀满加重，为求进一步系统诊治，来我院门诊就诊。现主症：胃脘胀满、隐痛，两胁胀满，夜间明显，伴嗳气、反酸、烧心，无恶心、呕吐，纳可，寐欠安，大便日1行，不成形，色黄，小便尚可，舌暗红，苔黄腻，脉弦滑。

[辅助检查] 2016年2月1日查电子胃镜：胃息肉，慢性非萎缩性胃炎，十二指肠多发溃疡。病理（胃体息肉）：黏膜慢性炎症。

[中医诊断] 胃疡（浊毒蕴胃，气滞血瘀）。

[西医诊断] 十二指肠多发溃疡，慢性非萎缩性胃炎。

[治法] 化浊解毒，理气活血，养血和胃。

[处方] 百合15g，乌药9g，当归12g，川芎12g，白芍30g，茯苓15g，香附12g，紫苏梗15g，青皮9g，枳壳15g，黄连12g，黄芩15g，半枝莲15g，半边莲15g，白花蛇舌草12g，蒲公英15g，茵陈15g，苍术15g，莪术15g，瓜蒌15g，半夏9g，砂仁15g，紫豆蔻15g，炒鸡内金15g，炒莱菔子15g

14付，水煎服，日1剂，文火煎煮2次，每次40分钟，共取汁400ml，早、晚饭前半小时温服。

[医嘱] 患病期间禁食生冷、辛辣等刺激性食物，戒烟酒。同时配服金明和胃胶囊，3粒/次，3次/日；养胃舒软胶囊，3粒/次，3次/日。

二诊： 2016年2月15日。药后患者胃脘胀满、隐痛、嗳气均较前减轻，仍觉夜间胃脘胀满，空腹时胸骨后灼烧感，纳可，寐欠安，大便日1行，不成形。舌暗红，苔黄腻，脉弦滑。调方如下。

[处方] 在原方的基础上加用川朴15g，焦槟榔15g，三七粉2g（冲服）。

21付，水煎服，日1剂，文火煎煮2次，每次40分钟，共取汁400ml，早、晚饭前半小时温服。同时配服金明和胃胶囊，3粒/次，3次/日；养胃舒软胶囊，3粒/次，3次/日。

三诊：2016 年 3 月 8 日。药后患者胃脘胀满明显减轻，胸骨后无烧灼感，食后 2 小时胃脘隐痛不适，偶口酸、嗳气，纳可，夜寐较前好转，大便日 1 行，不成形，舌暗红，苔黄腻，脉弦滑。调方如下。

［处方］在上方的基础上去川朴、焦槟榔、三七粉、紫豆蔻，加用延胡索、白芷各 15g。

21 付，水煎服，日 1 剂，文火煎煮 2 次，每次 40 分钟，共取汁 400ml，早、晚饭前半小时温服。同时配服金明和胃胶囊，3 粒 / 次，3 次 / 日；养胃舒软胶囊，3 粒 / 次，3 次 / 日。

四诊：2016 年 3 月 29 日。患者胃脘隐痛减轻，未诉胃脘胀满、嗳气，无口酸，纳寐可，二便调，舌红，苔薄黄腻，脉弦细滑。上方不变，继续用药 21 剂，3 天 2 剂以巩固疗效。平日饮食应规律，忌食辛辣刺激、生冷、油腻、甜、黏、硬之品，不宜吃红薯、马铃薯等含淀粉较多的食物，避免工作紧张、压力过大。

按语：十二指肠溃疡多表现为空腹时胃痛，进食后疼痛缓解，中医诊为"胃疡"。本病例患者因长期饮食不节，脾胃受损，运化功能失司，痰浊内生。痰浊、未腐熟水谷等化生湿热，湿之甚成浊，热之甚成毒，阻滞中焦脾胃，导致清气不升，浊气不降，浊毒蕴胃，困阻气机，而见胃脘胀满，不通则痛，故见胃脘隐痛。李老师在遣方用药时，重视气机的条达。因六腑以通为用，以降为和，故在本案中用化浊解毒治法，配合理气活血药以疏理气机、活血，意在气行则水行，使浊毒速去。在初诊中用半枝莲、半边莲、白花蛇舌草化浊解毒；黄连、黄芩、茵陈、瓜蒌、半夏等清热燥湿、祛痰和胃；茯苓、苍术健脾；砂仁、紫豆蔻化湿和胃；百合、乌药理气止痛；当归、川芎、白芍、香附、紫苏梗、青皮、枳壳等滋阴活血、理气消胀；炒鸡内金、炒莱菔子消食；蒲公英清热解毒；莪术祛瘀。同时配服金明和胃胶囊、养胃舒软胶囊以清热止痛、滋阴养胃。二诊时患者胃脘胀满隐痛、嗳气均较前减轻，仍觉夜间胃脘胀满，空腹时胸骨后灼烧感。结合患者舌脉，在原方的基础上加用川朴、焦槟榔、三七粉用以理气、消积、活血。三诊时患者胃脘胀满明显减轻，胸骨后无烧灼感，食后 2 小时胃脘隐痛不适，偶口酸、嗳气，纳可，夜寐较前好转，大便日 1 行，不成形，结合舌脉，在上方的基础上去川朴、焦槟榔、三七粉、紫豆蔻，加用延胡索、白芷以理气止痛。四诊时患者诸症状减轻，故处方不变，减轻药量，3 天 2 剂以巩固疗效。李老师认为，在药物治疗溃疡病的同时，饮食调理极为重要，忌食辛辣刺激性食物，戒酒忌烟，避免工作紧张、压力过大，一定嘱咐患者密切配合，戒绝烟酒，方保证治疗达到预期效果。

二、肝气犯胃

初诊：张某，男，44岁。2016年2月22日。

[主诉] 间断胃脘部胀痛1周。

[现病史] 患者1周前无明显诱因出现胃脘胀痛，每于进食或情志不遂后加重，自服药物治疗，患者病情改善不明显，遂来我院就诊。查电子胃镜：胃多发溃疡。现主症：胃脘胀痛，同时伴有双侧胁肋部胀闷，反酸，自觉口干、口苦，纳可，大便尚可，小便黄。舌红，苔薄黄，脉弦数。

[中医诊断] 胃疡（肝气犯胃，胃气上逆）。

[西医诊断] 胃多发溃疡。

[治法] 疏肝理气，和胃止痛。

[处方] 柴胡10g，香附15g，紫苏15g，川朴15g，枳实15g，茵陈15g，黄连15g，龙胆草15g，生石膏30g，海螵蛸10g。

7剂，日1剂，文火煎煮2次，每次40分钟，共取汁400ml，早、晚饭前半小时温服。

[医嘱] 忌食辛辣油腻甜物，畅情志，节饮食，不适随诊。

二诊：2016年3月1日。胃脘部胀闷感觉消失，反酸，口干、口苦症状明显缓解，但仍于进食后偶发疼痛。舌红，苔薄黄，脉弦数。

[处方] 上方加白芷15g，延胡索15g。

21剂，日1剂，文火煎煮2次，每次40分钟，共取汁400ml，早、晚饭前半小时温服。

三诊：2016年3月24日。患者胃脘痛逐渐消失，后自行到药店照方抓药14剂，坚持服药，现自觉各方面正常后，自动停药，至今胃脘痛未再发作。

按语：本案例中，患者胃脘胀痛，每于进食或情志不遂后加重。李老师认为此乃脾胃虚弱、肝气犯胃所致。患者情志不遂，肝气郁滞，疏泄失常，气机逆乱，横逆犯胃，胃失和降而引发胃痛，故初诊应用疏肝理气、和胃止痛药物，方中柴胡、香附、紫苏疏肝理气，川朴、枳实破气除满，茵陈、黄连清热利湿，生石膏、海螵蛸清热制酸止痛。二诊时胃脘部胀闷感觉消失，反酸，口干、口苦症状明显缓解，但仍于进食后偶发疼痛，故于上方基础上加白芷、延胡索以行气止痛，后患者症状减轻，自行按上方抓药1次，至今胃脘痛未再发作。本例患者病程较短，属于发病初期以气机郁滞为主者，故治疗以疏肝理气、和胃止痛为主，疗效显著。

痢疾

一、气滞血瘀

[初诊]：陈某，女，54岁。2013年12月15日。

[主诉] 间断腹泻、腹痛、黏液脓血便5年，加重7天。

[现病史] 患者5年前因饮食失节，复加长期精神抑郁而致腹泻、腹痛，便中少量黏液、脓血，肠镜检查示溃疡性结肠炎。经住院治疗后症状好转，后间断发作，7天前患者因情志不畅后症状加重，现主症：腹痛，腹泻，1天2~4次，糊状，色黄褐而臭秽，带少量黏液脓血，肛门灼热，平时烦热口渴，小便短黄，舌紫，苔黄腻，脉滑数。

[辅助检查] 电子结肠镜：溃疡性结肠炎。

[中医诊断] 痢疾（气滞血瘀，浊毒内蕴）。

[西医诊断] 溃疡性结肠炎。

[治法] 理气化瘀，化浊解毒。

[处方] 藿香15g，佩兰12g，黄连15g，白头翁15g，秦皮12g，延胡索15g，白芷15g，当归12g，川芎9g，白芍20g，白术10g，川朴9g，枳实12g。

15剂，日1剂，文火煎煮2次，早、晚饭前半小时温服。

[医嘱] 忌食辛辣油腻甜物，畅情志，节饮食，不适随诊。

二诊：2014年1月1日。服上方后患者腹痛、腹泻明显减轻，大便仍为糊状带少量黏液、脓血，而臭秽程度好转，1~2次/天。肛门灼热感、烦渴程度好转，小便仍短黄。舌紫好转，苔薄黄腻，脉滑。以上症状减轻及舌苔、脉象改变视为浊毒已稍解，而仍有湿热。

[处方] 上方加黄柏15g、葛根15g、炒莱菔子15g。15剂。

三诊：2014年1月16日。服上方后患者腹痛、腹泻、肛门灼热感基本消失，大便基本成形，偶带黏液脓血，1~2行/天。烦渴程度减轻。小便短黄减轻。偶于饮食不慎或受寒后腹痛、腹泻。溃疡性结肠炎为肠道免疫炎性疾病，多反复发作，故建议患者坚持服药治疗1年。1年后复查肠镜结果：慢性结肠炎。

按语：慢性溃疡性结肠炎属于中医"痢疾""久痢"和"肠澼"等范畴，本例患者长期饮食失节、情志不畅，致使脾胃亏虚、肝气郁滞，脾胃乃后天之本，主受纳腐熟水谷及传化精微物质，脾主升、胃主降，脾胃亏虚，则升降失常，水谷停滞于机体，日久化生湿热，湿之甚成浊，热之甚成毒，浊毒内蕴，阻碍气血津液运行，津聚成痰、血聚成瘀，聚于中焦，可见腹痛；浊毒下注，故腹泻，肛门灼热，粪便色黄褐而臭带有黏液、脓血，小便短黄；浊毒耗气伤阴，故烦热口渴，舌苔黄腻；血滞成瘀可见舌紫。本案例以脾胃虚弱、肝气郁滞为本，浊毒内蕴为标，并且以标实为主，故治疗以化浊解毒为主。方中黄连为苦寒之品，《神农本草经》谓黄连："味苦，寒。主治肠澼，腹痛，下痢……"可泻火解毒、清胃止呕、解渴除烦、消痞除满而为君药；白头翁、秦皮均味苦，性寒，归大肠经，具有清热解毒、凉血止痢之功而为臣药；藿香、佩兰均为芳香化湿浊要药，相须为用能宣化湿浊和中，醒脾和胃，延胡索、白芷可解痉、理气、止痛，当归、川芎、白芍、白术补血活血、健脾理气、滋阴扶正以滋养后天之本，厚朴、枳实下气除满，共为佐使之药。诸药合用，共奏化浊解毒、健脾和胃之功。二诊时，诸症均减轻，舌紫已好转，苔薄黄腻，是为浊毒已稍解，小便仍短黄，故加黄柏以清下焦浊毒；葛根生津止渴、升阳止泻；炒莱菔子理气除胀、降气化浊。三诊时，患者诸症均明显缓解，偶于饮食不慎或受寒后腹痛、腹泻，乃患者脾胃虚弱所致，且溃疡性结肠炎病程较长，多反复发作，故嘱患者继续口服药物 1 年以巩固疗效，并嘱其清淡饮食、畅情志、勿食辛辣刺激寒凉之品。

二、浊毒内蕴

案例（1）

初诊：杨某，女性，40 岁。2013 年 1 月 5 日。

[主诉] 腹痛、腹泻反复发作 2 年。

[现病史] 患者 2 年前饮食不节后出现腹痛腹泻，大便中带黏液脓血，查电子肠镜显示左半结肠多发性溃疡病灶。曾于多家医院就诊，服用美沙拉嗪等药物病情控制尚可，但每遇饮食不慎或过于疲劳即复发。现主症：腹痛，腹泻，纳呆，泻后痛减，夹有脓血，血色鲜红，口苦，里急后重，舌红，苔薄白腻，脉弦细弱。

[辅助检查] 电子肠镜：左半结肠多发性溃疡病灶。

[中医诊断] 泄泻（浊毒内蕴，肝郁脾虚）。

[西医诊断] 溃疡性结肠炎。

[治法] 化浊解毒，疏肝健脾。

[处方] 黄芩 10g，黄连 5g，仙鹤草 30g，白头翁 10g，煨木香 6g，炒白术 15g，炒山药 15g，炒白芍 15g，防风 10g，大黄炭 10g，地榆炭 10g，槐花 15g，炒马齿苋 15g，延胡索 10g，白芷 15g，蒲黄炭 15g。

14 剂，日 1 剂，文火煎煮 2 次，早、晚饭前半小时温服。

[医嘱] 忌食辛辣油腻甜物，畅情志，节饮食，不适随诊。

二诊： 2013 年 1 月 19 日。服上方后腹痛、里急后重已除，仍有便溏，偶见脓血，舌淡红，苔薄白腻，脉弦细弱。

[处方] 前方去大黄炭、延胡索，加香附、紫苏梗。14 剂。

三诊： 2013 年 2 月 3 日。服上方后患者脓血便未现，大便溏薄，神疲乏力明显，前方去仙鹤草、白头翁、槐花、大黄炭、地榆炭、蒲黄炭药，加党参以健脾益气。嘱服香砂六君子丸 2 个月以善其后，随访未见复发。

按语： 本患者长期饮食不节后出现腹痛、腹泻、脓血便，饮食不节致使脾胃虚弱，食谷不化；食谷结聚中焦化生湿热；湿热不除，则湿之甚成浊，热之甚成毒；浊毒内蕴，下注肠腑而成病，每因饮食不慎或过于疲劳即复发。综合四诊，可知本病为本虚标实证，浊毒内蕴为标，脾胃虚弱为本。初诊时患者腹痛、腹泻明显，夹有脓血，里急后重，此时以浊毒内蕴为主，故治疗当以化浊解毒为主，疏肝健脾为辅。方中白头翁化浊解毒，凉血止痢；黄芩、黄连、马齿苋加强清理肠道浊毒之效；仙鹤草、大黄炭、地榆炭、槐花、蒲黄炭凉血止血；白芷活血排脓，生肌止痛；山药、白芍、防风等扶正固本；木香、白术、延胡索等健脾、理气。二诊时患者腹痛、里急后重已除，仍有便溏，脓血便减轻，故于上方基础上去大黄炭、延胡索，加香附、紫苏梗以调畅气机。三诊时患者脓血便未现，大便溏薄，神疲乏力明显，此时患者以脾胃虚弱为主，故于前方基础上去仙鹤草、白头翁、槐花及诸炭药，加党参以健脾益气，嘱服香砂六君子丸以养后天之本，最终邪尽正复，患者病愈，随访未见复发。

案例（2）

初诊： 景某，女，59 岁。2020 年 2 月 18 日。

[主诉] 间断黏液脓血便伴腹痛 10 余年，加重 4 月余。

[现病史] 患者 10 余年前饮食不慎后出现黏液脓血便伴腹痛，遂于某医院就诊，确诊为溃疡性结肠炎，予对症治疗后病情好转出院，出院后间断于我院门诊接受中医治疗，病情反复，自诉曾多次行电子胃镜及肠镜检查，提示慢性胃炎、溃疡性结肠炎，4 个月前患者进食海鲜后症状加重。现主症：黏液脓血便，最多排便 10 余次 / 日，水样便，腹痛，胃脘部胀满不适，乏力明显，无恶心呕吐，纳呆，寐差，醒后难以入睡，小便少，舌红，边有齿痕，苔黄腻，脉弦细滑。

[中医诊断] 痢疾（浊毒内蕴，气血两虚）。

[西医诊断] 溃疡性结肠炎，慢性胃炎。

[治法] 化浊解毒，益气养血，健脾理肠。

［处方］茵陈 9g，黄芩 6g，麸炒薏苡仁 30g，广藿香 6g，仙鹤草 30g，党参 15g，茯苓 15g，麸炒白术 15g，赤芍 15g，牡丹皮 15g，炒白芍 15g，白及 12g，三七粉 3g（冲服），百合 15g，当归 15g，柴胡 6g，木香 6g，醋延胡索 12g，炒酸枣仁 30g，焦麦芽 15g，干姜 9g，甘草 6g。

28 剂，日 1 剂，文火煎煮 2 次，早、晚饭前半小时温服。

仙鹤草 30g，白及 12g，三七 2g（冲服），麸炒白术 15g，炒白芍 15g，连翘 20g，黄芪 15g，甘草 6g。

15 剂，日 1 剂，水煎外用 150ml，保留灌肠。

［医嘱］忌食辛辣油腻甜物，畅情志，节饮食，不适随诊。

二诊：2020 年 3 月 18 日。服上方后黏液脓血便减少，4~5 次 / 日，水样便，腹痛减轻，胃脘部胀满不适减轻，乏力减轻，无恶心呕吐，无头晕头痛，纳呆好转，寐差，醒后难以入睡，小便可，舌红，苔色黄，苔质腻，脉象弦细滑。调整中药，茯苓加量以健脾利湿，柴胡加量以疏肝和胃，加用车前子以清热利湿，利小便而实大便。

28 剂，日 1 剂，文火煎煮 2 次，早、晚饭前半小时温服。

三诊：2020 年 4 月 16 日。服用上方后黏液脓血便明显减少，3~4 次 / 日，质不成形，腹痛明显减轻，乏力减轻，胃脘部胀满不适明显减轻，无恶心呕吐，无头晕头痛，纳呆好转，寐差，醒后难以入睡，小便可。舌红，苔色黄，苔质腻，脉象弦滑。调整中药，患者脓血减少，去白及；患者纳呆好转，去焦麦芽。

28 剂，日 1 剂，文火煎煮 2 次，早、晚饭前半小时温服。

四诊：2020 年 5 月 14 日。服用上方后大便中黏液脓血消失，大便 2 次 / 日，质成形，腹痛减轻，乏力减轻，胃脘部胀满不适消失，无恶心呕吐，无头晕头痛，纳呆好转，寐好转，小便可，舌红，苔色薄黄，脉象弦细滑。调整中药，患者寐好转，去炒枣仁；患者浊毒渐消，去藿香；患者腹痛消失，去延胡索，加用太子参 20g 以健脾益气。

28 剂，日 1 剂，文火煎煮 2 次，早、晚饭前半小时温服。巩固疗效。

按语：本案例中患者患病日久，素体虚弱，气血津液运行无力，且患者饮食不节，致使湿热内生，日久化生浊毒。浊毒性热、黏滞，蕴结于大肠，血不行肠道，故见黏液脓血便，气血不行，不通则痛，故见腹痛、胃脘部胀满；素体虚弱，故见乏力等。李老师认为本病本虚标实，活动期以标实为主，恢复期以本虚为主。溃疡性结肠炎活动期浊毒之象明显，以化浊解毒为主，用黄芩、茵陈、藿香、炒薏苡仁等化浊解毒，善祛溃疡性结肠炎之标。活动期多因毒灼肠络，导致血败肉腐，《医宗金鉴》提出："……腐不去则新不生，盖以腐能浸淫好肉也……盖祛腐之药，乃疡科之要药也。"三七、白及清热解毒，去腐生肌敛疡，可加快黏膜修复，促进瘢痕愈合。赤芍、牡丹皮清血分毒邪，宁络止血，且能活血化瘀，防止瘀血与浊毒凝结于肠道。溃疡性结肠炎的发病多是在脾胃虚弱的基础上，脾气受损，脾虚失于健运，运化无权，水谷不归正化，日久胶结，渐成下痢赤白，故予党参、白术、茯苓以健脾益气；炒白芍、百合、当归以滋阴养血；配木香、柴胡以行气；延胡索以行气止痛；干姜以温胃，遏制苦寒药物之性；酸枣仁以安神；仙鹤草、白及以收敛止血；麦芽以消食；甘草解毒并调和诸药。久痢患者，虚实错杂，若单纯补益，则积滞不去，贸然予以通导，又恐伤正气，故应虚实兼顾，扶正祛邪，并予仙鹤草、白及、三七、麸炒白术、炒白芍、连翘、黄芪、甘草外用灌肠以化浊解毒、活血止血，内外连用使治疗兼顾整体与局部。二诊时黏液脓血便减少、水样便、腹痛减轻、胃脘部胀满不适减轻、乏力减轻，故于上方中将茯苓加量以健脾利湿，柴胡加量以疏肝和胃，加用车前子以清热利湿，利小便而实大便。三诊时患者黏液脓血便明显减少，质不成形，腹痛明显减轻，乏力减轻，胃脘部胀满不适明显减轻，纳呆好转，寐差，结合舌脉，考虑患者脓血减少，去白及，患者纳呆好转，去焦麦芽。四诊时患者黏液脓血消失，质成形，腹痛减轻，乏力减轻，胃脘部胀满不适消失，纳食好转，寐好转，小便可。结合患者症状体征，认为此时患者以虚为主，故于上方中去炒枣仁、藿香、延胡索，加用太子参以健脾益气，并嘱患者继续口服中药以至病愈。

案例（3）

初诊：范某，男，53岁。2020年2月12日。

[**主诉**]间断黏液血便1年余，加重3周。

[**现病史**]患者1年余前无明显诱因出现间断黏液血便，每日1~2次，无腹痛，遂就诊于某医院，查结肠镜示溃疡性结肠炎（未见报告单），予美沙拉嗪栓外用，症状好转；后寻求中药汤剂治疗（具体药物描述不详），效果欠佳，复予口服美沙拉嗪、地衣芽孢杆菌活菌颗粒，症状缓解仍不明显，遂分别于2019年3月、2019年7月因溃疡性结肠炎住院治疗，症状好转后出院，出院后口服"醋酸泼尼松龙片"，减药过程中病情反复。11个月前患者大便带血次数增多，每日7~8次，伴腹部隐痛，就诊于"石家庄某社区医院"，口服中药汤剂（具体描述不详）治疗，效果不明显，后间断于我院住院治疗，最近一次为4个月前，经抗炎、输血及口服中药汤剂后，症状好转出院，5天前因受凉后出现大便次数增多，日行6次左右，伴黏液、鲜血，黏液偏少。现主症：黏液血便，日行6次左右，不成形，情绪不畅后加重，里急后重感，伴腹部隐痛，嗳气，乏力，无发热，纳少，夜寐一般，小便可，舌淡暗，苔薄黄腻，脉弦细滑。

[**辅助检查**]电子结肠镜：溃疡性结肠炎。

［中医诊断］痢疾（浊毒内蕴，肝胃不和）。

［西医诊断］溃疡性结肠炎。

［治法］化浊解毒，疏肝和胃。

［处方］白花蛇舌草 15g，半枝莲 15g，葛根 15g，茵陈 15g，白头翁 15g，黄连 12g，苦参 12g，百合 12g，乌药 12g，当归 9g，白芍 30g，川芎 9g，木香 9g，鸡骨草 15g，秦皮 15g，地榆 15g，麸炒白术 6g，红曲 6g，石榴皮 15g，血余炭 9g，三七粉 2g（冲服）。

28 剂，日 1 剂，文火煎煮 2 次，早、晚饭前半小时温服。

［医嘱］忌食辛辣油腻甜物，畅情志，节饮食，不适随诊。

二诊：2020 年 3 月 12 日。服上方后黏液便减少，时有大便带血，日 2~4 次，量少，里急后重减轻，腹部隐痛减轻，嗳气，乏力好转，平素怕冷，纳可，夜寐可，小便可，舌质淡暗，苔质薄黄腻，脉弦细滑。患者大便中黏液、血减少，调整中药，去红曲、血余炭。

28 剂，日 1 剂，文火煎煮 2 次，早、晚饭前半小时温服。

三诊：2020 年 4 月 12 日。服上方后大便中黏液消失，偶大便带血，日 2~3 次，里急后重消失，腹部隐痛明显减轻，嗳气，乏力好转，纳可，夜寐可，小便可。舌质淡暗，苔质薄黄，脉弦细滑，患者舌苔黄腻恢复为薄黄，浊毒之邪渐解，调整中药，去茵陈、苦参、鸡骨草，患者大便次数减少，去石榴皮。

28 剂，煎服法同前，巩固疗效。

按语：本案例中患者经过口服中药、美沙拉嗪、地衣芽孢杆菌活菌颗粒、醋酸泼尼松龙片以及住院输液、输血等治疗，病情未见好转，后因受凉、情绪不畅病情加重，此时患者素体虚弱，脾失健运，小肠无以分清泌浊，大肠传导失司，湿浊蕴结，浊聚久为热，热蕴成毒，浊毒内蕴，气滞血瘀，瘀血阻滞，肠络失和，血败肉腐，而成本病。刘完素《素问玄机原病式》指出："诸泻痢皆属于湿，湿热甚于肠胃之内，而肠胃怫郁，以致气液不得宣通而成。"可见浊毒内蕴为溃疡性结肠炎的主要病理因素，治疗当化浊解毒，疏肝和胃，凉血止血。方中李老师用白花蛇舌草、半枝莲、白头翁、黄连、苦参化浊解毒；茵陈、鸡骨草攻毒散浊解毒；秦皮清热除湿；葛根、石榴皮升清止泻；百合、乌药、木香疏肝和胃；当归、白芍、川芎活血养血；芍药柔肝缓急止痛；地榆、血余炭、三七粉凉血活血止血；白术、红曲健脾消食，诸药相合，共奏化浊解毒，行气和胃之效。二诊时患者黏液便减少，时有大便带血，量少，里急后重减轻，腹部隐痛减轻，嗳气，乏力好转，纳可，患者大便中黏液、血减少，纳可，故于上方中去红曲、血余炭。三诊时患者大便中黏液消失，偶大便带血，里急后重消失，腹部隐痛明显减轻，嗳气，乏力好转，纳可，夜寐可，小便可。结合舌脉，考虑此时浊毒之邪渐解，正气仍未恢复，故调整中药，去茵陈、苦参、鸡骨草、石榴皮，继续予中药口服至病愈。

案例（4）

[初诊]：徐某，男，33岁。2007年10月18日。

[主诉]间断性腹痛4年，加重伴脓血便1周。

[现病史]患者于4年前无明显诱因出现便前腹痛，未予重视，自服诺氟沙星等药物治疗，症状时轻时重。1周前因生气致腹痛、腹泻加重，伴脓血便，予诺氟沙星等口服，症状无明显好转，故来我院就诊。现主症：腹痛，脓血便，每日10余次，伴里急后重，口干口苦，周身乏力，纳呆，寐差，小便黄。舌暗红，苔黄厚腻，脉弦细滑。

[辅助检查]电子肠镜：溃疡性结肠炎。

[中医诊断]痢疾（脾胃虚弱，浊毒蕴肠）。

[西医诊断]溃疡性结肠炎。

[治法]健脾和胃，化浊解毒。

[处方]黄连15g，白头翁15g，地榆15g，白花蛇舌草15g，败酱草12g，豆蔻12g（后下），砂仁15g（后下），白扁豆15g，广木香9g，当归9g，川芎9g，诃子肉15g，白芍30g。

7剂，日1剂，文火煎煮2次，早、晚饭前半小时温服。配合耳穴贴压大肠、脾、内分泌、皮质下等穴位。

[医嘱]忌食辛辣油腻甜物，畅情志，节饮食，不适随诊。

二诊：2007年10月25日。服上方后腹痛明显减轻，仍有脓血便，每日3~4次，里急后重基本消失，偶有口干口苦，纳食增加，夜寐好转。舌红、苔薄黄，脉弦细滑。浊毒内蕴大肠，气机不畅，日久瘀血阻络，故在化浊解毒基础上加三七粉2g、荔枝核6g、厚朴12g以活血行气，加大黄6g以通因通用。

14剂，日1剂，文火煎煮2次，早、晚饭前半小时温服。配合耳穴贴压大肠、脾、内分泌、皮质下等穴位。

三诊：2007年11月9日。服上方后腹痛基本消失，大便每日1~2次，偶有黏液，无里急后重，但伴午后发热、五心烦热、周身乏力，纳食一般，夜寐稍差。舌红，苔少，脉弦细。浊毒内蕴日久，伤及阴液，而见阴虚之证，故治以化浊解毒养阴，予百合20g、乌药12g、乌梅12g、五味子6g、石斛12g、豆蔻6g（后下）、佩兰9g、黄连15g、蒲公英15g、白花蛇舌草15g、败酱草15g、白术9g。

14剂，继续治疗，巩固疗效。

按语：本案例患者因自行不规律口服药物，造成机体药毒损伤，且患者长期腹部不适，素体本虚，附加药毒侵袭，致使正气不足，邪毒积聚。脾胃乃后天之本，脾主运化，以升为健，胃主受纳，以降为用，脾胃虚弱，水谷不化，水湿蕴久生热；又因药毒侵袭，湿热、药毒阻滞中焦成浊毒，浊毒内蕴，下注于肠道，气血津液停滞不行，《素问·举痛论篇》曰"不通则痛"，故患者可见腹痛；邪毒性热，与肠中腐浊相搏结，迫血妄行，故可见腹泻、脓血便；本案例以浊毒内蕴为标，以脾胃虚弱为本，"急则治其标，缓则治其本"，故初诊以化浊解毒为主，予白花蛇舌草、白头翁、黄连化浊解毒为君，地榆、败酱草调肠祛腐、凉血止血为臣，豆蔻、砂仁、白扁豆化湿和中、健脾和胃以顾护中焦，广木香、当归、川芎、白芍以行气理气、滋阴养血，诃子肉以涩肠收敛，共为佐使之药。诸药合用，共奏化浊解毒之功。并配合耳穴以调理胃肠。二诊时患者腹痛明显减轻，脓血便次数减少，纳寐好转，偶有口干口苦，可知浊毒渐消，正气渐增，故于上方中加三七粉、荔枝核、厚朴以行阻滞之气血，并加大黄使肠中糟粕排出。三诊时患者腹痛基本消失，大便偶有黏液，无里急后重，但伴午后发热、五心烦热、周身乏力；可知此时浊毒基本消除，阴虚症状明显，且以阴虚为主，故于上方中去除三七粉、荔枝核、厚朴，继续治疗以至病愈。

三、湿热蕴肠

初诊：张某，女，32岁。2011年12月1日。

[主诉] 间断黏液脓血便1个月。

[现病史] 患者1个月前食辛辣之品后出现黏液脓血便，间断服用药物后效果欠佳，今日就诊于我院。现主症：黏液脓血便，便中血多脓少，大便每日7~8次，腹痛，腹胀，里急后重，口干欲饮，乏力，纳差，寐差，舌红，苔黄腻，脉滑数。

[辅助检查] 电子肠镜：溃疡性结肠炎。

[中医诊断] 痢疾（大肠湿热，浊毒内蕴）。

[西医诊断] 溃疡性结肠炎。

[治法] 清热利湿，化浊解毒。

[处方] 白头翁30g，赤芍30g，生白芍15g，葛根30g，秦皮15g，马齿苋30g，三七粉4g（冲服），仙鹤草30g，地榆炭15g，黄柏6g，黄连6g，麸炒苍术6g，木香6g，当归9g，炒槟榔9g，肉桂6g，甘草6g，醋延胡索15g。

7剂，日1剂，文火煎煮2次，早、晚饭前半小时温服。

[医嘱] 忌食辛辣油腻甜物，畅情志，节饮食，不适随诊。

二诊：2011年12月8日。服上方后患者大便中黏液脓血减少，里急后重感减轻，腹痛腹胀减轻，大便次数每日5~6次，舌红，苔薄黄腻，脉弦滑。患者病情减轻，去炒槟榔，加儿茶。

21 剂，继续治疗。煎服法及注意事项如前。

三诊：2011 年 12 月 29 日。服上方后黏液脓血基本消失，里急后重感消失，腹胀腹痛明显减轻，大便每日 2~3 次，质不成形，舌红苔薄，脉弦细。去白头翁、秦皮、马齿苋、仙鹤草、地榆炭，加党参 15g、茯苓 15g、白术 9g 以健脾益气。

14 剂，继续治疗。煎服法及注意事项如前。

四诊：2011 年 1 月 12 日。服上方后大便每日 1~2 次，无黏液脓血，予香砂六君子汤口服 2 个月以健脾益气，防止复发。

按语：患者平素饮食不节，嗜食辛辣，日久化生浊毒，浊毒内蕴，下迫大肠，日久成病，浊毒熏灼肠胃气血，迫血妄行化为脓血，故见黏液脓血便，赤多白少；浊毒阻滞气机，气滞不通，可见腹痛；浊毒性黏滞、胶着，下注肠道可见里急后重；舌红，苔黄腻，脉弦滑为热毒内盛之象。治疗当以凉血止痢、化浊解毒为主。患者初诊时以浊毒内蕴肠道为主，故以化浊解毒为主，方中白头翁化浊解毒，凉血止痢；黄连、黄柏、马齿苋加强清理肠道浊毒之效；秦皮苦寒性涩，收敛作用强，因本证有赤多白少，故还可用以止血，如汪昂《医方集解》"白头翁苦寒能入阳明血分，而凉血止痢，秦皮苦寒性涩，能凉肝益肾而固下焦；黄连凉心清肝，黄柏泻火补水，并能燥湿止痢而厚肠，取寒能胜热，苦能坚肾，涩能断下也。"并加三七粉、仙鹤草、地榆炭以止血；当归、白芍、赤芍以行血；木香、槟榔以调气；少量肉桂，取其辛热温通之性，既可助归、芍行血和营，又可防呕逆拒药，属佐助兼反佐之用，诸药合用，使浊去毒清，气血调和，故下痢可愈。二诊时患者大便中黏液脓血减少，里急后重感减轻，腹痛腹胀减轻，故去炒槟榔，加儿茶以收湿生肌敛疮，在《医学入门》中记载，儿茶可"消血，治一切疮毒"。三诊时患者大便黏液脓血消失，里急后重感消失，腹胀腹痛明显减轻，可知此时浊毒渐去，而虚象渐显，故去白头翁、秦皮、马齿苋、仙鹤草、地榆炭，而加党参、白术、茯苓益气健脾，药后诸症皆平，又以香砂六君子健脾益气善其后，邪尽正复，故不宜复发。

四、寒热错杂

初诊：苏某，男，46 岁。2015 年 10 月 15 日。

[主诉] 间断黏液脓血便 10 年，加重 1 周。

[现病史] 患者 10 年前饮食不慎后出现黏液脓血便，间断住院治疗后病情好转，1 周前患者饮食不慎后出现黏液脓血便，查电子结肠镜：回盲部憩室、溃疡性结肠炎。现主症：黏液脓血便，脓血明显，伴大便稀，5~7 次 / 日，无腹痛，腹胀，胃脘疼痛，口干口苦，肛门下坠感，纳可，寐差，小便正常，舌红，苔黄白腻，脉弦细滑。

［辅助检查］电子结肠镜：回盲部憩室、溃疡性结肠炎。病理检查：（降结肠、乙状结肠、直肠活检）黏膜慢性炎症，急性活动。

［中医诊断］痢疾（寒热错杂，浊毒内蕴）。

［西医诊断］溃疡性结肠炎。

［治法］寒热同调，化浊解毒。

［处方］薏苡仁30g，三七粉3g（冲服），槐花10g，炒白芍10g，葛根15g，黄芩10g，黄连3g，白头翁20g，血余炭10g，地榆炭20g，仙鹤草30g，败酱草30g，茯苓20g，龙骨20g，牡蛎20g，炮姜6g，莲子10g，炙甘草3g。

14剂，日1剂，文火煎煮2次，早、晚饭前半小时温服。

三七粉3g，白头翁20g，蒲公英20g，地榆炭20g，秦皮20g，薏苡仁30g，败酱草30g，煅龙骨20g，煅牡蛎20g。

14剂，日1剂，水煎取汁150ml，加云南白药4g保留灌肠。

［医嘱］忌食辛辣油腻甜物，畅情志，节饮食，不适随诊。

二诊：2015年10月29日。服上方后大便中黏液脓血明显减少，仍有少量出血，大便每日7~8次，舌红，苔薄黄腻，脉弦细滑。患者浊毒之邪渐去，去白头翁，加白及、侧柏炭以止血，葛根加量以加强止泻之效。

14剂。灌肠方加蒲黄炭以止血。

三诊：2015年11月13日。服上方后大便中黏液脓血基本消失，大便次数仍多，每日7~8次，故停止灌肠治疗，去地榆炭、白及、侧柏炭、血余炭、三七粉、仙鹤草、槐花，加乌梅、赤石脂、五倍子、炒山药以收敛止泻。

14剂。

四诊：2015年11月27日。服上方后大便次数明显减少，大便中黏液脓血消失，每日2~3次，质成形，舌红，薄黄有裂纹，脉弦细。去除赤石脂、五倍子收敛止泻之品，加麦冬、北沙参、玄参、百合以滋阴。

14剂。

五诊：2015年12月11日。服上方后诸症消除，以香砂六君子汤口服以防止复发。

按语： 患者发病10年余，素体虚弱。脾胃虚弱不能腐熟运化水谷，浊毒内生。随着病程延长，虚者愈虚，实者愈实，并以邪实为主。浊毒愈盛，愈致使气血津液滞而不行。气滞故见腹胀；血滞妄行则见血便；浊性黏滞，下注肠道与血、肠中糟粕积滞夹杂，故见黏液脓血便；脾胃本虚，运化乏力，食物集聚胃腑可见胃脘痛。初诊时患者溃疡性结肠炎为发作期，此期多以浊毒之邪亢盛为主，治以化浊解毒、凉血止血，予白头翁、黄连、黄芩、败酱草以化浊解毒；槐花、地榆炭、血余炭、仙鹤草、三七粉以凉血活血、止血；薏苡仁化湿和胃；葛根、炮姜助阳升阳；

龙骨、牡蛎、莲子收敛固涩；茯苓、炙甘草健脾和胃利湿。并予三七粉、白头翁、蒲公英、地榆炭、秦皮、薏苡仁、败酱草、煅龙骨、煅牡蛎配合云南白药保留灌肠以达局部治疗作用，吴师机曾提过"外治之理即内治之理，外治之药亦内治之药，所异者法尔"。李老师考虑患者病程日久，故采用内外连用方法以全方位治疗，初期大便稀，不以止泻为主，取其"通因通用"之意。二诊时患者大便中黏液脓血明显减少，仍有少量出血，结合舌脉，考虑患者浊毒之邪渐去，故去白头翁，加白及、侧柏炭以止血，加量葛根以加强升阳止泻之效，灌肠方加蒲黄炭以止血。三诊时大便中黏液脓血基本消失，但大便次数仍多，故停止灌肠治疗，去地榆炭、白及、侧柏炭、血余炭、三七粉、仙鹤草、槐花，加乌梅、赤石脂、五倍子、炒山药以收敛止泻。四诊时患者大便次数明显减少，大便中黏液脓血消失，质成形，结合舌脉，去除收敛止泻之品之赤石脂、五倍子，此时患者以虚为主。加麦冬、北沙参、玄参、百合以滋阴。五诊时患者诸症消除，当补正气以防复发，故予香砂六君子汤以健脾和胃。

腹胀

浊毒内蕴

*初诊：*马某，女，48岁。2015年2月12日。

[主诉] 脘腹胀气，周身疼痛3个月。

[现病史] 脘腹胀气，周身疼痛3个月，脘腹胀气，周身疼痛，纳少，寐差，腰凉，大便不成形，日1行，体形偏瘦，面白，易出汗，舌淡，苔白腻，脉弦细弱。

[既往史] 胃底腺息肉，黏膜糜烂；子宫切除术后右卵巢内囊性占位；颈椎病（第5~6节向后轻度突出）。

[辅助检查] 电子胃镜检查：慢性胃炎。病理检查：幽门活检黏膜慢性炎症腺体，肠上皮化生，贲门活检灶性淋巴细胞密集。结肠镜检查：结肠黑变病，慢性直肠炎。活检降结肠1块。

[中医诊断] 腹胀（浊毒内蕴，脾虚湿滞）。

[西医诊断] 结肠黑变病，慢性直肠炎，慢性胃炎伴肠上皮化生。

[治法] 化浊解毒，健脾祛湿。

[处方] 百合12g，乌药12g，当归9g，川芎9g，白芍30g，麸炒白术6g，

三七2g（冲服），藿香15g，黄连15g，黄芪20g，五味子15g，威灵仙15g，浮小麦15g，延胡索15g，刺五加15g，香附15g，桂枝15g，甘草9g。

14剂，日1剂，文火煎煮2次，早、晚饭前半小时温服。

[医嘱]忌食辛辣、油、腻、甜物，畅情志，节饮食，不适随诊。

二诊：2015年2月26日。患者诉服药后出汗、疼痛减轻，大便成形，舌淡，苔白腻，脉弦细弱。病有缓解，调方继续治疗。

[处方]麸炒枳实15g，厚朴15g，清半夏12g，百合12g，乌药12g，当归9g，川芎9g，白芍30g，麸炒白术6g，三七2g（冲服），香附15g，紫苏15g，防风9g，荆芥12g，延胡索15g，白芷15g，桂枝15g，青蒿15g，刺五加15g，威灵仙15g。

14剂，日1剂，文火煎煮2次，早、晚饭前半小时温服。

三诊：2015年3月12日。患者诉服药后出汗正常，大便成形，身体疼痛全无，纳寐可，偶胃胀，舌淡，苔白微腻，脉弦细弱。电子胃镜检查：慢性非萎缩性胃炎。病理诊断：幽门活检黏膜慢性炎症。

[处方]醋五灵脂15g，醋延胡索15g，白芷15g，砂仁9g，百合12g，乌药12g，当归9g，川芎9g，白芍30g，麸炒白术6g，三七2g（冲服），茵陈12g，黄连12g，海螵蛸20g，香附12g，紫苏梗12g，川朴12g，枳实15g，广木香9g，炒莱菔子15g。

21剂，日1剂，文火煎煮2次，早、晚饭前半小时温服，巩固疗效。

按语：结肠黑变病（MC）是指结肠黏膜色素沉着所引起的非炎症性疾病，其发生与长期服用"蒽醌类"泻药关系密切。脂肪及蛋白质摄入增加，纤维素摄入减少，便秘、直肠前突、肛直肠反射失调等，可导致结肠黑变病。中医学无明确对应的病名，常据其临床表现，归为"便秘""腹胀""腹痛"等范畴。西医学治疗MC常以对症治疗为主。李老师认为其多因肝、脾、胃功能失调，气血津液运行不畅，邪滞肠腑，使大肠传导失司，大便不通，不通则痛，气积而胀，浊毒内蕴所致。治疗思路上，运用通腑行气药物香附、紫苏梗、川朴、枳实、广木香、炒莱菔子、麸炒枳实恢复脾胃肠道正常生理功能；清热解毒药物茵陈、黄连、藿香、青蒿祛毒外出；健脾益胃药物百合、乌药、当归、川芎、白芍、麸炒白术缓急止痛，健脾疏肝和胃。诸药合用取得满意疗效。

肝胆系疾病篇

胁痛

一、浊毒内蕴

案例（1）

[初诊] 冯某，男，39岁。2013年2月6日。

[主诉] 右胁部疼痛不适1月余，加重3天。

[现病史] 右胁部疼痛不适1月余，劳累后加重，周身乏力明显，下肢轻度浮肿，纳可，寐可，大便可，日1~2行，小便色黄。舌红，苔薄黄腻，脉弦细滑。

[辅助检查] 乙肝五项报告：乙肝表面抗原、乙肝e抗体、乙肝核心抗体阳性。肝功能报告：谷丙转氨酶（ALT）452U/L，谷草转氨酶（AST）144U/L，谷氨酰转肽酶（GGT）78U/L。超声检查：慢性肝病表现，脾大。

[中医诊断] 胁痛（浊毒内蕴，脾虚肝瘀）。

[西医诊断] 慢性乙型病毒性肝炎。

[中医治法] 健脾化瘀，化浊解毒。

[处方] 百合12g，乌药12g，当归9g，川芎9g，白芍30g，茯苓15g，白术6g，紫豆蔻12g，鸡内金15g，茵陈25g，田基黄12g，白花蛇舌草12g，龙胆草12g，五味子15g，垂盆草15g，鳖甲15g，三七粉2g（冲服）。

15剂，1日1剂，文火煎煮两次，每次40分钟，共取汁400ml，早、晚饭前半小时温服。

[医嘱] 忌食辛辣油腻甜物，畅情志，节饮食，适运动，不适随诊。

二诊：2013年2月23日。患者自述服药后右胁部疼痛减轻，周身乏力明显，下肢轻度浮肿，纳可，寐可，大便可，日1~2行，小便色黄。舌红，苔薄腻，脉弦细滑。此乃湿毒初步化解之象，效不更方，继续服用15剂。

三诊：2013年3月15日。患者诉服上方后右胁部疼痛消失，下肢浮肿消失，纳可，寐可，大便可，日1行，小便可。舌红，苔薄黄，脉弦细。做超声（肝、胆、脾）未见明显异常。肝功能检查未见明显异常。为巩固疗效，继续服药。

[处方] 百合12g，乌药12g，当归9g，川芎9g，白芍30g，紫豆蔻12g，茯苓15g，白术6g，鸡内金15g，茵陈20g，砂仁12g，田基黄12g，龙胆草12g，丹参20g，滑石30g（包煎），五味子15g，垂盆草15g，鳖甲20g，三七粉2g（冲服）。

15剂，1日1剂，文火煎煮两次，每次40分钟，共取汁400ml，早、晚饭前半小时温服。巩固疗效。

按语： 李老师认为，当人体正气亏虚、情志抑郁时，浊毒之邪可趁机侵犯肝经，日久留恋不去，导致肝之气机阻滞；气滞则生湿成瘀，湿久再成浊，瘀久化热又为毒，毒借浊质，浊挟毒性，浊毒反复纠缠，胶结滞于胁下，疾病始生。其病机关键在于浊毒内滞，因而"毒"一直贯穿疾病的全过程，故以解毒化浊软肝立法，恰切病机。慢性乙型肝炎主要由湿毒、阴毒、疫毒、杂气等原因引起，主要侵害肝脏，患病后久羁不解，缠绵难愈，具有一定的传染性，符合中医湿浊疫毒致病之特性，故李老师在临床上多根据"浊毒"理论治疗。本例患者属于"胁痛"范畴，辨证属于湿毒内蕴、脾虚肝瘀之证。茵陈、黄芩、黄连、半枝莲、苦参、鳖甲、姜黄、半边莲、白花蛇舌草作为化浊解毒基础方，具有化浊解毒，活血化瘀，健脾祛浊的功效。此基础方在以下四例医案中都有所体现。肝体阴而用阳，患者出现肝功异常，转氨酶增高的征象，此乃肝体受损所致，应急则治其标，注意保肝降酶，故选择清热利湿为主的方药，以恢复肝脏正常的疏泄功能，常用茵陈、白花蛇舌草、龙胆草、垂盆草、田基黄、五味子等，屡试有效。丹参、三七粉活血化瘀，鳖甲软坚散结，搜风通络，祛毒化浊；而用茯苓、白术、紫豆蔻、鸡内金健脾益气，为见肝之病，当先实脾之意。该患者临床症状基本消失，超声检查诊断由慢性肝病转为正常，肝功能指标丙氨酸氨基转移酶（ALT）、门冬氨酸氨基转移酶（AST）、谷氨酰转肽酶（GGT）均转为阴性，临床取得了令人满意的疗效。

案例（2）

[初诊] 周某，男，53岁。2012年9月18日。

[主诉] 右胁部疼痛不适5月余，加重10天。

[现病史] 患者5个月前无明显诱因出现右胁部疼痛不适，2个月前做超声诊断：慢性肝病。乙肝五项报告：乙肝表面抗原、乙肝e抗体、乙肝核心抗体阳性。肝功能报告：ALT 452U/L，AST 144U/L，GGT 78U/L。未经系统治疗，症状时轻时重。现主症：有胁部隐痛，劳累后加重，周身乏力明显，口干口苦，纳可，寐可，大便可，1日1~2行，小便色黄。舌红，苔黄腻，脉弦细滑。

[中医诊断] 胁痛（浊毒蕴肝）。

[西医诊断] 乙型病毒性肝炎。

[治法] 化浊解毒，软肝通络。

[处方] 百合12g，乌药12g，当归9g，川芎9g，白芍30g，茯苓15g，白术6g，茵陈15g，白花蛇舌草12g，龙胆草15g，垂盆草15g，鳖甲15g，三七粉2g（冲服）。

14 剂，1 日 1 剂，文火煎煮两次，每次 40 分钟，共取汁 400ml，早、晚饭前半小时温服。

［医嘱］忌食辛辣油腻甜物，畅情志，节饮食，适运动，不适随诊。

二诊： 2012 年 10 月 2 日。患者诉右胁部隐痛基本消失，纳寐可，大便可，1 日 1 行，小便可。舌红，苔薄黄，脉弦细。

［处方］百合 12g，乌药 12g，当归 9g，川芎 9g，白芍 30g，茯苓 15g，白术 6g，茵陈 15g，白花蛇舌草 15g，龙胆草 12g，垂盆草 15g，鳖甲 15g，三七粉 2g（冲服），砂仁 12g，紫豆蔻 15g，田基黄 12g。

14 剂，1 日 1 剂，文火煎煮两次，每次 40 分钟，共取汁 400ml，早、晚饭前半小时温服。

三诊： 2012 年 10 月 17 日。患者诉无明显不适，纳可，寐安。舌红，苔薄黄，脉弦细。上方加减，继服两个月后，在我院查彩超示肝胆未见明显异常，肝功能未见明显异常。

按语： 李老师通过多年临床实践认为，肝炎病毒属浊毒之邪，慢性乙型肝炎应该从化浊解毒的角度进行论治，依病情发展和转归分为浊毒中阻期、浊毒入络期及浊毒伤阴期。初期，外邪入侵，藏匿于肝，加之饮食失当，脾失健运，情志不舒，肝失疏泄，内生湿热，酿生浊毒，熏蒸肝胆，表现为浊毒蕴肝之象；中期湿邪久恋，必凝滞气血，终成浊毒入络之证；末期，浊毒之邪留恋不化，久踞肝脾，肝失条达而郁结，脾失健运而益虚，肝脾久病及肾耗血伤阴，浊毒伤阴之象终现。肝络循行于两胁，患者肝气郁结，浊毒内蕴致胁痛，此为浊毒蕴肝之象。方中茵陈、龙胆草清利肝胆、化浊解毒；垂盆草清热化浊、护肝降酶；白花蛇舌草既能清热解毒又能利湿化浊，是治疗浊毒内蕴常用之药，加紫豆蔻和砂仁同用，其化浊解毒、祛湿健脾之功更著；鳖甲滋阴软肝，还可引药深入而透邪外出；百合、乌药、砂仁、紫豆蔻行气止痛；白芍、当归、川芎、三七粉养血活血；茯苓、白术健脾燥湿。诸药合用，共奏化浊解毒、清热利湿之功。

案例（3）

初诊： 李某，男，36 岁。2014 年 12 月 7 日。

［主诉］间断右胁下疼痛 4 年，加重半个月。

［现病史］患者 4 年前无明显诱因出现右胁下疼痛，伴有口干口苦。2010 年 1 月在某医院就诊，经血清学检查，诊断为乙型病毒性肝炎。进行对症治疗未见明显效果，故来我院就诊。现主症：右胁下疼痛，口干口苦，乏力，头晕，面色晦暗，恶心欲呕，纳差，寐欠佳，大便干，小便黄。舌紫暗，苔黄腻，脉弦滑数。

［辅助检查］乙肝五项：大三阳。肝功能：ALT 101U/L，AST 87U/L，总胆红

素 28.9nmol/L，直接胆红素 10.5μmol/L，球蛋白 33g/L，白球比例 1.5。血常规：白细胞计数 5.9×10⁹/L，红细胞计数 4.5×10¹²/L，血红蛋白 130g/L。腹部超声检查：肝实质回声增粗增强，胆、胰、脾未见异常。

［中医诊断］胁痛（肝胆湿热，浊毒内蕴）。

［西医诊断］慢性乙型病毒性肝炎。

［治法］清肝利胆，化浊解毒。

［处方］白术 30g，鳖甲 15g，龟甲 15g，全蝎 10g，田基黄 12g，鸡骨草 15g，冬葵子 15g，急性子 12g，大黄 6g，茵陈 15g，藿香 15g，龙胆草 15g，五味子 15g，垂盆草 15g，清半夏 12g，鸡内金 20g，合欢皮 15g，延胡索 15g，砂仁 15g。

14 剂，1 日 1 剂，文火煎煮两次，每次 40 分钟，共取汁 400ml，早、晚饭前半小时温服。

［医嘱］忌食辛辣油腻甜物，畅情志，节饮食，适运动，不适随诊。

二诊：2014 年 12 月 21 日。患者诉症状减轻，肝区偶有隐痛，口干口苦减轻，乏力较前减轻，纳好转，寐欠佳，二便调。舌暗红，苔薄黄腻，脉弦细。复查肝功能：ALT77U/L，AST54U/L，总胆红素（TBIL）、直接胆红素（DBIL）、球蛋白（GLB）均正常。

［处方］生白术 30g，黄芪 20g，鳖甲 15g，龟甲 15g，全蝎 6g，田基黄 12g，鸡骨草 15g，冬葵子 15g，急性子 12g，大黄 6g，茵陈 15g，藿香 15g，龙胆草 15g，五味子 15g，垂盆草 15g，清半夏 12g，鸡内金 15g，合欢皮、合欢花各 15g，延胡索 15g，白芷 10g，砂仁 15g。

14 剂，煎服法及注意事项同前。

药后诸症已不明显，患者按上方加减，间断口服中药 1 年余，无明显不适，疗效巩固。嘱患者清淡饮食，保证充足睡眠，忌劳累。如有不适，随时就诊，并定期复查。

按语：对于慢性乙型肝炎伴有胆红素增高者，中医多归于"黄疸"范畴。早在《黄帝内经》中就有"黄疸"的记载，至隋代，巢元方在《诸病源候论》中记录了"急黄"，并发现其有传染性，但是历代中医对本病的认识多局限于发病时的临床表现，如胁痛、肝着、黄疸、积聚等。其外因多由湿热疫毒之邪侵袭肝胆，损伤肝脾，肝脾功能失调所致，内因多为摄生不慎、郁怒伐肝以及饮食不节等，导致脏腑功能失调，阴阳气血亏损。其特点为正虚邪恋，致病势缠绵，病情易反复发作。李老师纵观该患者临床诸症：慢性乙型肝炎，胆红素轻度升高，望诊示黄疸尚不明显，间断右胁下疼痛 4 年，加重半个月。可诊为"胁痛"，认为该病符合湿毒内蕴之病机特点。本案辨为肝胆湿热、浊毒内蕴，故临床上多采用化浊解毒、清利肝胆法治疗。他在多年临床实践中体会到慢性肝病发展多年是"肝病已传脾"，在用田基黄、冬葵子、急性子、大黄、茵陈、藿香、龙胆草等药化浊解毒、清肝利胆，同时多加用生白术、鸡内金、薏苡仁等健脾和胃，补虚未忘调肝，补中兼运，寓补于运。肝体阴而用阳，调肝则忌用破气、过于疏泄之品，应以柔肝为主，疏肝、滋肝、软肝兼而用之，故常用白术、龟甲、鳖甲等药物。对于慢性肝病，长期肝功能异常不愈的，李老师常用五味子、鸡骨草、急性子、大黄、茵陈、垂盆草等药改善肝功能、稳定肝功能。

案例（4）

初诊：孙某，男，66岁。2015年12月23日。

[主诉] 间断右胁疼痛10余年，加重伴纳差3个月。

[现病史] 患者10年前无明显诱因出现右胁肋部疼痛，未予重视。后症状间断发作，均未予治疗。3个月前患者情绪波动及饮食不慎后，出现纳差、全身乏力、呃逆，为求进一步诊治，由门诊收入院。现主症：右胁肋部疼痛，纳差，时时呃逆，烧心反酸，口干，无口苦，纳差，寐欠安，大便稀，日1行，小便量可，色黄。近2个月体重下降5kg。

[辅助检查] 上腹部CT：肝硬化、腹水、脾大。

[中医诊断] 胁痛、吐酸（浊毒内蕴，血瘀水停）。

[西医诊断] 肝硬化失代偿期合并腹水，反流性食管炎。

[治法] 化浊解毒，活血利水，健脾和胃。

[处方] 白花蛇舌草15g，半枝莲15g，半边莲15g，茵陈15g，板蓝根15g，鸡骨草15g，苦参10g，黄连12g，生黄芩12g，绞股蓝15g，盐橘核9g，醋延胡索15g，白芷12g，白屈菜9g，焦麦芽10g，焦神曲10g，焦山楂10g，炒鸡内金30g，大腹皮20g，冬瓜皮15g，马鞭草15g，蜜桑白皮15g，茯苓30g，生薏苡仁30g，北败酱30g，清半夏12g，生白芍30g，甘草6g。

7剂，日1剂，文火煎煮2次，早、晚饭前半小时温服。

[医嘱] 按时服药，进松软易消化食物，调畅情志，忌辛辣、油腻、刺激之品。

二诊：2015年12月30日。患者右胁肋部疼痛稍缓解，无烧心反酸，口干，无口苦，但仍时时呃逆，纳差，寐欠安。故上方加旋覆花12g以降逆止呕。

7剂，日1剂，文火煎煮2次，早、晚饭前半小时温服。

三诊：2016年1月6日。患者右胁肋部疼痛减轻，口苦好转，纳好转，药已中病，原方继服7剂后，右胁肋部疼痛明显减轻，但仍偶有呃逆、乏力，故上方加盐车前子15g、桑寄生15g、炒杜仲15g、丁香6g、柿蒂12g。

14剂，煎服法及注意事项同前。

以上方随症加减治疗2个月，右胁肋部疼痛不明显，无呃逆，口干好转，小便量可，余症均消。

按语： 叶天士《温热论》曰："湿与温合，蒸郁蒙蔽于上，清窍为之壅塞，浊邪害清也。"浊，可分为内浊和外浊。浊邪蕴久，阻滞气血运行，造成气滞、血瘀、热郁、痰结，诸邪相互搏结，终酿为毒。李老师认为浊毒是肝硬化发生发展的关键，毒与浊作为病邪，既是机体内的代谢产物，如若不能及时排出，蕴积体内可产生有害物质，又是对人体脏腑经络及气血阴阳都能造成严重损害的致病因素。肝硬化发生的病位是肝，故治疗肝硬化应先疏肝理气，使全身气机疏通，保证气机运行畅达，气行则血行，气血调和，可达到祛邪扶正的目的。再者，肝硬化患者容易胃气亏虚，导致纳呆、食积等消化不良情况，故治宜和胃通腑。本案诊为胁痛兼吐酸，证属浊毒内蕴、血瘀水停，治以化浊解毒、活血利水、健脾和胃，方用茵陈、黄连、生黄芩、白花蛇舌草、半枝莲、半边莲、鸡骨草化浊解毒为君。绞股蓝、板蓝根、马鞭草、苦参、北败酱、清半夏清热解毒；醋延胡索、白芷、盐橘核、蜜桑白皮、生白芍疏肝行气，共为臣药。佐以茯苓、清半夏、焦麦芽、焦神曲、焦山楂、炒鸡内金健脾和胃、行气以活血，大腹皮、冬瓜皮、茯苓、生薏苡仁利水渗湿。诸药合用，活血利水，消肿化瘀。

二、肝郁脾虚

初诊： 薛某，女，75岁。2015年7月19日。

[主诉] 间断右胁疼痛18年，加重伴胃脘胀满1周。

[现病史] 患者18年前饮食不慎后出现右胁疼痛伴腹胀，于某医院检查乙肝五项发现"乙肝"（具体数值不详），查肝、胆、胰、脾彩超发现"肝硬化、腹水"，服用中药1年后右胁疼痛减轻，腹水消失，后病情平稳，16年前生气后再次出现右胁疼痛伴腹胀，查肝、胆、胰、脾彩超仍为"肝硬化、腹水"，遂坚持服用中药半年后症状明显减轻，腹水消失，后病情平稳，未服用药物。患者1周前饮食不慎后右胁疼痛加重，伴胃脘胀满，为求进一步系统诊治由门诊收入我病区，现主症：右胁疼痛，伴胃脘胀满、疼痛，乏力，口干，咳嗽，纳呆，寐可，大便可，1日2行，小便可。

[辅助检查] 电子胃镜：慢性非萎缩性全胃炎。胸片：①右下肺纹理增多；②心影增大，主动脉硬化。上腹部CT：①肝硬化；②门静脉及其左、右属支增宽，显影较模糊，其内密度欠均匀，性质待定；③门静脉前缘短条形软组织影，性质待定，血管可能不除外。游离甲状腺功能五项：T4 60.53nmol/L。上腹部加强CT：①肝硬化；②门静脉主干及分支瘤栓；③肝囊肿；④两肾小囊肿。肝功能：

ALT 48U/L，GGT 119.2U/L，TBIL 30.3μmol/L，IBIL 24.2μmol/L；ALB 39.6g/L。

[中医诊断] 胁痛（肝郁脾虚，肝络瘀阻）。

[西医诊断] 肝炎肝硬化代偿期，肝门静脉瘤栓，肝囊肿；慢性非萎缩性胃炎；肾囊肿；高血压1级（高危）。

[治法] 疏肝健脾，软肝通络。

[处方] 柴胡10g，郁金12g，茯苓15g，瓜蒌15g，蜜枇杷叶12g，炒僵蚕12g，全蝎8g，焦山楂10g，焦神曲10g，焦麦芽10g，麸炒薏苡仁30g，炒苦杏仁10g，酒女贞子15g，白花蛇舌草20g，生牡蛎30g（先煎），醋鳖甲20g（先煎），太子参15g，百合20g。

7剂，日1剂，文火煎煮2次，早、晚饭前半小时温服。

[医嘱] 按时服药，进松软易消化食物，调畅情志，忌辛辣、油腻、刺激之品。

二诊：2015年7月26日。患者药后右胁疼痛减轻，偶有胃脘胀满，但仍乏力，口干，咳嗽。故调整中药，去全蝎、鳖甲，加紫苏梗、陈皮宽中理气，加蜜款冬花、紫菀止咳利咽。

7剂，日1剂，文火煎煮2次，早、晚饭前半小时温服。

三诊：2015年8月2日。患者右胁疼痛明显减轻，偶有胃脘胀满，胃脘疼痛好转，无乏力，偶口干，咳嗽好转，纳可，病情明显好转。故调整处方，加芦根、白茅根养阴利水，加佩兰清暑利湿。

以上方随症加减治疗2个月，患者右胁无疼痛，偶有饭后胃脘胀满，余症均消。

按语：李老师认为正气亏虚为肝硬化发生发展的本质因素，瘀、痰、湿、气滞、（火）热等始终贯穿肝硬化发生发展的始终，故肝硬化的治疗应扶正祛邪、标本兼治。同时肝硬化患者容易胃气亏虚，导致纳呆、食积等消化不良的情况。肝硬化中晚期，肝郁乘脾，亦可见脾虚气滞、脾运失职、脾胃气虚证候，故既要疏肝理气，又要健脾开胃，可选用陈皮、黄连、木香、枳壳、大腹皮、厚朴等。如出现胃脘痞胀、神疲乏力、大便溏、恶心呕吐、嗳气、呃逆、舌淡胖、脉细弱等，治宜健脾益气，理气开胃，常选用太子参、焦山楂、焦神曲、焦麦芽、麸炒薏苡仁、茯苓。李老师认为，肝硬化腹水，临床治疗着眼点不止在肝，《金匮要略》曰："见肝之病，知肝传脾。"肝主疏泄脾土，脾主运化水谷。今肝木横逆侮土，脾失健运之常，堤防不固，水湿泛溢，腹胀渐成。以五行而论，唯土能制水，土盛则水受制，水盛则土无权，水邪泛滥无所止，究其原因，是脾虚不能制水之故。肺为水之上源，又主治节，通调水道，下输膀胱，如不得清肃下降，则气不化于下，水邪停留，出现小便短赤，甚则癃闭，正所谓肺主宣肃之故。肾为水脏，膀胱为水之阴腑，三焦为水之阳腑，肾气旺相，坎中有阳，水化气升，饮邪不生，所以保肾是重要一环，如肾不能化气行水，则膀胱津液不出，三焦水道不通，小便短少，水邪停聚，可致腹水。究其肾气之所以不化者，又有肾阴虚和肾阳虚之别。总之，腹水症实与脾、肺、肾三经有着密切的关系。另外，因瘀血化水而致腹水者亦有之，然血既化水，即当从水治之，于治水药中加行血药佐之便可。

三、邪郁少阳

初诊： 商某，男，62岁。2013年8月3日。

[主诉] 间断右胁疼痛4年，加重伴发热1周。

[现病史] 患者4年前因饮食不慎出现右胁疼痛，就诊于某医院，诊断为"肝硬化"，经住院治疗，症状好转后出院。4个月前患者生气后出现右胁剧烈疼痛，伴身黄、目黄、小便黄，再次就诊于该医院，诊断为"梗阻性黄疸""胆囊结石"，住院行手术，切除胆囊，症状好转后出院。后右胁疼痛时轻时重，伴间断发热，体温最高至39.5℃，于社区医院输液，口服"对乙酰氨基酚片"后症状减轻。1周前患者饮食不慎后再次出现右胁疼痛，伴发热，体温38.7℃，就诊于我院门诊，为求进一步诊治由门诊收入我病区。现主症：右胁疼痛，伴口干口苦，发热，体温38℃左右，咳嗽，咽痛，脾气急，偶有胃脘胀满，胃怕凉，乏力，咽干咽痛，心烦欲呕，纳可，寐可，大便成形，1日1行，小便调。

[中医诊断] 鼓胀病（邪郁少阳，肝络瘀阻）。

[西医诊断] 肝硬化代偿期，肝囊肿（多发），胆囊切除术后综合征，胆系感染；上呼吸道感染。

[治法] 疏泄少阳，行气化瘀，化浊解毒。

[处方] 柴胡15g，生黄芩9g，清半夏9g，石膏15g，茯苓15g，紫苏叶12g，黄连6g，麸炒白术15g，半边莲15g，半枝莲15g，醋香附15g，郁金15g，冬葵果15g，厚朴15g，麸炒枳壳12g，党参15g。

7剂，日1剂，文火煎煮2次，早、晚饭前半小时温服。

[医嘱] 按时服药，进松软易消化食物，调畅情志，忌辛辣、油腻、刺激之品。

二诊： 2013年8月10日。患者右胁疼痛好转，伴口干口苦，无发热，咳嗽好转，咽痛，偶有胃脘胀满，胃怕凉，乏力减轻，根据病情调整中药，上方去石膏。

7剂，日1剂，文火煎煮2次，早、晚饭前半小时温服。

三诊： 2013年日8月17日。患者右胁疼痛明显减轻，无口干口苦，偶有胃脘胀满，无乏力，偶口干，咳嗽明显好转，纳可，病情明显好转，故调整处方。

[处方] 柴胡15g，生黄芩9g，茯苓30g，清半夏9g，党参30g，生白芍15g，

醋香附 15g，郁金 15g，麸炒山药 15g，茵陈 15g，炒栀子 6g，木香 6g，生地黄 6g，板蓝根 20g，水红花子 12g，龙葵 12g。

14 剂，日 1 剂，文火煎煮 2 次，早、晚饭前半小时温服。

以上方随症加减治疗 2 个月，患者右胁无疼痛，偶有口干，余症均消。

按语： 肝硬化病位在肝，常可涉及胆、脾、胃、肾等，肝硬化是本，并发症是标。李老师认为在治疗的过程中，控制和消除肝硬化病变是治本，并发症的治疗是治标。在肝硬化的初期，症状轻微或无症状，应着重治本，提高机体抗病能力，控制肝硬化发展，防止复发和转移。在肝硬化中后期，标本兼有时，应标本兼治，控制病情的快速发展。李老师以化浊解毒、疏肝理气为治疗方法，维持脏腑气机的协调运转。肝硬化发生在肝，肝主疏泄，故治疗肝硬化应先疏肝理气，可使全身气机疏通，保证气机运行畅达，气行则血行，气血调和，达到祛邪抗肿瘤的目的。肝硬化早期常可见肝郁气滞，治宜疏肝行气，可选用柴胡、延胡索、郁金、香附、枳实、八月札、青皮、佛手、香橼、莱菔子等。本案患者胁痛兼发热，证属邪郁少阳、肝络瘀阻，有发热、心烦欲呕、口苦、咽干等胆枢不利证候，故李老师多以小柴胡汤随症加减，药用柴胡、黄芩、半夏、石膏、紫苏叶、黄连等疏泄少阳，柴胡味苦、辛，性微寒，入肝、胆、肺经，善条达肝气，疏肝解郁。《滇南本草》云："除肝家邪热劳热，行肝经逆结之气，止左胁肝气疼痛。"柴胡为疏肝理气之要药，正所谓气顺则痰消，气行则血行，如此则水道通，瘀血止。《神农本草经》言柴胡"主肠胃中饮食积聚，能推陈致新"。用紫苏叶、黄连、半边莲、半枝莲、茵陈、炒栀子等药化浊解毒，郁金、冬葵果、厚朴、麸炒枳壳、木香、生白芍、水红花子、龙葵等药行气化瘀止痛，党参、茯苓、清半夏、麸炒山药健脾补中，且诸药平和，不偏寒热，顺肝之性，则诸症遂解。

鼓胀

一、肝胆湿热

案例（1）

初诊： 焦某，男，59 岁。2015 年 4 月 21 日。

[主诉] 间断腹痛伴纳呆 4 个月，加重 1 天。

[现病史] 患者 4 个月前因饮食不慎后出现腹痛，于当地医院检查发现为"肝

硬化"，住院治疗后间断腹痛，伴纳呆，口服中药汤剂（具体不详）及补中益气丸后无明显缓解，1天前患者腹痛加重，为求进一步系统诊治而就诊于我院。现主症：腹痛，以两胁下为主，伴纳呆，纳少，乏力，肠鸣，寐差，应用吲哚美辛栓后寐可，大便干黏，肛门下坠感，小便可，自发病以后精神差，体重下降15kg。

［辅助检查］上腹部CT检查：肝硬化。

［既往史］2型糖尿病史10余年。

［中医诊断］鼓胀病、消渴病（肝胆湿热，气阴两虚）。

［西医诊断］肝硬化，2型糖尿病。

［治法］清热利湿，益气养阴，兼化瘀通络，软坚散结。

［处方］瓜蒌20g，火麻仁20g，清半夏9g，黄连6g，熟地黄15g，生薏苡仁15g，麸炒薏苡仁15g，酒苁蓉15g，麸炒枳实12g，当归12g，白花蛇舌草20g，郁金12g，炒僵蚕12g，全蝎6g，三七粉2g，炙淫羊藿15g，黄芪30g，太子参20g，高良姜9g，荜茇9g，生白芍20g，醋香附12g，炒鸡内金15g，麦冬20g。

7剂，日1剂，文火煎煮2次，早、晚饭前半小时温服。

［医嘱］按时服药，进松软易消化食物，调畅情志，忌辛辣、油腻、刺激、烟酒之品。

二诊： 2015年4月28日。患者腹痛稍轻，以两胁下为主，纳少，乏力，偶肠鸣，寐差，大便干黏，肛门下坠感，小便可。故调整中药如下。

［处方］生薏苡仁、炒薏苡仁各15g，瓜蒌20g，黄连6g，清半夏9g，白花蛇舌草20g，太子参20g，生黄芪30g，当归12g，白芍20g，火麻仁20g，肉苁蓉15g，槐米20g，醋香附12g，延胡索15g，三七粉2g，炒僵蚕12g，全蝎6g，熟地黄15g，麦冬20g。

14剂，1日1剂，文火煎煮2次，早、晚饭前半小时温服。

三诊： 2015年日5月12日。患者腹痛减轻，乏力明显减轻，纳可，夜寐好转，但仍大便干，肛门下坠感，上药加醋鳖甲20g、龟甲20g，续服14剂。再予直肠滴入中药煎剂，每晚一次保留灌肠，10天。灌肠予白花蛇舌草20g、槐米15g、大黄9g、厚朴15g、枳实12g、荔枝核15g、炒莱菔子15g以化浊解毒，理气通腑。

患者口服中药汤剂治疗2个月，腹痛不明显，大便变软，每日1行，肛门下坠感消失，纳可，寐安，偶乏力，肠鸣，余症均消。

按语： 中医古籍文献中针对肝硬化病名有两大类：一类以发病机制命名，如"肝积""脾积""心积""积气""肥气""伏梁""积聚""癥瘕"等；一类以发病时的临床表现命名，如"胁痛""肝胀""癖黄""血黄""黄疸""黑疸""癌气""鼓胀""肝水"等。李老师根据多年的临床经验，认为肝硬化以浊毒论治，其病因为浊毒之邪内伏血分，病机为浊毒蕴肝、肝络瘀阻、致积成结，并总结出化浊解毒、活血化瘀、软坚散结的治疗大法。本患者患有鼓胀兼消渴病，初期以邪实为主，并有气阴两虚，治疗以清热利湿、化浊解毒为总要，兼以益气养阴、软坚散结，方中瓜蒌、茵陈、黄连、黄芩、生薏苡仁清热利湿、化浊解毒；黄芪、太子参、熟地黄、肉苁蓉、白芍、麦冬益气养阴；麸炒枳实、香附、延胡索理气止痛；麸炒薏苡仁、清半夏、鸡内金、高良姜、荜茇健脾和胃，以防苦寒虫毒药伤及脾胃。浊毒内壅，脉络闭阻，瘀血内停，日久结于胁下，形成痞块，故在一、二诊用炒僵蚕、全蝎、三七粉、郁金通络化瘀基础上，三诊加鳖甲、龟甲加强软坚散结作用，鳖甲兼滋养肝肾，软坚散结柔肝体。结合本案患者，李老师配合化浊解毒、理气通腑中药保留灌肠疗法综合治疗，共奏化浊解毒、软坚散结、益气养阴之功，使病向愈。

案例（2）

初诊：刘某，男，57 岁。2015 年 5 月 6 日。

[主诉] 间断腹部胀满 2 年，加重半个月，伴胸闷痛 6 天。

[现病史] 患者 2 年前间断出现腹部胀满，半个月前无明显诱因出现腹部胀满加重，遂就诊于县医院，经输液治疗（具体不详），病情未见好转，遂转诊到市人民医院，诊为肝硬化合并腹水、胸腔积液，经输血浆及液体治疗（具体不详）后，腹部胀满略缓解。6 天前患者因饮食不慎及情绪波动后腹部胀满症状加重伴胸闷痛，为求进一步系统诊治，遂就诊于我院。现主症：腹部胀满，伴胸闷痛，喘憋，活动后加重，口干口苦，不欲饮，偶有烧心反酸，纳差，寐差，排便困难，量少，小便量少，色黄。近期体重无明显变化。既往患肝硬化合并腹水 2 年。

[中医诊断] 鼓胀病（肝胆湿热，脾虚水停）。

[西医诊断] 肝硬化合并腹水，胸腔积液。

[治法] 清热利湿，健脾利水。

[处方] 茯苓 15g，泽泻 15g，猪苓 15g，白术 12g，桂枝 12g，蜜桑白皮 12g，车前草 15g，柴胡 12g，黄芩 12g，厚朴 15g，麸炒枳实 15g，酒大黄 9g，茵陈 15g，炒栀子 9g。

7 剂，日 1 剂，文火煎煮 2 次，早、晚饭前半小时温服。

[医嘱] 按时服药，进松软易消化食物，调畅情志，忌辛辣、油腻、刺激、烟酒之品。

二诊：2015 年 5 月 13 日。患者腹部胀满较前减轻，胸闷痛缓解，但仍有腹水，口干口苦，不欲饮，偶有烧心反酸，寐欠安，舌暗红，苔薄黄，脉象弦滑。于前方加女贞子 12g、墨旱莲 12g。

7 剂，1 日 1 剂，文火煎煮 2 次，早、晚饭前半小时温服。

三诊：2015 年日 5 月 20 日。患者腹部胀满减轻，口干口苦好转，纳好转，药已中病，原方继服 7 剂后，腹部胀满减轻，胸闷痛缓解，但仍有喘憋，寐差。上方加牡蛎 15g 以平肝潜阳。

以上方随症加减治疗 2 个月，患者精神明显好转，腹部胀满明显减轻，偶有烧心反酸，余症均消。

按语： 肝硬化病位在肝，常可涉及胆、脾、胃、肾、肺等，此患者胸闷、胸痛、气息微弱、声低、乏力等症状为肺系病位特征。李老师采用清热利湿、健脾利水之法，予茵陈、栀子、大黄清热利湿、化浊解毒；厚朴、枳实、木香、香附疏肝理气；茯苓、薏苡仁、大腹皮利水渗湿；桔梗宣肺祛痰；牡蛎、鳖甲滋阴潜阳软肝，诸法合用，共助化浊解毒、软肝散结之功。中医学认为脾为水之堤防，堤防固则水道利；脾衰则制水之责失常，渗利不能，水邪泛滥，浸于皮肤为肿，积于腹为胀。腹水无不由于脾、肺、肾三经失常所致。李老师认为肝硬化腹水，临床治疗着眼点不止在肝，还在脾肺肾，今肝木横逆侮土，脾失健运之常，堤防不固，水湿泛溢，腹胀渐成；而肺为水之上源，又主制节，通调水道，下输膀胱，正所谓肺主宣肃之故；肾为水脏，膀胱为水之阴腑，三焦为水之阳腑，如肾不能化气行水，则膀胱津液不出，三焦水道不通，小便短少，水邪停聚，可致腹水，究其肾气之所以不化者故。李老师认为本例腹水症是肝木克脾土而成，今已脾衰土困，若再用峻泻求一时之快，以致预后不良，不可不慎。方中柴胡、厚朴、麸炒枳实、茯苓、泽泻、猪苓、车前草行气利水，酒大黄、茵陈、黄芩、炒栀子化浊解毒、清热利湿，桂枝、白术、女贞子、墨旱莲温补脾肾，加牡蛎以平肝潜阳软坚。诸药合用，达到气行水利、浊化毒消之效，病情向愈。本病在药物治疗的同时，应配合个人生活方式的综合调整，如饮食有节、起居有时、情志舒畅等。

案例（3）

初诊： 于某，男，65 岁。2015 年 7 月 8 日。

[主诉] 间断腹部胀满 10 月余，加重 10 天。

[现病史] 患者 10 个月前出现腹胀，饭后加重，近 10 天加重。现主症：腹胀伴全身瘙痒，无烧心反酸，口干，无口苦，纳可，夜寐欠安，小便量少，色黄，大便偶有不成形，排泄不尽。舌暗红，苔黄腻，脉弦滑。2014 年 9 月上、下腹部 CT 平扫及增强示肝硬化合并腹水、胆囊结石、慢性胆囊炎。

[中医诊断] 鼓胀（肝胆湿热，肝络瘀阻）。

[西医诊断] 肝硬化合并腹水；胆囊结石，慢性胆囊炎。

[治法] 清热利湿，软坚散结。

[处方] 茵陈 20g，黄连 15g，黄芩 15g，海金沙 15g，苦参 15g，鸡内金 15g，垂盆草 15g，田基黄 15g，茯苓 15g，大腹皮 15g，炒莱菔子 15g，地肤子 15g，当

归 15g，生白芍 30g，白鲜皮 15g，鳖甲 20g，龟甲 20g，清半夏 9g。

14 剂，水煎服，1 日 1 剂，分早、晚两次温服。

[医嘱] 按时服药，进松软易消化食物，调畅情志，忌辛辣、油腻、刺激之品。

二诊： 2015 年 7 月 22 日。患者腹胀较前减轻，伴全身瘙痒，无烧心反酸，口干，无口苦，纳可，夜寐欠佳，小便量可，色黄，大便偶有不成形。舌暗红，苔黄腻，脉弦滑。此为浊毒渐解，但湿热仍在，治拟解毒化浊。上方去苦参、垂盆草，加红景天 15g、焦槟榔 15g、玄参 15g、车前子 15g、金钱草 15g。

14 剂，水煎服，1 日 1 剂，分早、晚两次温服。

三诊： 2015 年 8 月 6 日。患者腹胀较前明显减轻，全身瘙痒较前减轻，口干已除。舌暗红，苔薄黄腻，脉弦滑。此为浊毒被逐、湿热尚存之征象。上方去茵陈、海金沙，加墨旱莲 15g、生白术 30g、陈皮 9g、竹茹 9g。

以上方随症加减治疗 1 年，患者腹胀明显减轻，余症均除。

按语： 李老师认为，肝硬化系慢性病，往往不能很快恢复，若身体尚未虚弱，病程又短，精神与饮食很好，治疗就比较顺利；若病期久，身体弱，病又顽固，必须持久治疗才会有满意的效果。倘在治疗过程中再感染其他杂病，则如双斧伐树，哪能久持，因而在治疗上也就更加复杂。治疗时，当先治其标，后治其本，更当分清轻重缓急，不失先后治疗的方针，方为上策。肝病既属顽固症，则气血已经受到相当的损失，如果不早将杂症治疗一清，则一身之气血，不堪消磨。所以，在肝病当中，如果出现并发症均不可忽视。在临床工作中，我们发现较多原发性肝硬化患者并发有胆囊炎、胆囊结石。李老师认为，对于无症状慢性胆囊炎、胆囊结石患者而言，治疗原则是饮食调整，有症状时可利胆、对症治疗、继续观察等。对某些高风险患者可采取预防性胆囊切除。慢性胆囊炎、胆囊结石患者一般预后良好，以治肝硬化为主，急性胆囊炎发作时，会导致胆囊内胆汁淤积并合并感染，临床上会出现腹胀、发热，腹部检查可发现腹膜炎症状。如果感染未能及时控制，胆囊壁会出现坏疽，最终可导致胆囊穿孔，临床上可出现感染性休克症状，危及生命，故应分清缓急而治。治疗主要是清利肝胆，化浊解毒，扶正祛邪。茵陈、黄连、黄芩、苦参、茯苓作为清利肝胆、解毒化浊常用药物，临床应用常常取得很好的效果。针对肝硬化可随症加减鳖甲、龟甲、垂盆草、田基黄、生白芍以软坚散结；胆系常用药有海金沙、鸡内金、金钱草；后期可酌加益气行气之药红景天、焦槟榔、玄参等。

本案患者诊为鼓胀，证属肝胆湿热、肝络瘀阻，主要以清热利湿、软坚散结、化浊解毒为治疗总要。茵陈、黄连、黄芩、苦参清热利湿、化浊解毒；海金沙、鸡内金利胆化石；鳖甲、龟甲、垂盆草、田基黄、当归、生白芍软坚散结；茯苓、白术、木香、砂仁、生薏苡仁、鸡内金、砂仁健脾止泻。临床上常用单纯西医疗法，但效果往往不佳。近年来，李老师对肝硬化合并急慢性肠炎患者进行中西医结合治疗，取得较好效果。

二、浊毒内蕴

案例（1）

[初诊] 赵某，男，65 岁。2016 年 4 月 3 日。

[主诉] 间断腹部胀满 2 年，加重伴腹泻半年。

[现病史] 患者 2 年前无明显诱因出现腹部胀满，偶伴疼痛，未予重视及积极治疗。半年前，患者饮食不慎及情绪波动后，右胁肋部疼痛加重，且出现腹痛、腹泻，每于饮食后加重，大便日行 10 余次，口服复方阿嗪米特 2 片，每日 3 次，蒙脱石散 1 袋，每日 3 次，病情未见明显好转。今患者为求系统诊治，就诊于我院。现主症：腹部胀满，每于饮食后加重，伴腹泻 10 余次，偶有黏液，无脓血，时有牙龈及鼻腔出血，食欲可，寐差，小便量少，舌暗红，苔黄厚腻，脉弦细滑。自发病以来患者精神尚可，近半年体重下降 3kg。

[既往史] 肝炎肝硬化失代偿期合并腹水，慢性胆囊炎 2 年。

[中医诊断] 鼓胀（浊毒内蕴，肝木克土）。

[西医诊断] 肝炎肝硬化失代偿期合并腹水，胆囊炎，慢性肠炎。

[治法] 化浊解毒，健脾利水。

[处方] 白花蛇舌草 15g，半枝莲 15g，半边莲 15g，茵陈 15g，板蓝根 15g，鸡骨草 15g，苦参 10g，黄连 12g，生黄芩 12g，绞股蓝 15g，大腹皮 15g，盐车前子 15g，马鞭草 15g，茯苓 30g，冬瓜皮 15g，蜜桑白皮 15g，泽兰 15g，仙鹤草 30g。

7 剂，1 日 1 剂，文火煎煮 2 次，早、晚饭前半小时温服。

[医嘱] 按时服药，进松软易消化食物，调畅情志，忌辛辣、油腻、刺激、烟酒之品。

二诊：2016 年 4 月 10 日。患者腹泻次数减少，偶有黏液，无脓血，食欲可，仍腹部胀满，每于饮食后加重，夜寐差，小便量可，舌暗红，苔色黄，苔质厚腻，脉象弦滑。

[处方] 葛根 30g，秦皮 15g，半边莲 15g，茵陈 15g，诃子肉 10g，地榆 15g，焦麦芽 15g，黄连 12g，生黄芩 12g，绞股蓝 15g，大腹皮 15g，盐车前子 30g（包煎），茯苓 30g，金樱子肉 15g，蜜桑白皮 15g，泽兰 15g，仙鹤草 30g，盐菟丝子 15g，徐长卿 15g，醋延胡索 15g，白芷 10g，全蝎 6g。

7剂，1日1剂，文火煎煮2次，早、晚饭前半小时温服。

三诊： 2016年4月17日。患者腹部胀满减轻，纳好转，药已中病，原方继服7剂后，腹部胀满明显减轻，时有牙龈及鼻腔出血，食欲可，大便日3次，小便量少。

故上方去葛根、延胡索，加壁虎6g、蜈蚣2条、冬瓜皮15g、蟾皮6g以利水消胀。

以上方随症加减治疗3个月，腹部胀满较前减轻，咳嗽咳痰明显好转，牙龈及鼻腔出血缓解，食欲可，寐稍安，小便量可，余症均消。

按语： 肝硬化属于中医鼓胀病范畴，中医分气鼓、血鼓、水鼓，疾病逐渐加重。该患者属于鼓胀病早期之气鼓，肝郁气滞，气滞血瘀，损伤正气，同时伤及各个脏腑，尤以伤及脾胃最常见，肝郁乘脾，亦可见脾虚气滞，继而可导致各种消化道症状。李老师认为肝硬化之病因为浊毒之邪内伏血分，并根据多年的临床经验总结出解毒化浊、活血化瘀、软坚散结的治疗大法，同时根据邪正消长的病理规律，将治疗分祛邪为主、扶正祛邪并重、扶正为主兼以祛邪三种。本病患者肝炎肝硬化，为肝功能失代偿期，胃肠道症状较重，属于浊毒内蕴、肝木克土、脾虚泄泻之证，主要以化浊解毒、健脾利水为主。李老师用白花蛇舌草、半枝莲、半边莲、茵陈、黄连、生黄芩、清半夏等药化浊解毒；以葛根、秦皮、金樱子、诃子肉、仙鹤草、地榆、白芷涩肠止泻；茯苓、焦麦芽、大腹皮、盐车前子、马鞭草、冬瓜皮、蜜桑白皮、泽兰健脾利水、理气消胀；仙鹤草、盐菟丝子、金樱子肉补益肝肾；泽兰、壁虎、蜈蚣、全蝎、蟾皮、绞股蓝破血逐瘀。诸法合用，急治其标，缓治其本，标本结合，取得良效。

案例（2）

初诊： 刘某，男性，56岁。2013年4月16日。

[主诉] 腹部胀满3月余，加重3天。

[现病史] 患者患有慢性乙型肝炎病史10年，3个月前出现腹部胀满。现主症：腹部胀满难忍，乏力，口苦，无恶心呕吐，纳少，寐尚安，大便1日1行，质干，小便黄，量可，舌暗红，苔黄腻，脉弦滑。2015年6月查肝脏MRI：右肾囊肿，肝硬化，腹水，副脾。

[中医诊断] 鼓胀（浊毒内蕴，络瘀水停）。

[西医诊断] 乙型肝炎肝硬化失代偿期合并腹水，右肾囊肿。

[治法] 化浊解毒，通络利水。

[处方] 香附15g，紫苏梗15g，青皮15g，柴胡15g，姜黄15g，厚朴15g，枳实15g，清半夏9g，五味子15g，沉香6g，全蝎6g，炒莱菔子15g，茵陈15g，

黄芩 12g，黄连 15g，鳖甲 20g（先煎），龟甲 20g（先煎），鸡内金 20g，大腹皮 15g，车前子 15g，青蒿 30g。

14 剂，水煎服，1 日 1 剂，分早、晚两次温服。

［医嘱］按时服药，进松软易消化食物，调畅情志，忌辛辣、油腻、刺激、烟酒之品。

二诊：2013 年 5 月 2 日。患者右胁疼痛较前减轻，纳食好转，无发热，仍口苦，舌暗红，苔黄腻，脉弦滑。此为浊毒渐逐，治拟解毒化浊，软肝散结，兼以扶正。上方去青蒿，加夏枯草 15g、生白术 30g。

14 剂，水煎服，1 日 1 剂，分早、晚两次温服。

三诊：2013 年 5 月 16 日。患者诸症基本消除。此为浊毒被逐，治拟软肝散结，佐以扶正，上方去姜黄、夏枯草，茵陈调为 20g，加茯苓 15g、刘寄奴 15g、鬼箭羽 15g。

14 剂，水煎服，1 日 1 剂，分早、晚两次温服。

以上方随症加减治疗 3 个月，患者腹部胀满不明显，余症均除。

按语：肝硬化常见的病因包括病毒性肝炎，如乙型病毒性肝炎、丙型病毒性肝炎、酒精性肝病等。目前，肝硬化仍保持着较高的发病率。中医学对肝硬化的认识，根据临床表现，属于"鼓胀""积聚""黄疸"等范畴。李老师认为肝硬化的基本病机，主要为虚、浊、毒、瘀。病位在肝脾，日久及肾；正虚为本，浊、毒、瘀内蕴为标，故治疗应从整体着眼，肝、脾、肾三脏同治，分清轻重主次，辨证结合疏肝理气、化浊解毒、活血化瘀、健脾祛湿、补肾益气等治疗大法，标本同治，遵循因人、因时、因地制宜的原则，突出治疗重点，注重患者体质，针对其气血阴阳与湿、热、浊、毒、瘀等邪的盛衰，既要祛邪，更宜扶正，使其恢复至"正气存内"的状态。李老师治疗肝硬化以化浊解毒为总要，用茵陈、黄连、黄芩清热利湿化浊；枳实、厚朴、柴胡、青皮、紫苏梗疏肝理气和胃；鳖甲、龟甲软坚散结；茯苓、白术健脾除湿。补虚未忘调肝，肝体阴用阳，非柔不克，调肝则忌用破气、过于疏泄之品，应以柔肝为主，疏肝、滋肝、软肝兼而用之。此外，合并腹水患者，见水不应单独利水，应配合补气调中，使气足血行而水化，亦与"见肝之病，知肝传脾，当先实脾"之旨同。三焦有决渎作用，可排泄水液，与肺、脾、肾的生理功能密切相关，故重视疏利三焦，常配伍健脾利湿之品。

案例（3）

初诊：汤某，女，42岁。2012年11月19日。

[主诉] 乙肝"小三阳"10年，胃脘胀满2个月。

[现病史] 患者饮食不慎后胃脘胀满2个月，食欲差，双下肢浮肿。曾间断服用利尿剂（具体不详），浮肿反复发作。现主症：胃脘胀满，食后甚，无鼻出血，牙龈出血，双下肢浮肿，眼睑浮肿，纳差，尿黄。舌红，苔薄黄腻，脉弦滑。

[辅助检查] 腹部彩超：慢性肝病表现，脾大，少量腹腔积液。

[中医诊断] 鼓胀（浊毒内蕴，肝络瘀阻）。

[西医诊断] 乙型病毒性肝炎。

[治法] 化浊解毒，行气通络。

[处方] 田基黄12g，红景天12g，全蝎6g，冬葵子15g，急性子12g，大黄6g，龙胆草15g，五味子15g，厚朴15g，枳实15g，香附15g，紫苏15g。

14剂，水煎服，1日1剂，分两次温服。

[医嘱] 忌食辛辣油腻甜物，畅情志，节饮食，适运动，不适随诊。

二诊：2012年12月3日。患者诉胃脘胀满稍减轻，但仍胃胀，夜间加重，腹胀，小便黄，面黄，手心热，牙龈肿，纳可，寐可，大便日1行，排不净感。舌暗红，苔薄黄，脉弦细。

[处方] 田基黄12g，红景天12g，全蝎6g，冬葵子15g，急性子12g，大黄6g，龙胆草15g，五味子15g，厚朴15g，枳实15g，香附15g，紫苏15g，茵陈15g，黄连15g，生石膏15g。

14剂，水煎服，1日1剂，分两次温服。

三诊：2012年12月17日。患者诉胃胀、腹胀减轻，小便量增多，面色好转，无牙龈肿，纳可，寐可，大便较前通畅，1日1行。舌红，苔薄黄，脉弦细滑。患者症状减轻明显，守法守方，继服两个月后症状基本消失。

按语：现代医学慢性乙型肝炎属中医学"积聚""胁痛"等范畴。其外因多为湿热疫毒。湿热疫毒之邪侵袭，损伤肝脾，使肝脾功能失调。李老师依据中医基本理论和多年的临床经验认为，浊毒化瘀入络是乙型肝炎的核心病机，浊毒内伏是乙型肝炎发病的始动因子。依病情发展和转归可将本病分为浊毒蕴肝期、浊毒入络期及浊毒伤阴期。在治疗方面以化浊解毒贯穿治疗全过程，并根据乙肝病毒感染初、中、末期加以疏肝理气、活血通络、滋养肝肾，确立了化浊解毒、疏肝理气，化浊解毒、活血通络、化浊解毒、滋养肝肾三大基本法则。本案患者浊毒瘀积日久，肝络受阻，疏理气机功能下降，肝气横逆犯胃，胃脘部胀满不适，诊为鼓胀，为肝气不舒、肝逆犯胃之证，治疗当化浊解毒、疏肝理气。厚朴、枳实、香附、紫苏理气解郁可用于肝气郁结之胸胁、胃腹胀痛，四药合用，共奏解毒化浊之功；茵陈、田基黄、急性子、冬葵子、龙胆草、黄连为中医常用的利胆退黄要药；患者脾大，给予全蝎、大黄祛瘀通络、软坚散结；红景天具有扶本固正作用，化浊解毒同时辅助正气，恢复胃肠功能。

案例（4）

初诊： 王某，男，59 岁。2016 年 3 月 21 日。

[主诉] 间断胃脘疼痛 5 个月，加重伴腹部胀满 10 天。

[现病史] 患者患有慢性乙型肝炎 15 年，5 个月前出现胃脘疼痛，10 天前，因饮食不节胃脘疼痛加重，并出现腹部胀满而就诊。现主症：胃脘疼痛，伴有腹部胀满，口干口苦，乏力，无烧心反酸，纳少，夜寐欠安，小便量少，大便正常。舌暗红，少苔，脉弦细。

[辅助检查] 2014 年 5 月查上腹部强化 CT：考虑肝硬化、脾大、腹水。2012年 3 月查电子胃镜：十二指肠溃疡。

[中医诊断] 鼓胀、胃痛（浊毒内蕴，气滞水停）。

[西医诊断] 乙型肝炎肝硬化伴腹水，十二指肠溃疡。

[治法] 化浊解毒，理气止痛，健脾利水。

[处方] 茵陈 20g，半枝莲 15g，山药 15g，生薏苡仁 30g，白花蛇舌草 15g，藤梨根 15g，龙葵 12g，桑白皮 15g，桑寄生 15g，冬葵果 15g，炒白术 15g，枳壳 15g，女贞子 15g，墨旱莲 15g，茯苓 15g，猪苓 15g，车前子 15g，大腹皮 15g，延胡索 15g，白芷 9g。

7 剂，水煎服，1 日 1 剂，分早、晚两次温服。

[医嘱] 按时服药，进松软易消化食物，调畅情志，忌辛辣、油腻、刺激之品。

二诊： 2016 年 3 月 28 日。患者胃脘疼痛较前减轻，伴有腹部胀满较前减轻，仍口干口苦，乏力，无烧心反酸，纳少，夜寐欠安，大便正常。舌暗红，少苔，脉弦细。此为浊毒渐逐，虚象仍在，治拟解毒化浊、软肝散结，兼以扶正。上方去桑白皮，加夏枯草 15g、茯苓 15g、龟甲 15g、鳖甲 15g。

14 剂，水煎服，1 日 1 剂，分早、晚两次温服。

三诊： 2016 年 4 月 12 日。患者胃脘疼痛较前明显减轻，腹部胀满减轻，口干口苦好转，乏力，无烧心反酸，纳稍多，夜寐好转，大便正常。舌暗红，苔薄黄，根少苔，脉弦细。此为浊毒被逐、虚象渐解之象，治拟化浊解毒，佐以扶正，上方去夏枯草、猪苓，加用枸杞子 15g、百合 30g。

14 剂，水煎服，1 日 1 剂，分早、晚两次温服。

以上方随症加减治疗1年，患者胃痛未作，乏力好转，纳稍多，余症均除。

按语：经曰：鼓胀者，腹胀身皆大，大与肤胀等也，色苍黄，腹筋起，此其候也。鼓胀者，中空无物，腹皮绷急，其象如鼓，故名鼓胀，多属于气；鼓胀者，中实有物，腹形充大，非虫即血也。又曰：诸胀腹大，皆属于热；诸湿肿满，皆属于脾。其本在肾，其末在肺。肾者胃之关也，关门不利，故水聚而从其类也。唐容川在《血证论》中说："肝血虚则火扰胃中，肝气虚则水泛脾经，其侮土也如是。"脾气虚弱，则不能运化精微，水湿不化，阻遏气机，水气互阻，腹水乃成。李老师认为，脾为水之堤防，堤防利则水道利。脾衰则制水之责失常，渗利不能，水邪泛滥，浸于皮肤为肿，积于大腹为胀。可见各经虽皆有肿胀，无不是由于脾、肺、肾三经失常所致；然虚实不可不辨。大抵阳证多热，热者多实；阴证多寒，寒者多虚。凡诸实证，或六淫外客，或饮食内伤，阳邪速急，其至必暴；若是虚证，或情志多劳，或酒色过度，日积月累，其来由渐。临证之时，当首辨虚实，虚人气胀，多为脾虚不能运气；虚人水肿，土虚不能制水。朱丹溪说："脾土之阴受伤，转输之官失职，胃虽受谷，不能运化，故阳自升、阴自降，而成天地不交之否，清浊相混，隧道壅塞，郁而为热。热留为湿，湿热相生，遂成胀满。经曰鼓胀是也。"李中梓说："治鼓胀不明虚实，专守下则胀已之一法，虽得少宽于一时，真气愈衰，未几而肿胀再作，遂致不救，殊可叹也。"肝硬化并发溃疡病率较高，因此，李老师应用白英、龙葵、茵陈、半枝莲、白花蛇舌草等药化浊解毒、清热燥湿；炒白术、山药、生薏苡仁、茯苓、猪苓、车前子、大腹皮等药健脾行气利水，治疗肝硬化伴有腹水者；延胡索、白芷和胃止痛；桑寄生、女贞子、墨旱莲补益肝肾；龟甲、鳖甲等药软坚散结。诸药共用，肝胃同治，以愈顽疾。

三、脾虚湿盛

初诊：刘某，男，68岁。2015年6月17日。

[主诉] 间断右胁胀满1年余，加重伴乏力10天。

[现病史] 右胁胀满不适，口干，无烧心反酸，汗出，夜间尤甚，乏力，纳可，寐可，大便可。舌紫暗，苔黄腻，脉弦滑。

[查体] 腹饱满，右上腹轻压痛，肝区轻叩痛，移动性浊音阳性，双下肢无水肿。

[辅助检查] 上腹部CT：肝硬化合并腹水，脾大。

[中医诊断] 鼓胀（脾虚湿盛，肝络瘀结）。

[西医诊断] 肝硬化失代偿期，腹水。

[治法] 健脾利水，化浊解毒，软肝散结。

［处方］茵陈20g，黄连15g，黄芩15g，茯苓15g，猪苓15g，泽泻15g，大腹皮15g，车前子15g，桑白皮15g，当归15g，郁金15g，赤芍15g，生白芍15g，鳖甲20g（先煎），龟甲20g（先煎），桂枝15g，枳实15g，厚朴15g，青蒿30g，生薏苡仁30g。

14剂，水煎服，1日1剂，分早、晚两次温服。

［医嘱］按时服药，进松软易消化食物，调畅情志，忌辛辣、油腻、刺激、烟酒之品。

二诊： 2015年7月2日。患者右胁胀满减轻，无发热，仍汗多，乏力。舌暗红，苔黄腻，脉弦滑。此时浊毒渐解，但浊毒及虚象仍在，治拟解毒化浊，软肝散结，兼以扶正。上方去猪苓、赤芍、桂枝，加地骨皮15g、红景天15g、生黄芪30g。

14剂，水煎服，1日1剂，分早、晚两次温服。

三诊： 2015年7月16日。患者右胁胀满、汗多已除，乏力减轻。舌暗红，苔薄黄腻，脉弦稍滑。此时浊毒被逐，虚象渐解，治以软肝化坚，佐以扶正，上方去泽泻、郁金，加茜草15g、枸杞15g、鸡内金10g、香附15g、紫苏梗12g。

14剂，水煎服，1日1剂，分早、晚两次温服。

以上方随症加减治疗半年，患者右胁胀满未作，余症均除。

按语： 中医对肝硬化认识久远，可归纳为胁痛、积聚、黄疸、鼓胀等疾病的范畴。目前，各医家对肝硬化的病因病机认识基本一致。肝硬化属本虚标实，李老师认为本虚即气血不足、正气亏损，标实即浊毒内蕴、肝络瘀阻。他认为肝硬化主要是湿热邪毒郁久于肝，肝郁失疏，气滞血瘀，瘀血留结，浊毒内蕴，肝脏失养，日久而成。见水不应单独利水，李老师临床上常用麻黄、杏仁、防风等宣通肺气，以开发上焦；用党参、白术、茯苓、生薏苡仁、川朴、大腹皮等健运脾气，以理中焦；选用防己、木通、车前子、猪苓、泽泻、滑石等通利下焦。"血不利则病为水"，基于此，李老师十分注意水血同治，肝脾兼调，常以当归芍药散养血活血、健脾利水。新瘀宜急散，久瘀宜缓攻，在活血化瘀药物的选用上，他根据患者病情轻重、病程长短、患者体质特色用药，病轻、病程短、体质强者，选用三棱、莪术、水蛭等峻攻破血之品；病重、病程长、体质弱者选用当归、丹参、赤芍、白芍、郁金等平和之品，同时配合应用软坚消癥之法治之，如鳖甲、龟甲、生瓦楞子、生牡蛎、鸡内金、三棱、莪术、山慈菇等。病由肝脾传入肾，病情进一步恶化，若腹水特别严重，症见腹大如瓮、脐突尿少、腰痛如折、气短不得卧、下肢水肿等。这时加用黄芪、党参、肉苁蓉、菟丝子、熟地黄、山茱萸、山药、茯苓等补真阳行肾气，力图使气得峻补，则上行而启下，中焦运行，壅滞疏通，中满自消，下虚自实。若真阴枯竭，亦可用熟地黄、枸杞、山茱萸、何首乌、山药、龟甲等厚味滋阴，育阴化气。用药全在审时度势，灵活运用。

四、邪郁肝胆

初诊：张某，女，70岁。2014年6月5日。

[主诉]发现HBsAg阳性20年，发热20天。

[现病史]患者20年前体检发现HBsAg阳性（具体不详），肝功能正常，未经系统诊治，病情尚平稳；1年前体检发现肝硬化，并于某医院住院治疗，症状改善后出院；20天前受凉后出现发热，以午后为主，伴畏寒，无寒战，体温最高38.9℃，经予退热药后体温下降，第2日复升，半小时前病情明显加重，伴寒战，遂急入我院。现主症：发热，畏寒，寒战，神智尚清，能正确应答，口干、口苦，纳差，寐可，大便干，小便可。舌红，苔黄腻，脉弦细滑数。

[中医诊断]鼓胀（邪郁肝胆，浊毒内蕴）。

[西医诊断]肝硬化失代偿期，肝内胆管炎，胆囊结石，肝囊肿；高血压2级（高危）。

[治法]清解散邪，化浊解毒，消癥散郁。

[处方]柴胡20g，生黄芩10g，青蒿15g，炒苦杏仁10g，炒薏苡仁30g，生牡蛎20g，醋鳖甲20g，竹茹10g，瓜蒌20g，清半夏10g，蜜紫菀10g，滑石粉20g，甘草6g，炒僵蚕15g，蝉蜕10g，姜黄15g，太子参15g，牡丹皮15g。

7剂，1日1剂，文火煎煮2次，早、晚饭前半小时温服。

[医嘱]按时服药，进松软易消化食物，调畅情志，忌辛辣、油腻、刺激、烟酒之品。

二诊：2014年6月12日。患者发热有所好转，但仍畏寒，晨起口干口苦，纳少，大便偏干，1日1行。舌紫暗，苔薄黄腻。患者肝胃不和，瘀血较明显，故原方加赤芍15g、生地黄15g、焦麦芽15g，以健脾和胃，祛瘀通络。

7剂，1日1剂，文火煎煮2次，早、晚饭前半小时温服。

三诊：2014年日6月19日。患者发热、畏寒好转，偶寒战，口干、口苦减轻，纳可，寐可，大便稍干，小便可。药已中病，原方继服7剂后，发热、畏寒明显好转，无口干口苦，食欲可，故调整中药，上方去滑石、炒苍术、炒杏仁、赤芍，加知母12g、北沙参12g养阴清热，加白花蛇舌草12g化浊解毒，加香薷12g、防风15g、荆芥12g祛湿清热。

14剂，1日1剂，文火煎煮2次，早、晚饭前半小时温服。

以上方随症加减治疗2个月，患者精神明显好转，余症均消。

按语：李老师认为，浊毒不属同类，浊属阴邪，毒为阳邪。浊、毒虽性质不同，然两者关系甚密，常胶结致病，且毒之形成，与浊有密切的关系，故而浊毒并称。本患者初期以邪实为主，治疗先以清解散邪、化浊解毒为要，予柴胡、生黄芩、青蒿、僵蚕、蝉蜕等药清解散邪，茵陈、黄连、白花蛇舌草、半枝莲、半边莲化浊解毒，鸡骨草、绞股蓝清热解毒，鸡内金、焦麦芽、焦神曲、焦山楂健脾化浊。肺居上焦，为水之上源，能通调水道，予升麻、竹茹可引药上行至上焦，香薷、防风、荆芥、紫菀、滑石可利肺化痰、通利三焦、理气行水。肺、脾、肝三脏同治，化浊解毒、理气利水，收效显著。本案是鼓胀病合并外感，感受风寒后邪郁肝胆，缠绵不愈所致，为本虚标实之证。李老师以扶正为主，兼以祛邪，方中柴胡、青蒿、黄芩、炒杏仁、清半夏、甘草疏利肝胆、散邪退热，合瓜蒌、炒薏苡仁、滑石粉、白花蛇舌草、僵蚕、蝉蜕、姜黄、竹茹化浊解毒，生牡蛎、醋鳖甲、太子参、北沙参、知母、牡丹皮、赤芍、僵蚕益气滋阴、活血软坚，炒薏苡仁、焦麦芽健脾开胃，再根据患者是否外感，加香薷、防风、荆芥以疏散风热而固表。众法结合，诸药合用，终见其效，久病向愈。

五、痰热互结

[初诊] 乔某，男，81 岁。2013 年 9 月 13 日。

[主诉] 间断腹部胀满不适半年余，加重伴恶心 3 天。

[现病史] 患者患有慢性乙型肝炎病史 15 年，半年前出现腹部胀满。现主症：腹部胀满不适，夜间 2~3 点加重，恶心，痰多黏稠，咽干，头晕乏力，纳差，寐差，大便干，应用甘露醇、开塞露后 1 日 1 行，小便量可。舌暗红，苔黄腻，脉弦滑。

[辅助检查] 上腹部 CT：肝硬化，少量腹水。

[中医诊断] 鼓胀（痰热互结，浊毒内蕴，肝络瘀阻）。

[西医诊断] 乙型肝炎肝硬化失代偿期，腹水；慢性萎缩性胃炎。

[治法] 清热化痰，化浊解毒，软肝散结。

[处方] 茵陈 20g，黄连 15g，黄芩 15g，板蓝根 15g，苦参 15g，绞股蓝 15g，垂盆草 15g，田基黄 15g，冬凌草 15g，大黄 6g，山慈菇 15g，石见穿 15g，青皮 15g，槟榔 15g，鳖甲 20g（先煎），龟甲 20g（先煎），金钱草 15g，大腹皮 15g，全蝎 6g，生白术 30g，鸡内金 20g，蜈蚣 2 条。

7 剂，水煎服，1 日 1 剂，分早、晚两次温服。

[医嘱] 按时服药，进松软易消化食物，调畅情志，忌辛辣、油腻、刺激之品。

二诊： 2013 年 9 月 20 日。药后患者腹胀较前减轻，仍咽干，纳好转，但仍寐欠佳并且出现腹胀。舌暗红，苔黄腻，脉弦滑涩。此时浊毒渐逐，但因患者患有慢性萎缩性胃炎，胃不和则卧不安，故寐欠佳，且有少量腹水，治拟解毒化浊、软肝散结，兼以和胃利水消胀。上方去大黄、绞股蓝，加浙贝 15g、海螵蛸 15g、枳实 15g、厚朴 15g、车前子 15g。

14 剂，水煎服，1 日 1 剂，分早、晚两次温服。

三诊：2013 年 10 月 5 日。患者右腹胀较前减轻，咽干较前减轻，仍头晕乏力，纳好转，寐较前好转。舌暗红，苔薄黄腻，脉弦滑。此时浊毒被逐，但仍有湿热困于脾胃、肝胆，故上方去黄连、黄芩，茵陈调为 30g，加泽兰 20g、薏苡仁 30g、墨旱莲 15g。

14 剂，水煎服，1 日 1 剂，分早、晚两次温服。

以上方随症加减治疗 3 个月，患者腹胀未作，时有头晕乏力，余症均消。

按语：李老师认为肝硬化之病因为浊毒之邪内伏血分，并根据多年的临床经验总结出解毒化浊、软坚散结等治疗大法，同时根据邪正消长的病理规律，治疗分祛邪为主、扶正祛邪并重、扶正为主兼以祛邪。对于伴有慢性萎缩性胃炎患者，李老师以浊毒理论为依据，制定了以"化浊""解毒""和胃"三法合一为主的治疗。二者方法有机结合，疗效显著。本案患者初期以邪实为主，主要以化浊解毒为总要，茵陈、黄连、黄芩清热利湿化浊；大黄通腑泄浊，给浊毒以出路；板蓝根、绞股蓝清热解毒；垂盆草、田基黄解毒保肝降酶。李老师在多年临床实践中体会到慢性肝病发展到肝硬化阶段已不是"见肝之病，知肝传脾"之时，而多是"肝病已传脾"，故多加用青皮、生白术、鸡内金、槟榔健脾和胃。虫类药的应用是李老师在肝硬化治疗中的一大特色，他喜用鳖甲、龟甲治疗肝硬化后期以低热、胁肋下刺痛、肢颤拘挛、神呆为主症之正虚邪恋、浊毒未尽、痰瘀滞络证。《本草汇言》指出："厥阴血闭邪结，渐至寒热，为癥瘕，为痞胀，为疟疾，为淋沥，为骨蒸者，咸得主之。"鳖甲为甘、咸、寒之品，入肝、肾经，具有滋阴潜阳、退热除蒸、软坚散结之效。《温病条辨》赞其"守神入里，专入肝经血分，能消癥瘕"。《本草新编》言其"善能攻坚，又不损气，阴阳上下有痞滞不除者，皆宜用之"。龟甲味甘，性寒，入肾、肝、心经，可收滋阴潜阳、益肾健骨、养血补心之功。《本草衍义补遗》谓其"补阴之功力猛，而兼祛瘀血、续筋骨、治劳倦"。龟甲入肾通心，滋阴养血，清热潜阳，补益之力大于鳖甲，且入血分，能补血止血，益肾健骨。故选用鳖甲、龟甲、石见穿软坚散结，黄芩、山慈菇、青皮清热化痰，全蝎、蜈蚣通络解毒散结。

眩晕

肝肾阴虚

初诊：翟某，男，65岁。2014年8月14日。

[主诉]间断头晕1年，乏力、腰部酸痛半年。

[现病史]患者1年前因头晕、眼底出血发现高血压，血压（BP）最高达240/140mmHg，尿素氮（BUN）为12.59mmol/L，血肌酐（Scr）为181μmol/L，尿蛋白（＋），诊为高血压肾病。现服苯磺酸氨氯地平每次5mg，2次/日，复方利血平氨本蝶啶片1片/日，美托洛尔每次25mg，2次/日，盐酸特拉唑嗪每晚2mgl。现主症：头晕，乏力，腰部酸痛，纳可，眠安，二便调。舌暗红，苔黄厚腻，脉弦细滑。

[辅助检查]BP：170/102mmHg。BUN：13.44mmol/L。Scr：205μmol/L。24小时尿蛋白0.86g。尿常规：尿蛋白（＋），WBC偶见。血β2–MG：16.47μg/ml。

[中医诊断]眩晕（肝肾阴虚，浊毒内蕴）。

[西医诊断]高血压肾病。

[治法]滋补肝肾，化浊解毒，活血通络。

[处方]水牛角丝15g（先煎），茯苓20g，炒白术12g，当归10g，土茯苓20g，酒大黄10g，黄芪20g，生杜仲12g，桑寄生20g，续断12g，丹参15g，川芎10g，地龙12g，僵蚕10g。

14剂，1日1剂，文火煎煮2次，早、晚饭前半小时温服。降压药物继按原方案服用。

[医嘱]按时服药，忌辛辣、油腻之品，调节情绪，注意休息。

二诊：2014年8月28日。BP为160/95mmHg，头晕减轻，腰部酸痛好转，大便干。舌暗红，苔根黄腻，脉弦细滑。前方加生大黄6g（后下），蝉蜕10g，龟甲15g（先煎）。

14剂，1日1剂，文火煎煮2次，早、晚饭前半小时温服。

三诊：2014年9月12日。BP为152/95mmHg，临床症状消失。舌暗红，苔薄白，脉沉细滑。前方加积雪草15g。

14剂，1日1剂，煎服法及注意事项同前。

四诊：2014年9月26日。BP为145/90mmHg，BUN为8.9mmol/L，Scr为146.3μmol/L，

24 小时尿蛋白 0.56g。继用前方巩固治疗。

按语： 高血压肾病是高血压引起肾小球动脉硬化，进而发生肾小球硬化及肾小管萎缩的疾病。李老师认为患者高血压病日久，肝阳偏亢，浊毒内蕴，肾虚精亏，升降失司，三焦气化不利，水液输布排泄失常，水湿潴留，湿聚成痰，湿蕴成浊，水湿痰浊互结，阻碍气机，阻塞脉道，血运迟缓，气血瘀滞，郁久成毒。水湿痰浊瘀毒胶着难化，导致浊毒内蕴；或因迁延日久，由毒致虚，肾阴阳俱损，阴不涵阳，导致尿毒症。李老师治疗该证型患者时，善用滋补肝肾、化浊解毒、活血通络法。方中黄芪、茯苓、炒白术益气健脾；龟甲、生杜仲、桑寄生、续断滋补肝肾；蝉蜕、地龙、僵蚕化瘀通络；丹参、川芎活血化瘀；水牛角丝、土茯苓、酒大黄清热解毒、利湿祛浊。方中大黄，味苦，性寒，归脾经，能泻下攻积、解毒清热、祛瘀通经、泻火凉血等。全方共奏滋补肝肾、化浊解毒、活血通络之功。

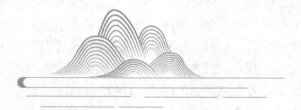

癌病篇

胃 癌

一、浊毒内蕴

案例（1）

初诊：任某，男，66岁。2006年7月8日。

[主诉]间断胃脘疼痛10年，加重1个月。

[现病史]患者1997年7月无明显诱因出现上腹部疼痛，拒按，伴烧心、反酸，就诊于当地医院，查胃镜示萎缩性胃炎，病理示胃黏膜腺体肠上皮化生、不典型增生。诊断为萎缩性胃炎。给予药物（具体不详）口服，症状缓解。后间断出现胃脘疼痛，口服上述药物尚能控制。1个月前，突然出现上腹疼痛难忍，喜按，伴嗳气、烧心、反酸，继以口服药控制病情，但间断性加重，故就诊于我院。现主症：患者胃脘疼痛，喜按，伴嗳气、堵闷，呕吐，不思饮食，消瘦，面色萎黄，口干苦，大便干。舌质红，苔黄厚腻，脉弦滑。

[既往史]否认高血压、糖尿病史；无肝炎、结核及其他传染病史；无外伤、手术及输血史。

[个人史]生于原籍，久居此地，住地无潮湿之弊，条件尚可。

[家族史]否认家族遗传病及传染病史。

[查体]T 36.3℃，R 21次/分，P 89次/分，BP 110/65mmHg。发育正常，营养中等，全身皮肤黏膜无黄染，心肺无异常。腹部平软，未见肠型、胃型蠕动波，无腹壁静脉曲张。上腹部压痛，左腹部可触及包块，固定不移，表面凹凸不平，无反跳痛及肌紧张。肝脾肋下未及，肠鸣音正常。

[辅助检查]血常规正常。电子胃镜：胃癌。病理：腺癌。腹部B超：胆囊炎。

[中医诊断]胃癌（浊毒内蕴，毒瘀胶结）。

[西医诊断]胃癌（腺癌），胆囊炎。

[治法]化浊解毒，化瘀散结。

[处方]白花蛇舌草15g，半枝莲15g，半边莲15g，茵陈15g，黄连12g，板蓝根15g，苦参12g，黄药子12g，黄芩12g，绞股蓝12g，蒲黄9g，鸡骨草15g，五灵脂15g，延胡索15g，白芷15g，蒲公英15g，砂仁9g（后下），丹参15g，桃

仁 10g，全蝎 9g，三棱 6g，莪术 6g，鸡内金 15g，焦三仙各 10g，芦荟 0.5g。

7 剂，水煎服，1 日 1 剂，早、晚温服。

［医嘱］按时服药，进松软易消化食物，调畅情志，忌辛辣、油腻、刺激之品。

二诊：2006 年 7 月 15 日。服药后患者胃脘痛稍缓解，嗳气、堵闷感较前减轻，呕吐减少，不思饮食，气短乏力，口干口苦，大便质可。舌红，苔黄腻，脉弦滑。

［治法］化浊解毒，化瘀消积。

［处方］白花蛇舌草 15g，半枝莲 15g，半边莲 15g，茵陈 15g，黄连 12g，板蓝根 15g，苦参 12g，黄药子 12g，黄芩 12g，绞股蓝 12g，蒲黄 9g，鸡骨草 15g，五灵脂 15g，延胡索 15g，白芷 15g，蒲公英 15g，砂仁 9g（后下），丹参 15g，桃仁 10g，全蝎 9g，蜈蚣 2 条，三棱 6g，莪术 6g，鸡内金 15g，焦三仙各 10g。

7 剂，水煎服，1 日 1 剂，早、晚温服。

三诊：2006 年 7 月 23 日。服药后患者胃脘痛减，夜间偶有发作，嗳气、堵闷感较前减轻，呕吐减少，食欲渐增，自觉体力好转，口苦，大便质可。舌红，苔薄黄腻，脉弦滑。

［治法］化浊解毒，化瘀消积。

［处方］白花蛇舌草 15g，半枝莲 15g，半边莲 15g，茵陈 15g，黄连 12g，板蓝根 15g，苦参 12g，黄药子 12g，黄芩 12g，绞股蓝 12g，鸡骨草 15g，蒲黄 9g，五灵脂 15g，延胡索 15g，白芷 15g，蒲公英 15g，砂仁 9g（后下），丹参 15g，壁虎 6g，全蝎 9g，蜈蚣 2 条，三棱 6g，莪术 6g，鸡内金 15g，焦三仙各 10g。

7 剂，水煎服，1 日 1 剂，早、晚温服。

四诊：2006 年 7 月 30 日。服药后患者胃脘偶有隐痛，嗳气、堵闷偶作，时有呕吐，食欲可，口苦，大便质可。舌红，苔薄黄，脉弦滑。

［治法］化浊解毒，扶正祛邪。

［处方］蒲黄 9g，五灵脂 15g，延胡索 15g，白芷 15g，蒲公英 15g，砂仁 9g（后下），黄芪 15g，党参 12g，白术 9g，全蝎 9g，三棱 6g，莪术 6g，鸡内金 15g，焦三仙各 10g，百合 12g，乌药 12g，当归 9g，白芍 30g，茯苓 15g，白术 6g，紫豆蔻 12g，三七粉 2g（冲服），川芎 9g。

7 剂，水煎服，1 日 1 剂，早、晚温服。

五诊：2006 年 8 月 7 日。服药后患者胃脘疼痛不显，嗳气、堵闷明显减轻，呕吐消失，食欲可，口苦，大便质可。舌红，苔薄黄，脉弦滑。

患者诸症均减，药已中的，前方辨证加减继服 3 个月，后改为口服茵连和胃颗粒、养胃舒软胶囊巩固治疗，随访半年病情稳定。

按语：胃癌病名在中医里属于"伏梁""反胃""胃脘痛""噎膈"等范畴。胃癌乃由于正气虚损，阴阳失调，邪毒阻于胃络所致。李老师认为，胃癌为六淫外侵、七情内伤、饮食劳倦或禀赋不足所致，脏腑阴阳气血失调，正气亏虚，瘀血、痰湿、热毒等病邪合而成"浊毒"，浊毒蕴蒸，瘀滞中焦，脾胃升降失常，胃气壅滞，气机不畅，通降失职，气滞络阻，血瘀不行，毒瘀互结日久而成本病。脾胃运化功能受损，胃失受纳和降，导致胃脘疼痛、堵闷、纳呆等症；胃气上逆，则出现恶心、嗳气、反酸等症。故治疗上以化浊解毒为要，兼以理气和胃，活血通络。李老师采用分期治疗、病证结合、巧用虫药、重视脾胃、攻守相辅原则进行治疗，并总结出胃癌化浊解毒基本方为藿香12g、佩兰12g、砂仁9g、豆蔻9g、半枝莲15g、半边莲15g、白花蛇舌草15g、全蝎9g、蜈蚣2条、壁虎6g等，同时依据病变阶段的不同、正邪主次之异而辨证论治。本患者虚实夹杂，治疗开始阶段患者正气尚存，可采用解毒抗癌法；癌毒日久耗伤人体正气，治疗以扶正祛邪为法。1个月过后，患者症状明显好转，李老师谨守病机，在前方基础上加减应用3个月，收效甚佳。继用成药巩固治疗，以防毒邪留恋复伤人体。

案例（2）

初诊： 万某，男，56岁。2005年3月18日。

[主诉] 间断胃脘痞满6个月。

[现病史] 患者6个月前无明显诱因出现胃脘部痞满不适，餐后加重，间断服用舒肝快胃丸等药物缓解不明显，且逐渐加重。15天前查电子胃镜示胃癌累及贲门，取病理示胃体有少许腺癌组织（低分化）、刷片找到癌细胞。拟予手术及化疗，患者欲求中医治疗，随来我院就诊。现主症：胃脘部痞满不适，伴嗳气、胃脘部隐痛，口干口苦，纳呆，乏力，大便黏腻不爽，1日2~3行，小便尚调。舌暗红，苔黄腻，脉弦滑。

[既往史] 患者否认高血压、糖尿病、冠心病史；无肝炎、结核及其他传染病史；无外伤、手术及输血史。

[个人史] 生于原籍，久居本地，生活居住环境良好，有饮酒史30年，无吸烟史及特殊饮食嗜好。

[婚育史] 23岁结婚，育1子，配偶及儿子均体健。

[查体] T 36.5℃，R 18次/分，P 74次/分，BP 125/80mmHg。发育正常，营养中等。全身皮肤及黏膜无黄染，心肺无异常。腹软，剑突下轻压痛，无反跳痛及肌紧张，肝脾肋下未及。肠鸣音正常，双下肢无水肿。生理反射存在，病理反射未引出。

[辅助检查] 电子胃镜：胃癌累及贲门。病理：胃体少许腺癌组织（低分化），刷片找到癌细胞。上消化道造影：钡剂于食管下段充盈不良，黏膜不规则，充盈缺

损，贲门管壁变硬，胃底小弯侧可见一钡斑。考虑贲门癌波及食管下段及胃底。

[中医诊断] 胃痞（浊毒内蕴，痰湿中阻）。

[西医诊断] 胃恶性肿瘤（腺癌）。

[治法] 化浊解毒，化痰祛湿。

[方名] 自拟化浊解毒汤1号方加减。

[处方] 茵陈15g，黄连9g，厚朴12g，枳实9g，清半夏9g，白术9g（炒），代赭石30g（包煎），竹茹9g，鸡内金15g（炒），莪术9g，全蝎9g，蜈蚣2条。

10剂，1日1剂，水煎服。并配合顺铂规范化疗。

[医嘱] 清淡饮食，少量多餐，忌辛辣油腻之品，调畅情志。

二诊： 2005年3月28日。服上药后胃脘部痞满、嗳气、胃痛均减轻，化疗后出现腹胀、恶心，舌脉同前，方药调整如下。

[处方] 茵陈15g，黄连9g，厚朴12g，枳实9g，清半夏9g，白术9g，代赭石30g（包煎），竹茹9g，鸡内金15g（炒），莪术9g，全蝎9g，蜈蚣2条，焦槟榔12g，生姜9g，炒莱菔子15g。

20剂，水煎服，1日1剂，早、晚温服。

[医嘱] 清淡饮食，少量多餐，忌辛辣油腻之品，调畅情志。

三诊： 2005年4月18日。服上药20剂后，患者胃脘部痞满、嗳气明显好转，胃痛消失，偶有恶心，口干、纳呆，体力较前增强，纳可，寐可，大便仍黏腻不爽。舌暗红，苔薄黄腻，脉弦细。

[方名] 自拟化浊解毒汤1号方加味。

[处方] 茵陈15g，黄连9g，厚朴12g，枳实9g，清半夏9g，白术9g（炒），代赭石30g，竹茹9g，鸡内金15g（炒），莪术9g，全蝎9g，蜈蚣2条，焦槟榔12g，生姜9g，炒莱菔子15g，沙参12g，麦冬12g。

20剂，水煎服，1日1剂，早、晚温服。

[医嘱] 按时服药，进松软易消化食物，调畅情志，忌辛辣、油腻、刺激之品。

患者后连续服用此方，2个月后复查上消化道造影：口服钡剂原病变处管壁僵硬，扩张受限，钡剂可通过；其上段食管未见扩张；胃充盈可，管壁完整，未见充盈缺损及龛影，十二指肠未见异常，与前片相比好转。1年后回访，患者自诉无明显不适。

按语： 本例患者以胃脘胀满为主要症状，故中医诊断为胃痞病。患者饮食不节，脾胃受损，水谷运化失司，日久酿生浊毒，浊毒内蕴，发为癌病。舌暗红，苔黄腻，脉弦滑均为浊毒内蕴之象。方中茵陈、黄连利湿化浊解毒，给浊毒以出路，解毒抗癌；厚朴、枳实行气消胀；炒白术健脾益气；竹茹、半夏、代赭石化痰降逆；全蝎、蜈蚣解毒散结、通经达络。李老师在辨病与辨证的基础上遣方用药，认为患者前期辨证为浊毒内蕴，以标实为主，故治以化浊解毒，后方中加焦槟榔行下焦之气、生姜止呕，方中多为燥湿之品，故加沙参、麦冬以滋阴润燥，是为反佐，并与化疗相结合应用，标本兼治，疗效确切。李老师善用虫类药，认为酌加全蝎、蜈蚣等虫类之品破血逐瘀、解毒散结，可取得满意疗效。对于胃癌患者，中医药显示出优势，既能够通过化浊解毒对瘤本身有抑制作用，还可提高患者自身免疫力，所谓"正气存内，邪不可干"，不但延长了患者的生命，更重要的是提高了患者的生存质量，为肿瘤治疗提供新的思路。

案例（3）

初诊：谢某，女，68岁。2021年7月1日。

[主诉] 胃脘疼痛5年余，加重1年。

[现病史] 5年前开始胃脘疼痛，近1年加重。胃脘部疼痛，时伴胀满，烧心，偶伴恶心，心烦易怒，纳差，多梦易醒，大便干硬，5日1行，患者不知癌症病情。体形中等偏瘦，面色颧下妆红，整体青灰，舌边厚，有裂纹，中心薄，有瘀斑，色暗红，苔薄黄，脉弦细。

[既往史] 慢性萎缩性胃炎，糖尿病。

[辅助检查] 电子胃镜：慢性萎缩性胃炎、胃癌。（贲门）黏膜红白相间，以白为主。（胃底）黏膜红白相间，以白为主，黏膜变薄，隐见黏膜下血管网，黏液湖清，未见出血、溃疡及赘生物。病理诊断：（胃角）见一巨大溃疡，浸润至胃窦、小弯、前后壁；周围不规则增生；恶性肿瘤，建议免疫组化标记；低分化癌。免疫组化标记结果：CK（＋）、CK7（－）、AB/PAS（＋）、CD163（－）、Syn（－）、CgA（－）、ki-67（＋，80%）。

[中医诊断] 胃脘痛（浊毒内蕴，阴虚络瘀）。

[西医诊断] 胃低分化腺癌，糖尿病。

[治法] 解毒抗癌，养阴化浊。

[处方] 百合12g，乌药12g，当归12g，川芎9g，白芍30g，麸炒白术6g，三七2g（冲服），白花蛇舌草15g，半枝莲15g，黄连12g，茵陈15g，苦参12g，鸡骨草15g，蛇莓12g，藤梨根12g，冬凌草12g，延胡索15g，白芷12g，广木香9g，厚朴12g，枳实15g，鸡内金15g。

14剂，颗粒剂，日1剂，早、晚各1袋，早饭前半小时，晚睡前1小时，200ml开水冲服。

[医嘱] 忌食辛辣油腻甜物，畅情志，节饮食，不适随诊。

二诊：2021年7月15日。服药期间持续胃痛伴烧灼感，现干呕，吐白色黏沫，夜间尤甚，口干口苦，大便燥如羊屎，2日1行，舌边厚、有裂纹、中心薄、有瘀斑，色暗红，苔薄黄，脉沉弦细。

[治法]解毒抗癌，清热降逆，养阴化浊。

[处方]百合12g，乌药12g，当归12g，川芎9g，白芍30g，麸炒白术6g，三七2g（冲服），白花蛇舌草15g，半枝莲15g，黄连12g，茵陈15g，苦参12g，鸡骨草15g，延胡索12g，白芷12g，广木香9g，甘松9g，海螵蛸20g，火麻仁20g，蛇莓12g，藤梨根12g，冬凌草12g，灵芝12g，半边莲12g，鸡内金15g。

30剂，颗粒剂，1日1剂，早、晚各1袋，早饭前半小时，晚睡前1小时，200ml开水冲服。

[医嘱]忌食辛辣油腻甜物，畅情志，节饮食，不适随诊。

三诊：2021年8月16日。服药后胃痛、胃胀、恶心消失。现偶烧心、反酸，胃中嘈杂时伴汗出，舌边厚、有裂纹、中心薄、有瘀斑，色暗红，苔薄黄，脉象弦细滑。

[治法]解毒抗癌，清热降浊，养阴和胃。

[处方]百合12g，乌药12g，当归12g，川芎9g，白芍30g，麸炒白术6g，三七2g（冲服），白花蛇舌草15g，半枝莲15g，黄连12g，茵陈15g，苦参12g，鸡骨草15g，延胡索12g，广木香9g，甘松9g，海螵蛸20g，火麻仁20g，蛇莓12g，藤梨根12g，冬凌草12g，灵芝12g，半边莲12g，鸡内金15g，瓜蒌15g。

30剂，服法如前。因症状无明显变化，患者自守原方服药至2022年1月。

四诊：2022年1月20日。因天气变化，患者感寒后胃痛剧，伴大汗、干呕，呕出白色黏沫，痛后烧心，周身乏力，纳呆，饭后亦欲呕，左肩臂酸痛无力，肠鸣频，左耳鸣如潮水，右耳鸣如蝉，大便质可，日1行，舌边厚，有裂纹，中心薄，有瘀斑，色暗红，苔黄腻，脉弦滑。

[治法]行气止痛，和胃化浊，扶正祛邪。

[处方]百合12g，乌药12g，当归9g，川芎9g，白芍30g，麸炒白术6g，三七2g，延胡索15g，蒲黄15g，醋五灵脂15g，白芷15g，茵陈12g，蛇莓12g，藤梨根12g，冬凌草12g，半边莲12g，藿香12g，佩兰12g，鸡内金12g，炒莱菔子12g，火麻仁20g。

30剂，服法如前。

五诊：2022年2月21日。服药5天后胃痛消失，现烧心，纳呆，饭后干呕伴汗出，双腿乏力，肩臂酸痛，右耳鸣如蝉，舌边有裂纹、中心薄、有瘀斑，色暗红，苔薄黄，脉沉弦细。

[治法]解毒抗癌，益肾化浊，祛风除痹。

[处方]百合12g，乌药12g，当归9g，川芎9g，白芍30g，麸炒白术6g，

三七 2g，延胡索 15g，蒲黄 15g，醋五灵脂 15g，白芷 15g，羌活 12g，独活 12g，川牛膝 12g，桑寄生 12g，秦艽 12g，川断 12g，杜仲 12g，木瓜 12g，细辛 3g，地龙 9g。

30 剂，巩固疗效。

按语：李老师认为胃癌为六淫外侵、七情内伤、饮食劳倦或禀赋不足所致。脏腑阴阳气血失调，正气亏虚，瘀血、痰湿、热毒等病邪合而成"浊毒"。浊毒内蕴，瘀滞中焦，气机郁滞，热毒伤阴，瘀阻胃络，气不布津，血不养经，胃体失于濡养，胃络受损，胃液枯竭，胃腺萎缩，终成慢性萎缩性胃炎。胃黏膜受损，肠上皮化生、异型增生，最终胃癌形成。本病以气滞络瘀、浊毒内蕴为基本病机，故治以化浊解毒、行气散瘀、养阴和胃为法。方中茵陈、黄连、苦参利湿化浊解毒，给浊毒以出路，白花蛇舌草、半枝莲、蛇莓、藤梨根、冬凌草解毒抗癌，乌药、广木香、厚朴、枳实、延胡索、白芷行气止痛，当归、川芎、三七活血通络，白芍柔肝止痛，百合养阴，炒白术健脾益气。二诊时患者胃痛伴烧灼感，调整处方，去厚朴、枳实，加甘松行气解郁、火麻仁润肠通便、海螵蛸制酸止痛、灵芝补虚。三诊时患者症状缓解，继服原方。四诊时患者浊毒渐去，感寒痛剧，防苦寒伤胃，调整处方，去白花蛇舌草、黄连、苦参、鸡骨草、广木香、甘松、海螵蛸、灵芝，加蒲黄、五灵脂理气活血、化瘀消结，藿香、佩兰芳香化浊，炒莱菔子行气消胀。五诊时患者肩臂酸痛，治以益肾化浊，祛风除痹，加羌活、独活、桑寄生祛风除湿、养血和营、活络通痹，牛膝、杜仲、川断补肝肾，木瓜舒筋通络，细辛散寒，地龙通络除痹。后随访患者，患者痛减，余症均消。

案例（4）

初诊：司某，女，48 岁。2008 年 3 月 6 日。

[主诉]腹痛 2 月余。

[现病史]患者 2 个月前无明显诱因突发上腹部剧烈疼痛，就诊于某医院，诊为胃癌穿孔，合并阑尾炎、腹膜炎、肠梗阻。住院治疗 20 余日，病情缓解后出院。出院后仍腹痛，痛苦不堪，特求中医治疗。现主症：患者全腹部疼痛，痛苦面容，呻吟不绝，形体消瘦，纳呆乏力，恶心欲呕，大便不通。腹部可触及肿块，压痛明显。舌暗红，苔黄腻，脉弦细滑。

[既往史]胃癌；否认高血压、糖尿病、冠心病史；否认肝炎、结核等传染病史；无外伤、手术及输血史。

[个人史]生于原籍，久居本地，生活居住环境良好，无特殊不良嗜好。

[婚育史]23 岁结婚，育有 1 女，配偶及女儿均体健。

[查体]T: 36.5℃。R: 18 次 / 分。P: 80 次 / 分。BP: 120/80mmHg。发育正常，

营养一般。全身皮肤及黏膜无黄染，心肺无异常。板状腹，全腹部有压痛、反跳痛及肌紧张。肠鸣音消失，双下肢无水肿。生理反射存在，病理反射未引出。

[辅助检查] 腹部 X 片：膈下可见游离气体，肠道可见多个气 – 液平面。

[中医诊断] 腹痛（浊毒内蕴，痰瘀阻络）。

[西医诊断] 胃癌穿孔术后，阑尾炎，腹膜炎，不完全性肠梗阻。

[治法] 化浊解毒，祛痰化瘀。

[方名] 自拟化浊解毒 3 号方。

[处方] 延胡索 15g，浙贝母 15g，全蝎 9g，蜈蚣 2 条，海藻 15g，昆布 15g，三棱 15g，莪术 15g，夏枯草 15g，鸡内金 15g（炒），赤芍 15g，白术 9g（炒），槟榔 9g，炒莱菔子 15g，大黄 6g。

7 剂，水煎服，1 日 1 剂。

[医嘱] 清淡饮食，忌发疮动火之品，忌辛辣油腻之品，调畅情志。

二诊：2008 年 3 月 13 日。服上药 7 剂后，患者腹痛明显减轻，腹中包块减小，纳食、睡眠均较前好转，二便正常，但觉乏力明显。舌暗红，苔薄黄腻，脉弦细。

[方名] 自拟化浊解毒 3 号方加减。

[处方] 延胡索 15g，浙贝母 15g，全蝎 9g，蜈蚣 2 条，三棱 15g，莪术 15g，夏枯草 15g，鸡内金 15g（炒），赤芍 15g，白术 9g（炒），黄芪 15g，麦冬 12g，炒莱菔子 15g。

15 剂，水煎服，1 日 1 剂。

[医嘱] 清淡饮食，忌发疮动火之品，忌辛辣、油腻之品，调畅情志。

三诊：2008 年 3 月 28 日。患者腹痛消失，纳食、睡眠均接近正常，二便正常，体力较前明显好转，可做少量日常家务，腹部切诊柔软，未触及肿块。舌暗红，苔薄黄腻，脉弦细。

上方随症加减治疗 1 年余，患者复查腹部未发现包块，随访 3 年，未有复发。

按语： 患者以腹痛为主要表现，故中医诊断为腹痛病。六腑以通为用，大肠属六腑之一，主传导糟粕；胃主受纳腐熟水谷，二者皆以降为和。患者既往有胃癌病史，故胃气受累，通降受阻，肠胃失司，升降失常，日久导致各脏腑功能失司；浊生毒聚，化积成形，蕴结肠胃，则诱发不完全性肠梗阻。浊毒痰瘀阻于经络，凝聚成形，阻滞肠腑，不通则痛，且有包块，位置固定。六腑以通为用，故治当以化浊解毒、祛痰化瘀、通腑泄浊为法。方中槟榔、炒莱菔子、大黄通腑泄浊，浙贝母、海藻、昆布、夏枯草祛痰散结，三棱、莪术、赤芍、延胡索活血通络止痛，全蝎、蜈蚣解毒散结、通经达络，炒鸡内金、炒白术健脾消积。二诊时，患者痛减，腹中包块减小，考虑药已中病，故去大黄、槟榔，加黄芪扶正、麦冬养阴生津。全方攻补兼施，寓攻于补，共奏化浊解毒、祛痰化瘀、通腑泄浊之效。后随症加减，坚持服用，以巩固疗效，防止复发。

二、气血亏虚

案例（1）

初诊：练某，女，52 岁。2012 年 3 月 5 日。

[主诉] 胃癌术后 1 年余。

[现病史] 患者于 1 年前因中上腹部持续性疼痛就诊于当地县医院，诊为胃溃疡，口服药物治疗效果不佳。后就诊于省某医院复查胃镜亦示胃溃疡；病理提示胃角部恶性肿瘤，倾向于低分化腺癌，部分印戒细胞癌，并在本院行根治性胃大部切除术，毕 I 氏吻合，术后行化疗。患者欲服中药治疗，遂就诊于我院。现主症：患者精神萎靡不振，形体消瘦，面色苍白，少气懒言，胃脘部痞满，偶有反酸，纳差，大便溏薄，1 日 5~6 行，小便正常。舌淡红，苔薄白，脉细数。

[既往史] 否认高血压、糖尿病、冠心病史；否认肝炎、结核等传染病史；无外伤、手术及输血史。

[个人史] 生于原籍，久居本地，生活居住环境良好，无特殊不良嗜好。

[婚育史] 24 岁结婚，育有 1 子，配偶及子均体健。

[查体] T：36.5℃。R：20 次 / 分。P：80 次 / 分。BP：130/80mmHg。发育正常，营养不良。全身皮肤及黏膜无黄染，心肺无异常。舟状腹，剑突下轻压痛，无腹肌紧张及反跳痛。肠鸣音增强，双下肢无水肿。生理反射存在，病理反射未引出。

[中医诊断] 胃痞（气血亏虚，脾胃失调）。

[西医诊断] 胃癌术后。

[治法] 益气养血，和胃消痞。

[方名] 八珍汤加减。

[处方] 西洋参 6g，茯苓 15g，炒白术 9g，炙甘草 6g，当归 15g，白芍 20g，川芎 9g，石斛 12g，黄精 15g，陈皮 9g，枳壳 9g，清半夏 9g，白扁豆 15g。

10 剂，水煎服，1 日 1 剂。

[医嘱] 清淡饮食，忌发疮动火之品，忌辛辣油腻之品，调畅情志。

二诊：2012 年 3 月 15 日。服用上药后，患者精神已有改善，说话声已较前有力，仍形体消瘦，胃部胀满减轻，纳食增加，大便次数仍多，质溏。舌暗，苔白腻，脉细滑。

[方名] 化浊解毒 6 号方加减。

[处方] 全蝎 9g，蜈蚣 2 条，壁虎 6g，地龙 12g，清半夏 9g，炒鸡内金 15g，

三棱 9g，莪术 9g，白花蛇舌草 20g，厚朴 12g，炒白术 9g，陈皮 9g，山药 30g，炙甘草 6g，大枣 5 枚。

30 剂，水煎服，1 日 1 剂。

[医嘱] 清淡饮食，忌发疮动火之品，忌辛辣、油腻之品，调畅情志。

三诊：2012 年 4 月 14 日。患者精神较好，声音洪亮，体重增加约 2kg，胃脘部无明显不适，纳食增加，大便质溏，1 日 2 行。舌淡红，苔薄腻，脉细滑。

守上方随症加减治疗 6 个月，患者停药。随访 3 年，无明显不适，未诉复发及转移。

按语：患者胃癌术后及化疗后，气血阴阳均不同程度被损耗，脾胃运化功能受损，则见纳差、嗳腐吐酸、胃脘痞满；气血生化乏源，不能濡养，可见精神萎靡、消瘦、面色苍白等状。故治疗上以益气健脾、扶正固本为先，并且贯穿治疗始终。患者初诊时辨证为气血双亏，故方中先以八珍汤加减以益气养血、扶助正气，使"正气存内，邪不可干"。李老师常用茯苓、白术健脾益气，恢复脾胃运化功能，脾气健运，气血生化有源；陈皮、枳壳行气，恢复脾胃之升降；胃体阳用阴，喜润恶燥，故用石斛、黄精滋补胃阴。二诊时患者气血稍实，在扶正的基础上，佐以祛邪，应用全蝎、蜈蚣等虫类药以解毒散结、通经达络，三棱、莪术破血消癥，白花蛇舌草解毒抗癌。综观全方，扶正为主，佐以祛邪。

案例（2）

初诊：蔡某，男，75 岁。2007 年 8 月 6 日。

[主诉] 胃脘部隐痛 2 月余。

[现病史] 患者 2 个月前饮食不节后出现胃脘疼痛，伴反酸、腹胀、纳呆、消瘦、乏力，查电子胃镜示胃癌，后住院行胃癌根治术治疗。术后患者情绪低落，现主症：胃脘部隐痛，反酸，腹胀满，精神低落，神疲乏力，善太息，纳少，消瘦，二便尚调，舌淡红，苔薄白，脉弦细。

[既往史] 否认高血压、糖尿病、冠心病史；否认肝炎、结核等传染病史；无外伤、手术及输血史。

[个人史] 生活居住环境良好，无特殊不良嗜好。

[婚育史] 23 岁结婚，育 1 儿 1 女，配偶及子女均体健。

[查体] T 36.3℃。R 18 次 / 分。P 87 次 / 分。BP 110/78mmHg。发育正常，营养不良。全身皮肤及黏膜无黄染，心肺无异常。腹胀满，剑突下轻压痛，无反跳痛及肌紧张。肠鸣音正常，双下肢无水肿。生理反射存在，病理反射未引出。

[辅助检查] 电子胃镜：胃癌。术后病理：腺癌，浸透肌层达浆膜，淋巴结1/10。

［中医诊断］胃脘痛（肝郁脾虚，气血虚弱）。

［西医诊断］胃癌（腺癌）术后。

［治法］健脾益气，疏肝和胃。

［方名］自拟健脾疏肝汤加减。

［处方］白术9g（炒），云茯苓15g，姜半夏9g，黄连9g，吴茱萸3g，绿萼梅9g，旋覆花15g，煅代赭石20g，酸枣仁15g，生姜9g，大枣6枚。

30服，水煎服，1日1剂，早、晚温服。

［医嘱］调畅情志，清淡饮食，少量多餐，忌辛辣、油腻之品。

二诊：2007年9月6日。服上药1个月后胃脘部疼痛基本消失，反酸明显减轻，仍于饮食不慎或情志不调后胃脘部疼痛，甚至牵及两胁肋，口干，口苦，体力较前恢复，食欲增加，夜寐好转，大便偏干，1~2日1行，小便尚调。舌红，苔薄黄腻，脉弦。

［方名］自拟健脾疏肝汤加味。

［处方］白术9g（炒），云茯苓15g，姜半夏9g，黄连9g，吴茱萸3g，绿萼梅9g，旋覆花15g，煅代赭石20g，酸枣仁15g，郁金15g，大黄3g，全蝎9g，蜈蚣2条。

30服，水煎服，1日1剂，早、晚温服。

［医嘱］调畅情志，清淡饮食，少量多餐，忌辛辣、油腻之品。

三诊：2007年10月6日。患者胃痛、反酸、乏力、纳差等症状消失，饮食正常，二便调，未诉明显不适，连续服用健脾益气兼抗癌解毒中药5年，每6个月复查胃镜及上腹部彩超，一般状况良好，5年后随访未发现复发转移。

按语：《黄帝内经》言"得谷者昌，失谷者亡""有胃气则生，无胃气则死""胃气一败，百药难施"，李东垣的《脾胃论》中有述"脾胃元气既伤，元气亦不能充，而诸病之所由生也"，乃"脾为后天之本，气血生化之源"之故。本患者为胃癌术后，正气已虚，兼有情志不舒，肝木克脾土，脾胃元气更伤，故本病案以健脾益气为主，顾护胃气，保住后天之本，并兼疏肝，待患者正气渐复，可酌加解毒抗癌之品，如全蝎、蜈蚣。本方中炒白术、茯苓健脾益气为君，煅代赭石、旋覆花合用降逆和胃，恢复升降之气机；黄连配伍吴茱萸为左金丸，可清肝降逆；绿萼梅疏肝理气；生姜和大枣，取桂枝汤中姜、枣相合之意，一方面顾护胃气，防止寒凉之药的损伤，另一方面升腾胃气，以达"保胃气、存津液"的目的。后期患者正气渐复，但仍情志不舒、肝气郁结，有化火之势，故加大黄、郁金清热泻火，以防肝木乘土，并灵活运用虫类药，如全蝎、蜈蚣，以解毒散结、通经达络，防止肿瘤复发转移。

三、气虚血瘀

[初诊] 吴某，男，62岁。2013年3月8日。

[主诉] 进食后哽噎感2个月。

[现病史] 患者于2个月前出现进食后哽噎感，进行性加重，后就诊于当地县医院，查电子胃镜示胃贲门癌。病理示胃贲门腺癌，部分呈印戒细胞癌。后于当地医院行剖腹探查，发现病变累及食管及肝脏，后因血压下降停止探查关腹。拟予化疗，但因不能耐受而停止。患者为进一步诊疗而来我处求治。现主症：患者进食后哽噎不下，精神不振，纳呆，寐欠佳，二便正常。舌暗红，苔黄腻，脉弦细。

[既往史] 否认高血压、糖尿病、冠心病史；否认肝炎、结核等传染病史；无外伤、手术及输血史。

[个人史] 生于原籍，久居本地，生活居住环境良好，无特殊不良嗜好。

[婚育史] 23岁结婚，育有一女一子，配偶及子女均体健。

[查体] T：36.3℃。R：18次/分。P：80次/分。BP：123/79mmHg。发育正常，营养不良。全身皮肤及黏膜无黄染，心肺无异常。腹软，剑突下轻压痛，无腹肌紧张及反跳痛。肠鸣音正常存在，双下肢无水肿。生理反射存在，病理反射未引出。

[中医诊断] 噎膈（气虚血瘀，浊毒内蕴）。

[西医诊断] 胃癌合并食管转移，肝转移。

[治法] 益气养血，化浊解毒。

[方名] 自拟益气活血解毒汤。

[处方] 黄芪25g，茯苓15g，炒白术9g，炙甘草6g，当归15g，赤芍20g，陈皮9g，枳壳9g，清半夏9g，全蝎9g，蜈蚣2条，壁虎3g。

15剂，1日1剂，水煎服。

[医嘱] 清淡饮食，忌辛辣、油腻之品，调畅情志。

[二诊] 2013年3月23日。服用上药15剂后，患者哽噎感好转，余症均减轻，仍食欲不振。舌暗，舌苔腻，脉弦细。

[方名] 自拟益气活血解毒汤。

[处方] 黄芪25g，茯苓15g，白术9g（炒），炙甘草6g，当归15g，赤芍20g，陈皮9g，枳壳9g，清半夏9g，全蝎9g，蜈蚣2条，壁虎3g，焦三仙各10g，鸡内金15g（炒）。

15剂，1日1剂，水煎服。

[医嘱] 清淡饮食，忌辛辣、油腻之品，调畅情志。

[三诊] 2013年4月7日。患者进食时哽噎感明显好转，精神较好，纳可，夜

寐可，二便正常。舌暗红，苔薄腻，脉弦。

嘱患者以前方随症加减治疗。患者每6个月复查胃镜及病理，均提示贲门肿物。活检病理提示腺癌。除局部癌肿以外未见其他转移病灶。

服用药物至今，贲门癌肿虽未消失，但肿瘤大小始终比较稳定，无明显增长，患者也无明显不适症状，进食无哽噎感，饮食如常，精神体力俱佳，仍坚持服药治疗，巩固疗效。

按语：患者初诊时已多发转移，无手术指征，属晚期胃癌。患者年近六旬，先天脾肾之气渐亏，加之病程较长，久病体虚，脾肾不足，则水液运行失常，湿聚成痰，痰湿蕴毒互结，日久化生浊毒，浊毒阻于胃络，气机壅塞，血瘀不行，毒瘀互结，久而形成肿块。且肿瘤复发转移之本也属于正气亏虚、脾胃虚弱，乃内蕴、伏邪、痰瘀毒等流窜经络，客于脏腑所致。故治疗上以扶正、化瘀、化浊解毒为主。方中黄芪、茯苓、白术、甘草健脾益气，扶正安中；当归、赤芍活血通络；配伍陈皮、枳壳行气之品，推动血行，调畅气血；清半夏燥湿化痰；加用虫类药全蝎、蜈蚣、壁虎攻毒散结。二诊时患者仍食欲不振，选用焦三仙、鸡内金健脾开胃。诸药合用，共奏扶正化瘀解毒之效，效果明显。患者服药后症状缓解，后随症加减，病情稳定。

食管癌

浊毒内蕴

初诊：许某，男，48岁。2014年1月8日。

[主诉] 吞咽食物困难2个月。

[现病史] 患者2个月前无明显诱因出现吞咽食物困难，伴背部压抑感，于当地医院就诊，疑为食管癌，建议去上级医院治疗，遂于省某医院查电子胃镜：距门齿34~39cm左侧壁见一不规则隆起环，表面欠光滑，质地硬、脆，触之易出血，病变界限不清，周边浸润明显，管腔狭窄。诊断为食管癌。病理学检查示鳞状上皮癌。现症见：吞咽食物困难，进食哽噎感，进食后呕吐，呕吐物为食物及黏液，口苦口臭，纳少，日食50~100g，大便干，2~3日1行，小便调。近2个月体重下降约7kg。舌暗红，苔黄厚腻，脉弦细滑。

[中医诊断] 噎膈（浊毒内蕴，湿热中阻）。

[西医诊断] 食管癌。

［治法］化浊解毒，清热利湿。

［处方］白花蛇舌草 15g，半枝莲 15g，半边莲 15g，茵陈 15g，黄连 15g，黄芩 15g，全蝎 9g，蜈蚣 2 条，壁虎 9g，百合 15g，藿香 15g，佩兰 15g，陈皮 9g，半夏 9g，竹茹 9g，当归 15g，白芍 30g，瓜蒌 15g，三七粉 2g。

15 剂，1 日 1 剂，文火煎煮 2 次，早、晚饭前半小时温服。

［医嘱］忌食辛辣油腻甜物，畅情志，节饮食，不适随诊。

二诊：2014 年 1 月 23 日。患者进食后呕吐黏液和食物之症状有所好转，仍有进食梗阻感，进流食舒，口干口苦，纳呆，大便可，1 日 1 行。舌暗红，苔黄腻，舌苔较前有所好转，脉弦细滑。于上方加鸡内金以健胃消食，麦冬、生地以养阴生津。14 剂。

三诊：2014 年 2 月 7 日，药后患者进食梗阻感减轻，进软食和流食物无明显不适，进食后未出现呕吐，口干口苦减轻，乏力，仍纳呆，大便可，1 日 1 行，舌暗红，苔薄黄腻，脉弦细。于上方加黄芪 30g 以补气生血。

21 剂，煎服法同前，巩固治疗。

按语：食管癌是常见的消化道恶性肿瘤，以进行性吞咽困难为主要临床表现，多属中医"噎膈""反胃"等范畴。李老师根据多年的临床经验，认为浊毒内蕴是食管癌形成和发展的关键，贯穿疾病的始终。浊毒久踞，气机不畅，瘀血渐成，久之耗灼津血，故可出现进食困难、食后呕吐、大便干等症。方中茵陈、黄连、黄芩、藿香、佩兰、瓜蒌化浊解毒、清热利湿，白花蛇舌草、半枝莲、半边莲清热解毒，全蝎、蜈蚣、壁虎破血逐瘀，陈皮、半夏、竹茹止呕，当归、白芍、黄芪补气养血、扶助正气，百合、麦冬、生地滋养胃阴，全方采用健脾和胃、化浊解毒、活血化瘀、养阴生津等法，祛邪的同时予以扶正，从而取得了良好的临床效果。

肝癌

一、浊毒内蕴

案例（1）

初诊：张某，男，80 岁。2015 年 6 月 26 日。

［主诉］间断腹部疼痛不适半年余，加重伴恶心 3 天。

［现病史］慢性乙型肝炎病史 15 年，半年前出现腹部疼痛，经当地医院检查，

诊断为"肝原位癌、肝硬化、腹腔积液",未予具体诊治。3天前因饮食不节后症状加重,调整饮食后病情无缓解,遂就诊于我院。现主症:腹部疼痛不适,夜间2~3点加重,恶心,痰多黏稠,咽干,头晕乏力,纳差,寐差,大便干,应用甘露醇、开塞露后1日1行,小便量可。舌暗红,苔黄腻,脉弦滑。

[既往史]慢性萎缩性胃炎病史20余年。

[中医诊断]肝积(浊毒内蕴,气滞血瘀)。

[西医诊断]原发性肝癌;乙型肝炎肝硬化失代偿期;腹腔积液;慢性萎缩性胃炎。

[治法]化浊解毒,行气散结。

[处方]茵陈20g,黄连15g,黄芩15g,板蓝根15g,苦参15g,绞股蓝15g,垂盆草15g,田基黄15g,冬凌草15g,大黄6g,山慈菇15g,石见穿15g,青皮15g,槟榔15g,鳖甲20g(先煎),龟甲20g(先煎),金钱草15g,大腹皮15g,全蝎6g,生白术30g,鸡内金20g,蜈蚣2条。

7剂,1日1剂,文火煎煮2次,早、晚饭前半小时温服。

[医嘱]忌食辛辣油腻甜物,畅情志,节饮食,适运动,不适随诊。

二诊:2015年7月3日。服上方后腹痛较前减轻,仍咽干,纳好转,但仍寐欠佳并且出现腹胀。舌暗红,苔黄腻,脉弦滑涩。上方去大黄、绞股蓝,加浙贝15g、海螵蛸15g、枳实15g、厚朴15g、车前子15g。

14剂,1日1剂,文火煎煮2次,早、晚饭前半小时温服。

三诊:2015年7月18日。服药后右腹痛较前减轻,咽干较前减轻,仍头晕乏力,纳好转。寐较前好转。舌暗红,苔薄黄腻,脉弦滑。上方去黄连、黄芩,茵陈调为30g,加泽兰20g、薏苡仁30g、墨旱莲15g。

以上方随症加减治疗3个月,患者腹痛未作,时有头晕乏力,余症均消。

按语:根据肝癌的临床表现,有关于其的论述散见于中医古籍中"肥气""积气""肝积""积聚"等病证中。李老师认为肝癌病因病机复杂,大多为外感毒邪、情志不调、饮食不节等因素长期存在,导致机体正气亏虚,水湿内生,湿邪阻滞,郁而成浊,日久气滞、血瘀、痰凝,久之变生浊毒之邪,浊毒之邪蕴结于内,侵及脏腑,留滞不去,结于胁下。浊毒蕴壅,阻滞气机,血瘀不行,阻于腹部,不通则痛,可见腹痛;患者久病,脾胃虚弱,气血生化乏源,不能濡养,故可见纳差、头晕乏力。故以化浊解毒为治疗原则,兼以软坚散结、活血化瘀、扶助正气等法。本患者初期以邪实为主,首应化浊解毒,以茵陈、黄连、黄芩、苦参清热利湿化浊;大黄通腑泄浊,给浊毒以出路;板蓝根、绞股蓝、冬凌草清热解毒;垂盆草、田基黄、金钱草解毒保肝;生白术、鸡内金健脾和胃,扶助后天之本。李老师治疗恶性肿瘤常用行气理气的药物以调畅气机。行气之药,性味多辛、苦、温。辛能行散,苦能疏泄，温能通行。浊毒的祛除，离不开气血运行的通畅，因此行气理气药物的应用意义重大。本方中加用青皮、槟榔、枳实、厚朴行气理气；大腹皮、车前子、泽兰利水；浊毒内壅，脉络闭阻，瘀血内停，日久结于胁下，形成痞块，故选用鳖甲、龟甲、石见穿软坚散结；全蝎与蜈蚣均为虫类药，具有息风止痉、攻毒散结、通络止痛的功效。李老师取其以毒攻毒之性，用其通络散结止痛之效，以达到治疗恶性肿瘤的目的。患者服药后症状减轻，后随症加减，取得较好效果。

案例（2）

[初诊] 张某，女，74 岁。2014 年 7 月 18 日。

[主诉] 间断右胁疼痛 18 年，加重伴胃脘胀满 1 周。

[现病史] 患者 18 年前饮食不慎后出现右胁疼痛伴腹胀，检查乙肝五项发现"乙肝"（具体不详），查肝胆胰脾彩超发现"肝硬化、腹水"，遂服用中药，1 年后右胁疼痛减轻，腹水消失，后病情平稳，16 年前生气后再次出现右胁疼痛伴腹胀，查肝、胆、胰、脾彩超仍为"肝硬化、腹水"，遂坚持服用中药，半年后症状明显减轻，腹水消失，后病情平稳，未服用药物，1 周前饮食不慎后患者右胁疼痛加重，伴胃脘胀满，为求进一步系统诊治由门诊收入我病区。现主症：右胁疼痛，伴胃脘胀满，胃脘疼痛，乏力，口干，咳嗽，纳呆，寐可，大便可，1 日 2 行，小便可。舌暗红，苔黄腻，脉弦细滑。

[辅助检查] 查电子胃镜：慢性非萎缩性全胃炎。胸片：①右下肺纹理增多；②心影增大，主动脉硬化。上腹部 CT：①考虑肝右叶占位；②门静脉及其左、右属支增宽，显影较模糊，其内密度欠均匀，性质待定；③门静脉前缘短条形软组织影，性质待定，血管可能不除外；④肝内多发小囊肿。肿瘤四项：AFP ＞ 2000μg/L，CEA、CA199、CA125 未见异常。碳 14C 呼气试验：25。游离甲功五项：TotT4 为 60.53nmol/L。上腹部加强 CT：①肝癌；②门静脉主干及分支瘤栓；③肝硬化；④两肾小囊肿。肝功能：ALT 48U/L；GGT 119.2U/L；TBIL 30.3μmmol/L；IBIL 24.2μmmol/L；ALB 39.6g/L。

[中医诊断] 胁痛（浊毒内蕴，肝胃不和）。

[西医诊断] 原发性肝癌（合并门静脉瘤栓），乙型肝炎肝硬化代偿期，肝囊肿；慢性非萎缩性胃炎；肾囊肿；高血压 1 级（高危）。

[治法] 化浊解毒，疏肝和胃。

[处方] 柴胡 10g，郁金 12g，茯苓 15g，瓜蒌 15g，蜜枇杷叶 12g，炒僵蚕 12g，全蝎 8g，焦山楂 10g，焦神曲 10g，焦麦芽 10g，麸炒薏苡仁 30g，炒苦杏仁 10g，酒女贞子 15g，白花蛇舌草 20g，生牡蛎 30g（先煎），醋鳖甲 20g（先煎），太子参 15g，百合 20g。

7剂，水煎服，1日1剂，分早、晚2次温服。

［医嘱］避风寒，调情志，慎起居，节饮食，适运动。

二诊： 2014年7月25日。服药7剂后，患者右胁疼痛减轻，偶有胃脘胀满，但仍乏力，口干，咳嗽。故调整中药，去全蝎、鳖甲，加紫苏梗、陈皮宽中理气，加蜜款冬花、蜜紫菀止咳利咽。

［处方］柴胡10g，郁金12g，茯苓15g，瓜蒌15g，蜜枇杷叶12g，炒僵蚕12g，焦山楂10g，焦神曲10g，焦麦芽10g，麸炒薏苡仁30g，炒苦杏仁10g，酒女贞子15g，白花蛇舌草20g，生牡蛎30g（先煎），太子参15g，百合20g，紫苏梗12g，陈皮10g，蜜款冬花15g，蜜紫菀12g。

7剂，水煎服，1日1剂，分早、晚2次温服。

三诊： 2014年日8月2日。服上药7剂，右胁疼痛明显减轻，偶有胃脘胀满，胃脘疼痛好转，无乏力，偶口干，咳嗽好转，纳可，病情明显好转，故调整处方，加芦根、白茅根清肺胃热，加佩兰清暑利湿。

［处方］柴胡10g，郁金12g，茯苓15g，瓜蒌15g，炒僵蚕12g，焦山楂10g，焦神曲10g，焦麦芽10g，麸炒薏苡仁30g，炒苦杏仁10g，酒女贞子15g，白花蛇舌草20g，生牡蛎30g（先煎），太子参15g，百合20g，紫苏梗12g，陈皮10g，蜜紫菀12g，芦根30g，白茅根30g，佩兰12g。

以上方随症加减治疗2个月，患者右胁无疼痛，偶有饭后胃脘胀满，余症均消。

按语： 李老师认为"浊毒"是恶性肿瘤形成的关键因素。在肿瘤发生发展过程中，浊毒蕴壅，阻碍气血运行，导致脾胃功能虚弱，无法吸收营养物质，加重正气损耗，使疾病恶化。故李老师治疗本病时强调脾胃为后天之本、气血生化之源，脾气健运，可运化食物，并将其化为精微物质，再输布至全身，使气血生化有源，以助正气恢复。正如《金匮要略》云："夫治未病者，见肝之病，知肝传脾，当先实脾，四季脾旺不受邪，即勿补之；中工不晓其传，见肝之病，不解实脾，惟治肝也。"故治以"化浊""解毒""和胃"三法合一为主的治疗。两者方法有机结合疗效显著。方中茯苓、麸炒薏苡仁、炒苦杏仁、白花蛇舌草利湿化浊解毒；柴胡、郁金行气解郁，疏肝和胃；紫苏梗、陈皮宽中理气；瓜蒌、僵蚕化痰散结；太子参、百合养胃阴；牡蛎、鳖甲软坚散结；焦三仙健脾和胃，扶助后天之本。后方随症加减，获得良效。

案例（3）

初诊： 陈某，男，60岁。2015年10月23日。

［主诉］间断性右胁隐痛5个月，加重伴纳差1周。

［现病史］患者40年前曾患黄疸型肝炎，5个月前出现右胁隐痛，1周前因情志不畅后症状加重，且出现纳差，休息后症状无缓解，遂来我院就诊。现主症：右胁隐痛，伴胃脘胀痛，纳差不欲食，恶心，胸闷气短，咳嗽，咳白色黏痰，量多，后背沉重疼痛，乏力，夜寐可，大便可。舌暗红，苔黄腻，脉弦滑。

［辅助检查］2015年5月查上腹部CT：肝占位（两处），考虑恶性肿瘤；肝右叶小囊肿；胰头部增大，密度未见异常；脾脏强化不均；左肺下叶后基底段软组织结节。胸部CT：左肺下叶后基底段软组织结节，慢性炎性病变可能性大。纵隔内多发肿大淋巴结，考虑肺转移。肺气肿、多发肺大疱、局部间质纤维化；肝占位（两处），考虑恶性肿瘤；肝右叶小囊肿。

［中医诊断］胁痛（浊毒内蕴，肝络瘀结）。

［西医诊断］肝恶性肿瘤，肝囊肿；肺继发恶性肿瘤，肺气肿，肺间质纤维化。

［治法］化浊解毒，理气止痛。

［处方］白花蛇舌草15g，半枝莲15g，半边莲15g，茵陈15g，板蓝根15g，鸡骨草15g，苦参10g，黄连12g，黄芩12g，绞股蓝15g，升麻9g，槟榔15g，竹茹9g，延胡索15g，白芷12g，北沙参30g，鸡内金30g，焦麦芽10g，焦神曲10g，焦山楂10g。

7剂，1日1剂，文火煎煮2次，早、晚饭前半小时温服。

［医嘱］忌食辛辣油腻甜物，畅情志，节饮食，适运动，不适随诊。

二诊：服药7剂后，右胁隐痛较前减轻，仍胸闷气短，咳嗽，咳白色黏痰，量多，后背沉重疼痛，乏力。舌暗红，苔薄黄腻，脉弦滑。此时浊毒渐逐，但患者出现肺转移，治以化浊解毒、肃肺散结。上方加浙贝15g，葛根30g，紫菀15g、百部15g。14剂，文火煎煮2次，早、晚饭前半小时温服。

以上方随症加减治疗2个月。患者右胁隐痛未作，仍有少量咳嗽咳痰，余症均除。

按语：李老师根据多年的临床经验，认为"浊毒"是恶性肿瘤形成的关键因素。浊毒蕴壅，积滞阻络，浊毒互结而成胶固难解之势，病势恶化，阴阳失衡，脏腑功能紊乱。气虚血瘀、脾不升清、胃失和降、阴血耗伤，加之浊毒久积成形，聚于胁下发为肝癌。浊毒具有不断增殖、流窜生长的特点，体内浊毒物质堆积，随气血津液流窜走注，于机体正气虚损处形成新的肿瘤，形成恶性肿瘤的转移病灶。肺转移是肝癌患者最常见的肝外转移器官，李老师认为其病机的关键仍为浊毒内蕴，因此基本治则为化浊解毒，并结合患者具体情况，灵活应用。本案例中，予茵陈、黄连、黄芩、苦参清热利湿化浊，给浊毒以出路；白花蛇舌草、半枝莲、半边莲解毒抗癌；鸡骨草、绞股蓝、升麻清热解毒；白芷、延胡索、槟榔理气止痛；竹茹、浙贝母、紫菀、百部止咳化痰散结，治疗肺转移症状。主方以治疗原发病为主，患者随症加减治疗 2 个月，症状逐渐好转，临床上取得较好疗效。

案例（4）

[初诊] 张某，男，58 岁。2014 年 7 月 18 日。

[主诉] 间断右胁疼痛 4 年，加重伴发热 1 周。

[现病史] 患者 4 年前饮食不慎出现右胁疼痛，就诊于省某医院，诊断为肝原位癌，住院治疗，行手术切除，症状好转后出院。4 个月前患者生气后出现右胁疼痛剧烈，伴身黄、目黄、小便黄，再次就诊于该院，诊断为梗阻性黄疸、胆囊结石，住院行切除胆囊手术，症状好转后出院。后右胁疼痛时轻时重，伴间断发热，体温最高至 39.5℃，于社区医院输液、口服对乙酰氨基酚片后症状减轻。1 周前患者饮食不慎后再次出现右胁疼痛，伴发热，体温 38.7℃，就诊于我院门诊，为求进一步诊治由门诊收入我病区。现主症：右胁疼痛，伴口干口苦，发热，体温 38℃ 左右，咳嗽，咽痛，脾气急，偶有胃脘胀满，胃怕凉，乏力，咽干，心烦欲呕，纳可，寐可，大便成形，1 日 1 次，小便调。

[中医诊断] 胁痛（浊毒内蕴，肝胆郁热）。

[西医诊断] 肝原位癌术后。

[治法] 解毒化浊，疏肝泄胆。

[处方] 柴胡 15g，生黄芩 9g，清半夏 9g，茯苓 15g，紫苏叶 12g，黄连 6g，麸炒白术 15g，半边莲 15g，半枝莲 15g，醋香附 15g，郁金 15g，冬葵果 15g，厚朴 15g，麸炒枳壳 12g，党参 15g。

7 剂，水煎服，1 日 1 剂，分早、晚 2 次温服。

[医嘱] 避风寒，调情志，慎起居，节饮食，适运动。

二诊：2014 年 7 月 25 日。服药 7 剂后，右胁疼痛好转，伴口干口苦，无发热，咳嗽好转，咽痛，偶有胃脘胀满，胃怕凉，乏力减轻，根据病情调整中药，上方加石膏 15g 以清热泻火。

7 剂，水煎服，1 日 1 剂，分早、晚 2 次温服。

三诊：2014 年日 8 月 2 日。服上药后右胁疼痛明显减轻，无口干口苦，偶有胃脘胀满，无乏力，偶口干，咳嗽明显好转，纳可，病情明显好转，故调整处方。

[处方] 柴胡 15g，生黄芩 9g，茯苓 30g，清半夏 9g，党参 30g，生白芍 15g，醋香附 15g，郁金 15g，麸炒山药 15g，茵陈 15g，炒栀子 6g，木香 6g，生地黄 6g，板蓝根 20g，水红花子 12g，龙葵 12g。

以上方随症加减治疗 2 个月，患者右胁无疼痛，偶有口干，余症均消。

按语：肝癌病位在肝，常可涉及胆、脾、胃、肾等，肝癌是本，并发症是标。

对于原发性肝癌的治疗，李老师以化浊解毒、疏肝理气为治疗原则。肝主疏泄，调节人体气机，维持脏腑气机的协调运转，故治疗肝癌应先疏肝理气，可使全身气机疏通，保证气机运行畅达，气行则血行，气血调和，可达到祛邪抗肿瘤的目的。肝失疏泄，气机郁滞，就经络脏腑而言，少阳经脉络肝属胆，邪在少阳，经气不利，少阳相火，郁而为热，则患者出现心烦欲呕、口苦、咽干等胆枢不利证候，故李老师多以小柴胡汤随症加减，常用药有柴胡、黄芩、半夏，以调畅枢机，恢复中轴升降之职，清阳自升，浊阴自降，阴阳调和，热邪自退；黄连、半枝莲、半边莲化浊解毒；炒白术、党参、炒山药健脾益气；紫苏叶、厚朴、枳壳行气宽中；白芍柔肝；郁金、香附、木香行气解郁止痛。后方加石膏清泻胃中郁热，龙葵、水红花子、板蓝根清热解毒，共奏化浊解毒、疏肝泄胆、退热之功。

案例（5）

[初诊]谷某，男，65岁。2016年4月3日。

[主诉]间断腹部胀满2年，加重伴腹泻半年。

[现病史]患者2年前无明显诱因出现腹部胀满，偶伴疼痛，未予重视及积极治疗。半年前，患者饮食不慎及情绪波动后，右胁肋部疼痛加重，且出现腹痛、腹泻，每于饮食后加重，大便日行10余次，口服复方阿嗪米特2片，每日3次，以及蒙脱石散1袋，每日3次，病情未见明显好转。今患者为求系统诊治，就诊于我院，由门诊收入院治疗。现主症：腹部胀满，每于饮食后加重，伴腹泻10余次，偶有黏液，无脓血，时有牙龈及鼻腔出血，食欲可，寐差，小便量少。自发病以来患者精神尚可，近半年体重下降3kg。舌暗红，苔色黄，苔质厚腻，脉弦滑。

[既往史]慢性乙型肝炎10余年。

[中医诊断]鼓胀（浊毒内蕴，湿热下注）。

[西医诊断]原发性肝癌，乙型肝炎肝硬化失代偿期；腹腔积液；胆囊炎；慢性结肠炎。

[治法]解毒化浊，清热利湿。

[处方]白花蛇舌草15g，半枝莲15g，半边莲15g，茵陈15g，板蓝根15g，鸡骨草15g，苦参10g，黄连12g，生黄芩12g，绞股蓝15g，大腹皮15g，盐车前子15g，马鞭草15g，茯苓30g，冬瓜皮15g，蜜桑白皮15g，泽兰15g，仙鹤草30g。

7剂，1日1剂，文火煎煮2次，早、晚饭前半小时温服。

[医嘱]按时服药，进松软易消化食物，调畅情志，忌辛辣、油腻、刺激之品，戒怒。

二诊：2016年4月10日。服药7剂后，患者腹泻次数减少，偶有黏液，无脓血，食欲可，仍腹部胀满，每于饮食后加重，夜寐差，小便量可。舌暗红，苔色黄，苔质厚腻，脉象弦滑。

［治法］化浊解毒，健脾升清，理气利水。

［处方］葛根30g，秦皮15g，半边莲15g，茵陈15g，诃子肉10g，地榆15g，焦麦芽15g，黄连12g，生黄芩12g，绞股蓝15g，大腹皮15g，盐车前子30g（包煎），茯苓30g，金樱子肉15g，蜜桑白皮15g，泽兰15g，仙鹤草30g，盐菟丝子15g，徐长卿15g，醋延胡索15g，白芷10g，全蝎6g。

15剂，水煎服，1日1剂，分早、晚2次温服。

三诊：2016年4月28日。服上药后腹部胀满减轻，纳好转，药已中病，原方继服7剂后，腹部胀满明显减轻，时有牙龈及鼻腔出血，食欲可，大便日3次，小便量少。故上方加壁虎6g、蜈蚣2条、冬瓜皮15g、蟾皮6g以解毒利水。

以上方随症加减治疗3个月，腹部胀满较前减轻，咳嗽咳痰明显好转，牙龈及鼻腔出血缓解，食欲可，寐稍安，小便量可，余症均消。

按语：浊毒久蕴，影响各脏腑功能，脏腑气血阴阳不足，脾肾亏虚。脾主运化水湿，通调上下，脾失健运，不能升清降浊，输布运化水湿失常；肾主水液，调节全身水液代谢，肾气亏虚，肾阳不足，气化失职，导致水液蒸化无力，小肠分清泌浊功能受损，清浊不分，大肠通降功能失常，湿与水谷混合而下，则发生泄泻。故李老师治疗以化浊解毒为要，兼以止泻。茵陈、黄连、黄芩、苦参清热利湿化浊；白花蛇舌草、半枝莲、半边莲、板蓝根、绞股蓝清热解毒抗癌；鸡骨草解毒保肝；马鞭草、仙鹤草止痢；茯苓淡渗利湿，兼顾脾胃；大腹皮、车前子、冬瓜皮、桑白皮、泽兰利水，通过通利小便恢复小肠泌别清浊的功能，祛湿邪外出，邪去则泄泻自止，诚如《景岳全书·泄泻》所言"治泻不利小水，非其治也"，即"利小便实大便"。后方加用秦皮、金樱子肉、诃子肉加强涩肠止泻之功；葛根最能升发脾胃清阳之气以止泻；药已中病，随症加减，药用全蝎、蜈蚣、壁虎等虫类药，加强攻毒散结通络之功，后随症加减治疗，余症均消。

案例（6）

初诊：李某，男，49岁。2015年3月14日。

［主诉］间断胃脘部胀满5天，加重1天。

［现病史］患者5天前无明显诱因出现胃脘胀满，未诊治，间断发作，夜间及饭后明显，加重1天，今来我院就诊。为进一步系统诊治，门诊以慢性胃炎急性发作收入院。现主症：胃脘胀满，夜间及饭后明显，烧心反酸，口干口苦，口中异味，疲乏无力，后背憋胀不适，纳差，寐可，小便黄，量可，大便日1次，现精神可，近3个月体重无明显变化。舌红，苔薄黄腻，脉弦细滑。

［既往史］肝癌及术后病史。

［中医诊断］胃痞（浊毒内蕴，痰瘀胶结）。

［西医诊断］慢性胃炎急性发作，肝癌术后。

［治法］化浊解毒，消痰散瘀。

［处方］白花蛇舌草15g，半枝莲15g，半边莲15g，茵陈15g，板蓝根15g，鸡骨草15g，苦参10g，黄连12g，生黄芩12g，绞股蓝15g，陈皮9g，竹茹10g，麸炒枳壳9g，大腹皮15g，壁虎6g，蟾皮6g，生白芍15g，甘草6g，醋龟甲15g（先煎），醋鳖甲15g（先煎）。

7剂，水煎服，1日1剂，分早、晚2次温服。

［医嘱］避风寒，调情志，慎起居，节饮食，适运动。

二诊：2015年3月23日。服药7剂后，患者胃脘胀满缓解，夜间及饭后明显，烧心反酸改善，偶有口干口苦，口中异味，疲乏无力好转，后背憋胀不适缓解，纳差，寐可，小便黄，量可，大便日1次，精神可。舌红，苔薄黄腻，脉弦细滑。故调整中药，原方加全蝎以通络止痛、鸡内金以健脾消食。

［处方］白花蛇舌草15g，半枝莲15g，半边莲15g，茵陈15g，板蓝根15g，鸡骨草15g，苦参10g，黄连12g，生黄芩12g，绞股蓝15g，陈皮9g，竹茹10g，麸炒枳壳9g，大腹皮15g，壁虎6g，蟾皮6g，生白芍15g，甘草6g，醋龟甲15g（先煎），醋鳖甲15g（先煎），全蝎6g，鸡内金15g。

14剂，水煎服，1日1剂，分早、晚2次温服。

三诊：2015年4月8日。服上药后，患者胃脘胀满明显缓解，烧心反酸好转，但仍偶有口干口苦，后背憋胀不适，故调整处方，原方减清热解毒类药之板蓝根，加清半夏、浙贝母以清热燥湿化痰，海螵蛸以制酸止痛，炒槟榔以消食导滞。

［处方］白花蛇舌草15g，半枝莲15g，半边莲15g，茵陈25g，鸡骨草15g，苦参10g，黄连12g，生黄芩12g，绞股蓝15g，陈皮9g，竹茹10g，麸炒枳壳9g，大腹皮15g，壁虎6g，蟾皮6g，生白芍30g，露蜂房9g，醋龟甲15g（先煎），醋鳖甲15g（先煎），全蝎6g，炒鸡内金15g，清半夏9g，浙贝母12g，海螵蛸15g，焦槟榔12g。

14剂，水煎服，1日1剂，分早、晚2次温服。

以上方随症加减治疗2个月，病情明显改善，偶胃脘胀满，余症均消。

按语：李老师认为"浊毒"是恶性肿瘤形成的关键因素。患者肝癌术后，浊毒蕴蒸，顽固迁延，滞留中焦，致脾胃气机升降失宜，津液布散不循常道，造成气滞湿蕴，水聚痰凝之势，日久化热，耗血炼液成痰，从而胃络壅滞，失于和降，胃阴耗伤，失于濡养，痰瘀浊毒客于胃腑，可出现胃脘胀满、烧心反酸、口干、口苦、纳差各种消化道症状，故治以化浊解毒、散瘀通络、化痰清热。方中茵陈、黄连、黄芩、苦参清热利湿化浊，给浊毒以出路；板蓝根、绞股蓝清热解毒；鸡骨草解毒保肝；陈皮、竹茹燥湿化痰；大腹皮、炒枳壳行气宽中；浊毒内壅，脉络闭阻，瘀血内停，日久结于胁下，形成痞块，故选用鳖甲、龟甲软坚散结，鳖甲兼滋养肝肾，柔肝体；生白芍、甘草柔肝止痛；药用全蝎、壁虎等虫类药，加强攻毒散结通络之功。李老师认为海螵蛸功能收敛制酸止痛，浙贝母能清热化痰散结，与海螵蛸相须为用，可明显改善反酸、烧心症状。

二、肝络瘀阻

案例（1）

初诊： 孙某，女，68岁。2014年7月6日。

[主诉] 发现HBsAg阳性20年，肝内占位1年，发热20天。

[现病史] 患者20年前体检发现HBsAg阳性（具体不详），肝功能正常，未经系统诊治，病情尚平稳。1年前体检发现肝内占位，并行"射频消融术"治疗，之后于2013年10月、2013年11月再行两次介入治疗，症状改善后出院；20天前受凉后出现发热，以午后为主，伴畏寒，无寒战，体温最高39.9℃，经予退热药后体温降低，第2日复升，半小时前病情明显加重，伴寒战，遂急入我院。现主症：发热，畏寒，寒战，神智尚清，能正确应答，口干，口苦，纳差，寐可，大便干，小便可。舌紫暗，苔薄黄腻，脉滑数。

[中医诊断] 肝积、内伤发热（浊毒内蕴，肝络瘀阻，邪热内郁）。

[西医诊断] 肝癌介入治疗后（合并肝内胆管炎），乙型肝炎肝硬化失代偿期，胆囊结石，肝囊肿；高血压2级（高危）。

[治法] 化浊解毒，扶正消癥，散郁清热。

[处方] 柴胡20g，生黄芩10g，青蒿15g，炒苦杏仁10g，麸炒薏苡仁30g，生牡蛎20g（先下），醋鳖甲20g（先下），竹茹10g，瓜蒌20g，清半夏10g，蜜紫菀10g，滑石粉20g，甘草6g，炒僵蚕15g，蝉蜕10g，姜黄15g，太子参15g，牡丹皮15g。

7剂，水煎服，1日1剂，分早、晚2次温服。

[医嘱] 避风寒，调情志，慎起居，节饮食，适运动。

二诊： 2014年7月15日。服药7剂后，发热有所好转，但仍畏寒，晨起口干口苦，纳少，大便偏干，日1次。舌紫暗，苔薄黄腻。患者肝胃不和，瘀血较明显，故原方加赤芍15g、生地黄15g、焦麦芽15g以健脾和胃，祛瘀通络。

[处方] 柴胡20g，生黄芩10g，青蒿15g，炒苦杏仁10g，麸炒薏苡仁30g，

生牡蛎 20g（先下），醋鳖甲 20g（先下），竹茹 10g，瓜蒌 20g，清半夏 10g，蜜紫菀 10g，滑石粉 20g，甘草 6g，炒僵蚕 15g，蝉蜕 10g，姜黄 15g，太子参 15g，牡丹皮 15g，赤芍 15g，生地黄 15g，焦麦芽 15g。

14 剂，水煎服，1 日 1 剂，分早、晚 2 次温服。

三诊： 2014 年 7 月 29 日。服上药后发热、畏寒好转，偶寒战，口干、口苦减轻，纳可，寐可，大便稍干，小便可。药已中病，原方继服 7 剂后，发热、畏寒明显好转，无口干口苦，食欲可，故调整中药，上方去滑石粉、炒苦杏仁、赤芍，加知母、北沙参养阴清热，加白花蛇舌草化浊解毒，加香薷、防风、荆芥祛湿清热。

［处方］柴胡 20g，生黄芩 10g，青蒿 15g，麸炒薏苡仁 30g，生牡蛎 20g（先下），醋鳖甲 20g（先下），竹茹 10g，瓜蒌 20g，清半夏 10g，蜜紫菀 10g，甘草 6g，炒僵蚕 15g，蝉蜕 10g，姜黄 12g，太子参 15g，牡丹皮 15g，生地黄 15g，焦麦芽 15g，石膏 30g，知母 15g，北沙参 20g，白花蛇舌草 20g，香薷 10g，防风 12g，荆芥 12g。

以上方随症加减治疗 2 个月，患者精神明显好转，余症均消。

按语： 原发性肝癌癌性发热属"内伤发热"范畴，其发病机制主要为瘤体消耗，导致气血阴阳失衡，脏腑功能失调，加之热、毒、痰、瘀等致病因素相互交杂而为病。发热病因较多，对于肿瘤患者来说大多为本虚标实。肝原位癌介入治疗后，瘤体损伤，产生痰、热、毒、瘀等致病因素，久之相互交杂而致病。治以化浊解毒、益气养阴，方中柴胡、黄芩、青蒿清泄少阳以利肝胆，解表透邪、清热解毒以祛邪热。蝉蜕、僵蚕配伍，散郁清热，调整气机的升降出入，给邪气以出路；炒杏仁、薏苡仁、滑石、甘草、白花蛇舌草利湿解毒；赤芍、牡丹皮凉血化瘀解毒；竹茹、瓜蒌、清半夏清热化痰；太子参、北沙参、知母、生地滋阴益气，再根据患者外感，加蜜紫菀、防风、荆芥、石膏以疏散风热；鳖甲、牡蛎软坚散结。全方遣药灵活，后随症加减，患者精神明显好转，余症均消。

案例（2）

初诊： 刘某，男，68 岁。2015 年 6 月 17 日。

［主诉］间断右胁胀满 1 年余，加重伴发热 1 天。

［现病史］患者无明显诱因间断右胁胀满 1 年余，症状时轻时重，未服用药物，1 天前上述症状加重并发热，遂就诊于我院。现主症：右胁胀满不适，伴发热，体温最高达 38.5℃，口干，无烧心反酸，汗出，夜间尤甚，乏力，纳可，寐可，大便可。舌紫暗，苔黄腻，脉弦滑。

［查体］腹饱满，右上腹轻压痛，肝区轻叩痛，移动性浊音阳性，双下肢无水肿。

[辅助检查]2015年1月查肝脏CT：肝右叶占位病变，肝内胆管扩张，肝右叶包膜下积液。

[中医诊断]鼓胀（肝络瘀结，肝肾阴虚）。

[西医诊断]原发性肝癌，腹腔积液。

[治法]软坚散结，补益肝肾，兼清热利湿。

[处方]茵陈20g，黄连15g，黄芩15g，茯苓15g，猪苓15g，泽泻15g，大腹皮15g，车前子15g，桑白皮15g，当归15g，郁金15g，赤芍15g，生白芍15g，鳖甲20g（先煎），龟甲20g（先煎），桂枝15g，枳实15g，厚朴15g，青蒿30g，生白术30g，生薏苡仁30g。

14剂，1日1剂，文火煎煮2次，早、晚饭前半小时温服。

[医嘱]忌食辛辣油腻甜物，畅情志，节饮食，适运动，不适随诊。

二诊：2015年7月1日。服上方后右胁胀满减轻，无发热，仍汗多，乏力。舌暗红，苔黄腻，脉弦滑。此为浊毒渐解，但浊毒及虚象仍在，治拟解毒化浊，软肝散结，兼以扶正。上方去猪苓、赤芍、桂枝，加地骨皮15g、红景天15g、生黄芪30g。

14剂，1日1剂，文火煎煮2次，早、晚饭前半小时温服。

三诊：2015年7月15日。服上方后右胁胀满、汗多已除，乏力减轻。舌暗红，苔薄黄腻，脉弦稍滑。此时浊毒被逐，虚象渐解，治拟软肝化坚，佐以扶正，上方去泽泻、郁金，加茜草15g、枸杞15g、鸡内金10g、香附15g、紫苏梗12g。

以上方随症加减治疗半年，患者右胁胀满未作，余症均除。

按语：肝癌属于西医病名，中医学没有对肝癌的疾病称谓，但中医对肝癌认识久远，可归为"胁痛""积聚""黄疸""鼓胀"等疾病的范畴。"腹水"也归属于中医学"鼓胀"范畴。基于肝癌之病因病机，治疗肝癌腹水，亦须标本兼治。其病机为癌毒久蕴，肝、脾、肾受损，气滞、血瘀、水停腹中。病理因素不外乎气滞、血瘀、水湿，三者各有侧重，又相互为因，错杂为病。对于癌性腹水，李老师重视疏利三焦。三焦决渎，可运行水液，与肺、脾、肾的生理功能密切相关，临床上常用麻黄、杏仁、防风等宣通肺气，以开发上焦；用党参、白术、茯苓、生薏苡仁、川朴、大腹皮等健运脾气，以理中焦；防己、木通、车前子、猪苓、泽泻、滑石等通利下焦。"血不利则为水"，基于此，李老师也十分注意水血同治，肝脾兼调，常以当归芍药散养血活血、健脾利水。本方治疗以化浊解毒为总要，兼以利尿逐水、活血化瘀、行气理气、滋补肝肾。方中茵陈、黄连、黄芩清热利湿化浊，枳实、厚朴、香附、紫苏梗行气理气；猪苓、茯苓、泽泻甘淡渗湿，除湿利小便；白术、薏苡仁健脾祛湿；桂枝化气祛湿，温通阳气，与猪苓、茯苓、泽泻同用可温阳利水；大腹皮、车前子利水渗湿；当归、赤芍、白芍、红景天、黄芪益气养血活血，鳖甲、龟甲软坚散结；青蒿、地骨皮清热透络；枸杞补肝肾。全方遣药灵活，患者症状减轻，效不更方，根据患者出现的新的症状进行加减，巩固疗效。

案例（3）

[初诊] 秦某，男，61岁。2016年3月1日

[主诉] 间断腹痛伴纳呆4个月，加重1天。

[现病史] 患者4个月前因饮食不慎后出现腹痛，于当地医院检查发现肝内胆管细胞癌，后行手术，因开腹后发现于胃及膈肌均有转移，未行手术切除。患者手术后间断腹痛，伴纳呆，口服中药汤剂（具体不详）及补中益气丸后无明显缓解，1天前患者腹痛加重，为求进一步系统诊治由门诊收入我病区。现主症：腹痛，以两胁下为主，伴纳呆，纳少，乏力，肠鸣，寐差，应用吲哚美辛栓后寐可，大便干，肛门下坠感，小便可，自发病以后精神差，体重下降15kg。

[中医诊断] 肝积（肝络瘀结，气阴两虚）。

[西医诊断] 肝内胆管细胞癌伴胃转移。

[治法] 通络散结，益气养阴。

[处方] 瓜蒌20g，火麻仁20g，清半夏9g，黄连6g，熟地黄15g，生薏苡仁15g，麸炒薏苡仁15g，酒苁蓉15g，麸炒枳实12g，当归12g，白花蛇舌草20g，郁金12g，炒僵蚕12g，全蝎6g，三七粉2g，炙淫羊藿15g，黄芪30g，太子参20g，生白芍20g，醋香附12g，炒鸡内金15g，麦冬20g。

7剂，水煎服，1日1剂，分早、晚2次温服。

[医嘱] 避风寒，调情志，慎起居，节饮食，适运动。

二诊：2016年3月8日。服药7剂后，患者腹痛稍轻，以两胁下为主，纳少，乏力，偶肠鸣，寐差，大便干，肛门下坠感，小便可。故调整中药，具体如下。

[处方] 瓜蒌20g，火麻仁20g，清半夏9g，生薏苡仁15g，麸炒薏苡仁15g，酒苁蓉20g，当归12g，槐米15g，黄芪30g，太子参20g，醋香附15g，醋延胡索15g，生白芍20g，炒莱菔子15g，熟地黄15g，三七粉3g，麦冬20g。

7剂，水煎服，1日1剂，分早、晚2次温服。

三诊：2016年3月16日。服上药7剂，患者腹痛减轻，纳可，但仍大便干，肛门下坠感，故予直肠滴入治疗以化浊解毒，润肠通腑，其中白花蛇舌草、槐米化浊解毒，大黄、厚朴、枳实润肠通腑，荔枝核、炒莱菔子理气除胀。

[处方] 麸炒枳实15g，荔枝核15g，炒莱菔子15g，当归12g，槐米20g，炒苦杏仁10g，厚朴15g，生大黄10g，白花蛇舌草30g。1日1剂，水煎取汁150ml，每晚灌肠1次。

患者口服中药汤剂治疗2个月，腹痛明显好转，纳可，偶乏力，肠鸣，余症

均消。

按语： 李老师认为患者恶性肿瘤晚期，病久失治，手术后肠道功能受损等因素致津液、气血损伤，肠道功能失于濡养，故见便秘；大便不解，腑气不通，气滞血瘀，不通则痛，故见腹痛、纳食减少。因气血已伤，不宜用峻下通便之药如大黄、芒硝等，因其可使津液耗伤加剧，故遣方用药以养阴润肠通便为主，缓下通便。患者久病脾胃气虚，故加用健脾益气之黄芪，太子参、麦冬养阴，火麻仁、肉苁蓉润肠通便，瓜蒌、清半夏、黄连、生薏苡仁、炒薏苡仁化浊解毒，炒枳实、郁金、醋香附、延胡索行气止痛，当归、三七粉活血化瘀，僵蚕、全蝎散结通络，白花蛇舌草解毒抗癌，白芍柔肝止痛。患者服药后腹痛减轻，大便仍干，故运用中药保留灌肠，使得有效药物成分通过局部吸收或直接渗透发挥作用，后续诊治，又结合患者的其他症状，酌以加减，使患者诸症得减。

三、肝气郁滞

初诊： 王某，男，64岁。2015年9月4日。

[主诉] 间断右胁疼痛3月余，加重3天。

[现病史] 慢性乙型肝炎病史10年，3个月前出现右胁疼痛，症状时轻时重，3天前症状加重，遂就诊于我院。现主症：右胁疼痛，下午明显，伴胃脘胀满隐痛，低热，体温在37.5~38℃，口苦，无恶心呕吐，纳少，寐尚安，大便1日1行，质干，小便黄，量可。舌暗红，苔黄腻，脉弦滑。

[辅助检查] 2015年6月查肝脏MRI：肝左叶见团状异常信号影，考虑肝癌伴肝内转移；心周椭圆形异常信号影，考虑淋巴结肿大；右肾囊肿，肝门区及腹腔内见类圆形异常信号影，考虑淋巴结肿大、肝硬化、副脾。

[中医诊断] 胁痛（肝气郁滞，浊毒内蕴）。

[西医诊断] 原发性肝癌伴肝内转移，乙型肝炎肝硬化失代偿期，腹腔积液。

[治法] 疏肝行气，化浊解毒。

[处方] 香附15g，紫苏梗15g，青皮15g，柴胡15g，姜黄15g，厚朴15g，枳实15g，清半夏9g，五味子15g，沉香6g，全蝎6g，炒莱菔子15g，茵陈15g，黄芩12g，黄连15g，鳖甲20g（先煎），龟甲20g（先煎），鸡内金20g，大腹皮15g，车前子15g，青蒿30g。

7剂，1日1剂，文火煎煮2次，早、晚饭前半小时温服。

[医嘱] 忌食辛辣油腻甜物，畅情志，节饮食，适运动，不适随诊。

二诊： 2015年9月11日。服上方后右胁疼痛较前减轻，纳好转，无发热，仍口苦。舌暗红，苔黄腻，脉弦滑。此为浊毒渐逐，治拟解毒化浊，软肝散结，兼以扶正。上方去青蒿，加夏枯草 15g、生白术 30g。

7 剂，1 日 1 剂，文火煎煮 2 次，早、晚饭前半小时温服。

三诊： 2015 年 9 月 18 日。服上方后诸症消除。此时浊毒被逐，治拟软肝化坚，佐以扶正，上方去姜黄、夏枯草，茵陈调为 20g，加茯苓 15g、刘寄奴 15g、鬼箭羽 15g。

14 剂，1 日 1 剂，文火煎煮 2 次，早、晚饭前半小时温服。

以上方随症加减治疗 3 个月，患者右胁疼痛未作，余症均除。

按语： 对于原发性肝癌合并肝硬化基本病机，李老师认为主要为肝炎病毒侵袭机体所致。肝木失疏，脾土失运，疏泄不及，运化失常，水湿内生，湿邪阻滞，郁而成浊，日久而气滞、血瘀、痰凝，久之变生浊毒之邪，瘀阻肝络，于腹腔内形成癥积痞块，久之而成本病。正虚无力运化，痰浊瘀毒滋生，瘀、毒久踞，又可耗损肝肾，正气益虚。虚、浊、毒、瘀交结缠绵，互为因果。本病病位在肝脾，日久及肾；正虚为本，浊毒瘀内为标，故治疗应从整体着眼，肝脾肾三脏同治，分清轻重主次，辨证结合疏肝理气、化浊解毒、活血化瘀、健脾祛湿、补肾益气等治疗大法。治疗以化浊解毒为总要，茵陈、黄连、黄芩清热利湿化浊；枳实、厚朴、柴胡、青皮、紫苏梗疏肝理气和胃；鳖甲、龟甲软坚散结；茯苓、白术健脾除湿；鬼箭羽、刘寄奴活血化瘀；青蒿清热透络，现代药理学研究发现青蒿素及其衍生物还有抑制血管生成以及诱导肿瘤细胞凋亡的作用。此外，合并腹腔积液的患者，见水不应单独利水，应配合补气调中，使气足血行而水化，并应用健脾利湿之品，方中白术、茯苓、大腹皮、车前子共奏健脾渗湿利水之效。诸药协用，照顾周全，疗效确切。

肠癌

浊毒蕴肠

案例（1）

初诊： 孙某，男，47 岁。1996 年 8 月 23 日。

[主诉] 结肠癌术后 1 年出现各种后遗症。

[现病史] 1996 年发现结肠癌，手术后，配合化疗白细胞下降到 $1.8 \times 10^9/L$，头发全脱，全身无力，动则气短，纳呆，无法继续化疗，遂来我院就诊。现主症：

面色萎黄，乏力短气，少神脱发，语音低微，喘息不断，纳少。舌淡暗，苔白，脉沉弱而涩。

[辅助检查] 1996 年 8 月 10 日结肠镜：结肠癌。病理报告：腺癌。

[中医诊断] 症劳（浊毒蕴肠，气血亏虚）。

[西医诊断] 结肠癌术后。

[治法] 补气养血，化浊解毒。

[处方] 黄芪 30g，白术 10g，茯苓 15g，当归 10g，生白芍 10g，熟地黄 10g，阿胶 10g（烊化），炒鸡内金 10g，炙甘草 5g，白花蛇舌草 15g，半枝莲 12g，败酱草 30g，全蝎 9g。

30 剂，1 日 1 剂，文火煎煮 2 次，早、晚饭前半小时温服。

[医嘱] 清淡饮食，忌发疮动火之品，忌辛辣油腻之品，调畅情志。

二诊： 1996 年 9 月 23 日。患者精神好转，食欲增进，长出部分头发，白细胞升至 $3.6×10^9$/L，患者不愿再去化疗放疗，要求继续中医治疗，效不更方，原方加墨旱莲、何首乌各 20g。

30 剂，1 日 1 剂，文火煎煮 2 次，早、晚饭前半小时温服。注意事项同前。

三诊： 1996 年 10 月 25 日。患者面色红润，精神振奋，头部满布黑发，白细胞长至 $4.2×10^9$/L。嘱其原方 10 剂，研末，炼蜜为丸，每丸 10g，1 次 1 丸，1 日 2 次，饭后服，巩固疗效，每 3 个月定期调方，至今再未复发。

按语： 本患者结肠癌手术、化疗之后气血耗伤，为浊毒蕴肠、气血亏虚之证，临床症见形体消瘦、面色萎黄、气短、乏力等。脾胃气虚，运化失常，气血生化乏源，故李老师在治疗中，谨守病机，以平补脾胃为首要原则，顾护脾胃，扶助正气，进而遣方用药。方中炒白术、黄芪补气健脾，使气血生化有源；当归、阿胶补血养阴；黄芪、炒白术配阿胶、当归，使阴血得补，补而不滞，气血通行畅达，且当归为血中之气药，补血兼有行血之功。患者正气充沛，方能大胆运用攻伐之品祛除"毒邪"，运用茯苓、白花蛇舌草、半枝莲、败酱草之品以化浊解毒，力专攻邪，可达到抗癌的作用；灵活运用虫类药，如全蝎，以搜剔逐瘀、攻邪解毒，引药力直达病处。诸药合用，攻补兼施，以奏益气养血、化浊解毒之效。患者服药后症状大大改善，药已中的，故效不更方，随症加减，后用丸药，长期治疗，巩固疗效。

案例（2）

初诊： 邱某，女，76 岁。1998 年 5 月 31 日。

[主诉] 大便秘结、带血 3 个月。

[现病史] 3 个月前因饮食辛辣后，排便次数减少，3~6 日 1 行，进食可。近来明显乏力，体重下降约 4kg，结肠镜检查发现结肠癌，为进一步诊治特求中医治

疗。现主症：大便秘结，3~6 日 1 行，里急后重，间断带暗红色血迹，有中下腹痛，时有恶心呕吐，略有腹胀，发热，形体消瘦，明显乏力，面红，口干不欲饮。舌质红，舌苔少，脉弦细。

［辅助检查］1998 年 2 月结肠镜：结肠癌。

［中医诊断］便血（浊毒蕴肠，气阴两虚）。

［西医诊断］结肠癌。

［治法］化浊解毒，滋阴润肠止血。

［处方］白花蛇舌草 30g，苦参 15g，生薏苡仁 30g，瓜蒌仁 30g，沙参 30g，生地黄 15g，贯仲炭 30g，半枝莲 30g。

14 剂，日 1 剂，文火煎煮 2 次，共计约 600ml，约 400ml 分早、晚饭前半小时温服。1/3（约 200ml）保留灌肠，每日 1~2 次。壁虎 3g，研成粉末，分 3 次吞服。

［医嘱］按时服药，进松软易消化食物，调畅情志，忌辛辣、油腻、刺激之品。

二诊：1998 年 6 月 15 日。药后大便次数增多，便血减少，但大便仍干，舌脉如前。上方加玄参 15g 滋阴通便。

21 剂，1 日 1 剂，文火煎煮 2 次，早、晚饭前半小时温服。

［医嘱］清淡饮食，忌发疮动火之品，忌辛辣油腻之品，调畅情志。

三诊：1998 年 7 月 6 日。服药后大便正常，无便血，诸症消失，饮食正常。舌质淡红，苔薄白，脉转和缓。

前方加减治疗，3 个月后追访，便血未再发作。

按语：肠癌属于中医学"积聚""脏毒""肠积""下痢""锁肛痔"等范畴。李老师认为饮食不节，过食肥甘厚味或生冷之物，伤及脾胃，运化失司，酿湿生热；或因忧思郁怒，情志失调，胃肠失和，气机不畅，气滞血瘀，瘀血、痰湿、热毒等病邪合而成"浊毒"，浊毒内蕴，下迫大肠，故发为癌肿。浊毒滞于大肠，阻滞气机，腑气不通，则腹中作痛。浊毒郁蒸，血滞肉腐，化而为脓，故便下脓血。里急及肛门灼热，是热毒之邪逼迫所致，后重乃浊滞大肠，黏着难下之征。浊毒内蕴，正邪相争，故身热。浊毒阻滞气机，脾胃升降失司，故恶心呕吐、腹胀。本病系湿热浊毒蕴热下注于肠，气血瘀滞成积而成，久之耗伤阴液，故以化浊解毒、理气化瘀、滋阴润肠为本病基本治则。方中白花蛇舌草、苦参、半枝莲化浊解毒清热消肿；瓜蒌仁理气利湿导滞；沙参、玄参滋阴；生地滋阴凉血；壁虎活血祛瘀散结；贯仲炭敛肠解毒止血。采用口服与保留灌肠并用的治疗方法，充分发挥了药物作用，取得了良好的疗效。

案例（3）

初诊：刘某，女，66岁。2005年5月31日。

[主诉] 持续腹泻兼便中带血6天。

[现病史] 患者6天前因食面条后，排便次数增多，1日3~6次，不成形，间断带暗红色血迹。有中、下腹痛，无明显腹胀及恶心呕吐。无发热，进食可。为进一步诊治特求中医治疗。现主症：大便次数多，1日3~6次，不成形，间断带暗红色血迹，腹胀腹痛，里急后重，无发热、恶心呕吐，纳差，寐差，患者形体消瘦，面色不华，心烦急躁。舌红，苔黄腻，脉弦细。

[辅助检查] 2005年5月28日查结肠镜：考虑结肠癌、慢性结肠炎。

[中医诊断] 泄泻（浊毒内蕴，脾胃虚弱）。

[西医诊断] 结肠癌。

[治法] 化浊解毒，补气健脾。

[处方] 茵陈20g，黄连15g，黄芩15g，仙鹤草15g，葛根30g，香附15g，茯苓15g，白术30g，白芍30g，木香9g，生薏苡仁30g，鸡内金10g，陈皮15g，厚朴15g，砂仁6g。

7剂，1日1剂，文火煎煮2次，早、晚饭前半小时温服。

[医嘱] 按时服药，进松软易消化食物，调畅情志，忌辛辣、油腻、刺激之品。

二诊：2005年6月7日。服药后腹泻，稀水样，1日3~4次，无黏液脓血，无里急后重，腹胀、腹痛较前减轻，无发热，无恶心呕吐，纳好转，仍寐少。舌暗红，苔薄黄腻，脉弦滑。此时浊毒渐逐，继拟化浊解毒、健脾和胃法治疗，前方加首乌藤15g、百合30g、大腹皮15g、车前子15g，鸡内金改为20g。

14剂，1日1剂，文火煎煮2次，早、晚饭前半小时温服。

三诊：2005年6月21日。服药后大便1日1~2次，质可，纳好转，寐好转。舌淡红，舌苔薄白，脉弦细。此时浊毒被逐，但湿热仍在，前方茵陈改为30g。

以上方随症加减治疗3个月，患者现无明显不适。大便正常，无便血，诸症消失，饮食正常。舌淡红，苔薄白，脉转和缓。继续以前方加减治疗，巩固疗效。

一年后追访，患者一般状况可，便血未再发作。

按语：李老师认为正气不足、脾胃虚弱，则饮食水谷运化失司，水液停聚，痰湿阻络，气血运行不畅，久之化生浊毒而见诸症。脾胃同居中焦，为气机升降枢纽，若脾胃受损，升降失调，清浊不分，则易引起肠功能紊乱，可见腹泻、腹痛等症。故在治疗中重点顾护脾胃，疏肝健脾，扶助正气，使人体正气充沛，但补益脾胃不能过用滋腻温热之品，一则滋腻碍胃，聚湿生痰，二则补益药大多为温热之品，有助火生热之嫌，皆有可能加重患者病情，所以首选性味甘平之品。常选用党参、白术、茯苓、山药、黄芪等品，随症加减，临床常获良效。方中用茯苓、白术健脾化湿、益气扶正，薏苡仁、陈皮、砂仁等燥湿和胃降逆，茵陈、黄连、黄芩清热利湿，木香、厚朴行气，仙鹤草止血。二诊中应用大腹皮、车前子之品，是遵循了"利小便以实大便"的理论依据。全方共奏化浊解毒、补气健脾、化湿止泻之效，后患者临床症状基本消失。定期复查示病情平稳，继予原方化裁。

案例（4）

[初诊] 谭某，女，28岁。1995年5月31日。

[主诉] 间断右上腹隐痛5个月。

[现病史] 患者5个月前生气后突然感到右腹部隐痛，伴有呕吐，于当地医院B超检查发现肾结石。服用消石药后腹痛好转，但腹痛时有反复，服用消炎药无明显改善。后便秘身体逐渐消瘦，CT检查发现肠梗阻，经灌肠解除肠梗阻。结肠镜检查发现结肠癌，并行手术切除，然后进行化疗控制病情。现主症：患者腹部隐痛，善太息，纳差，便秘。舌两边红，舌苔薄腻，脉弦细。

[辅助检查] 1990年1月结肠镜：结肠癌。

[中医诊断] 腹痛（浊毒内蕴，肝脾不调）。

[西医诊断] 结肠癌术后。

[治法] 化浊解毒，疏肝健脾，理气止痛。

[方名] 自拟化浊解毒疏肝汤加减。

[处方] 白花蛇舌草15g，当归10g，白芍15g，枳壳10g，陈皮10g，延胡索10g，砂仁10g，柴胡12g，焦三仙各12g，甘草3g。

14剂，水煎服，1日1剂，文火煎煮2次，早、晚饭前半小时温服。

[医嘱] 按时服药，进松软易消化食物，调畅情志，忌辛辣、油腻、刺激之品。

二诊：1995年6月15日。服上药5剂时，腹部疼痛减轻，食欲有所增加，但食后困乏，舌脉如前。药已中病，服原方9剂后，腹部疼痛仅小发作1次，且痛势较前为轻，吃硬食物仍觉不舒，食后困乏。舌淡红，舌苔薄白，脉弦细。

上方加茯苓15g健脾利湿，香橼15g、佛手15g疏肝理气止痛。

[处方] 白花蛇舌草15g，当归10g，白芍15g，枳壳10g，陈皮10g，延胡索10g，砂仁10g，柴胡12g，茯苓15g，香橼12g，佛手12g，焦三仙各12g，甘草3g。

14剂，水煎服，1日1剂，文火煎煮2次，早、晚饭前半小时温服。

三诊：1995年6月30日。腹部不再疼痛，诸症基本消失，饮食转为正常，舌淡红，舌苔薄白，脉缓。原方继服 1 个月，巩固疗效。

治疗结果，随访四年，身体健壮，无复发。

按语：本患者经手术、化疗治疗后，机体正气亏损，加之情绪低落，肝气失疏，横逆犯土，中焦气机升降失调，见纳差等症；脾失健运，脾不升清，肠道分清泌浊功能失调，则易见腹痛、便秘等症。故本案患者应调和肝脾，恢复中焦气机，使得纳运相济，平衡协调。方中以延胡索、白芍、枳壳、陈皮、柴胡等药组方，以达行气止痛、活血化瘀之功。其中延胡索配柴胡疏肝解郁、行气止痛；白芍配甘草酸甘化阴，缓急止痛，四药相合，可使气机调畅，急痛得缓，痛满自解。运用白花蛇舌草解毒抗癌，茯苓健脾利湿，砂仁行气调中，焦三仙健脾和胃，加用佛手、香橼增强疏肝理气之效。诸药合用，攻补兼施，共同发挥化浊解毒、疏肝健脾、理气止痛之用。

肾系疾病篇

水肿

一、脾肾亏虚

案例（1）

初诊： 梁某，男，48岁。2014年9月15日。

[主诉] 间断双下肢浮肿5年余，恶心1个月。

[现病史] 患者腰膝酸软，精神差，双下肢浮肿，胃部胀满，恶心，纳差，大便不爽，量少，尿中有泡沫，舌暗淡，有瘀点，苔白腻，脉沉细滑。

[辅助检查] 尿蛋白（++）。肾功能：BUN 24.6mmol/L，Scr 465.2μmol/L，UA 598μmol/L。

[中医诊断] 水肿（脾肾亏虚）。

[西医诊断] 慢性肾衰竭，高尿酸血症。

[治法] 健脾益肾，利湿化浊。

[处方] 黄芪30g，土茯苓20g，萆薢15g，威灵仙15g，薏苡仁15g，僵蚕12g，地龙12g，生白术12g，熟地黄15g，当归15g，牛膝15g，杜仲15g，桑寄生10g，茯苓15g，车前子15g（包煎），陈皮12g，清半夏6g，竹茹10g，砂仁6g（后下），甘草3g。

14剂，1日1剂，水煎取汁300ml，分早、晚两次温服。

[医嘱] 按时服药，忌辛辣、油腻之品，调节情绪，注意休息，低量优质蛋白饮食。

二诊： 2014年9月29日。药后患者腰膝酸软及双下肢浮肿减轻，恶心消失，胃部胀满明显减轻，纳食增加。舌暗淡，有瘀点，苔白腻，脉细滑。上方去竹茹、砂仁。

21剂，1日1剂，水煎取汁300ml，分早、晚两次温服。

三诊： 2014年10月20日。药后诸症明显减轻，复查BUN 20.3mmol/L，Scr 368.5μmol/L，UA 448μmol/L。继续服用上方21剂，以巩固疗效。

按语： 本患者为慢性肾衰竭兼有高尿酸血症，处于无症状期，无关节红肿疼痛等发作期症状。李老师认为脾肾亏虚为本病发生的基本病机，机体津液的运行离不开脾肾的调节。脾肾虚弱，则津液不行，失其常道，形成水肿、尿少等。津血同源，津液不行，影响血液运行，津血停滞，使血滞成瘀，津聚成痰，痰瘀互结日久化生浊毒。故李老师采用健脾补肾、泄浊解毒通络的治疗大法。方中黄芪补气益气，利水消肿，为治疗气虚水肿之要药，《本草汇言》曰："补肺健脾，实卫敛汗，祛风运毒之药也。"熟地补肾益精填髓，两药共为君药。桑寄生、杜仲、牛膝补肝肾、祛风湿止痛；土茯苓、草薢淡渗利湿；威灵仙祛风除湿共为臣药。生白术、茯苓、薏苡仁健脾渗湿共为佐药。僵蚕、地龙活血化瘀通络，共为使药。诸药合用，守法守方，随症加减，取得良效。

案例（2）

初诊：王某，男，56岁。2014年3月13日。

［主诉］多饮、多食10年伴双下肢间断浮肿半年，加重1周。

［现病史］患者10年前因多饮、多食，血糖升高而诊断为糖尿病，半年前出现双下肢浮肿，当时查尿常规：蛋白（++）。因近1周双下肢浮肿加重就诊。现主症：双下肢水肿，乏力，纳呆，尿中多泡沫。舌暗，苔薄黄，脉弦细。

［辅助检查］2014年3月13日查尿常规：蛋白（+++），潜血（-）。BUN 6.9mmol/L，Scr 95.6μmol/L，24小时尿蛋白3.92g，ALB 36.8g/L。

［中医诊断］水肿（脾肾亏虚，浊蕴血瘀）。

［西医诊断］糖尿病肾病Ⅲ期。

［治法］健脾益肾，化瘀泄浊。

［处方］黄芪30g，熟地黄20g，益母草20g，山药15g，当归15，防己15g，冬瓜皮20g，川芎15g，茯苓15g，猪苓15g，泽兰15g，乌梢蛇15g，薏苡仁15g，红花15g，赤芍15g，炒白术15g，鬼箭羽15g，甘草3g。

14付，1日1剂，文火煎煮2次，早、晚饭前半小时温服。

［医嘱］低盐糖尿病饮食。

二诊：2014年3月27日。患者二诊前两日感冒后出现咳嗽，双下肢水肿加重，乏力，双足凉，尿中泡沫多。舌暗，苔黄，脉弦细。查尿常规：蛋白（+++）。前方加桑白皮15g、桂枝10g、炙麻黄9g、土茯苓15g、太子参10g。

21付，1日1剂，文火煎煮2次，早、晚饭前半小时温服。

［医嘱］低盐糖尿病饮食。

三诊：2014年4月17日。患者双下肢水肿减轻。舌暗，苔薄白，脉弦细。检查：BUN6.7mmol/L，Scr93.5μmol/L，24小时尿蛋白2.7g，ALB38.2g/L。尿常规：蛋白（+++）。

服上方后，患者上述症状皆不明显，继续服用上方21剂，以巩固疗效。

按语：患者病"消渴"日久，脾肾亏虚，脾虚水湿不化，肾虚气化不利，水液代谢失常，不循常道，泛溢于肌肤，可见双下肢水肿。水湿不化，阻于中焦，胃纳不佳，气血生化乏源，四肢失于濡养，故而乏力。湿浊不化，日久酿生浊毒，内浊于内，流注下焦，肾气亏虚，封藏不固，水谷精微随尿外泄，故见尿中泡沫多。李老师治以健脾补肾，化浊通络。治疗时注重调理脾胃。化浊解毒通络是治疗的关键。该方中用黄芪、山药、炒白术以健脾；山药、熟地黄补肾填精；茯苓、猪苓、泽泻、冬瓜皮、薏苡仁等药淡渗利湿解毒；丹参、当归、鬼箭羽、益母草、川芎活血化瘀、通经活络。配合饮食、运动疗法，疗效显著。

案例（3）

[初诊] 刘某，女，55岁。2014年11月3日。

[主诉] 间断双下肢浮肿2年余，加重伴乏力1周。

[现病史] 双下肢浮肿，乏力，胃脘胀满，恶心，心烦，大便两日1行，质干量少，尿中有泡沫。舌暗淡，苔黄厚腻，脉细滑数。

[辅助检查] 24小时尿蛋白1.95g，尿蛋白（++）。肾功能：BUN20.3mmol/L，Scr342μmol/L，UA402μmol/L。

[中医诊断] 水肿（脾肾亏虚，浊毒内蕴）。

[西医诊断] 慢性肾衰竭。

[治法] 健脾补肾，化浊解毒。并予解毒化浊，活血化瘀中药保留灌肠。

[处方] 黄芪30g，土茯苓15g，当归15g，猪苓15g，黄连6g，藿香15g，酒大黄9g，薏苡仁15g，僵蚕10g，乌梢蛇9g，地龙12g，炒白术12g，熟地黄15g，茯苓15g，冬瓜皮15g，砂仁6g（后下），陈皮12g，清半夏6g，甘草3g。

14剂，日1剂，水煎取汁300ml，分早、晚两次温服。

[处方] 生大黄30g（后下），生牡蛎30g，蒲公英30g，槐花30g，丹参30g，芒硝9g（冲）。

14剂，1日1剂，水煎取汁150ml，保留灌肠，每次60~90分钟。

[医嘱] 按时服药，忌辛辣、油腻之品，调节情绪，注意休息，量食优质蛋白，低嘌呤饮食。

二诊： 2014年11月17日。药后患者乏力减轻，双下肢浮肿减轻，心烦、恶心及胃胀症状消失，大便调，1日1行。舌暗淡，苔白腻，脉细滑。前方去藿香、黄连，加入水牛角丝15g（先煎）、太子参10g。

14剂，1日1剂，水煎服，分早、晚两次温服。

三诊： 2014年12月1日。患者乏力及双下肢浮肿明显减轻，大便调，1日1行，腹胀。舌暗淡，苔白，脉沉细。前方减去清半夏、砂仁，加入生大黄6g（后下）。

14剂，1日1剂，水煎服，分早、晚两次温服。

四诊：2014年12月15日。服上方后，患者上述症状皆不明显。BUN15.6mmol/L，Scr269.4μmol/L，UA386μmol/L。

继续服用上方20剂，以巩固疗效。

按语：肾脏疾病发展过程中，由于多个脏腑受损，导致气化无权，升降失司，三焦气化不利，水液输布排泄失常，水湿潴留，湿蕴成浊，湿聚成痰，水湿痰浊互结，从而阻碍气机，阻塞脉道，血运迟缓，气血瘀滞，郁久成毒。加之尿毒潴留，水湿、痰浊、瘀毒相互交结，胶着难化，导致浊毒内蓄。浊毒蕴积于体内，导致阴阳失衡，气血乖戾，加速肾功能恶化。所以浊毒既是导致慢性肾衰竭的病理因素，也是慢性肾衰竭发展过程中的病理产物。本案以藿香、黄连、陈皮、砂仁、茯苓化解中焦浊毒；以猪苓、冬瓜皮、薏苡仁淡渗利湿解毒；酒大黄泄浊解毒，以除下焦之浊毒；僵蚕、乌梢蛇、地龙通络散浊解毒，以除深藏于脏腑中之浊毒；以土茯苓、水牛角丝清热，化解上焦之浊毒。并且配合中药保留灌肠，内服与灌肠结合，组方化浊解毒兼顾上、中、下三焦，获得良效。

案例（4）

初诊：吕某，女，36岁。2014年4月15日。

［主诉］双下肢水肿2年。

［现病史］2年前患者出现双下肢水肿。尿蛋白（+++），尿隐血（+），24小时尿蛋白5.8g。肾穿刺病理示Ⅱ期膜性肾病。给予泼尼松50mg/d口服，8周后，每4周减5mg。并应用环磷酰胺，总量达8g，效果不佳。后曾服用环孢素A每次50mg，2次/日，后因肝功能异常停用。现已口服雷公藤多苷片5个月。现主症：眼睑、双下肢水肿，食欲不振，腹胀，尿中泡沫多，大便调。舌暗淡，有瘀斑，苔白腻，脉弦滑。

［辅助检查］24小时尿蛋白定量3.7g，尿蛋白（+++），尿隐血（+），胆固醇8.62mmol/L，ALB32.6g/L。

［中医诊断］水肿（脾肾亏虚，浊毒阻络）。

［西医诊断］肾病综合征，Ⅱ期膜性肾病。

［治法］补脾益肾利水，化浊解毒通络。

［处方］黄芪30g，桂枝9g，茯苓15g，猪苓12g，冬瓜皮15g，大腹皮15g，土茯苓15g，杜仲12g，龟甲12g（先煎），桑寄生20g，积雪草15g，牛膝12g，绞股蓝30g，川芎10g，红花15g，蝉蜕10g，地龙15g，僵蚕9g，乌梢蛇10g。

14剂，1日1剂，水煎取汁300ml，分早、晚两次温服。

二诊：2014年4月29日。患者眼睑及双下肢浮肿减轻，足跟疼痛，腹胀减轻，纳食增加，寐可，尿中泡沫多，大便调。舌淡红，苔白腻，脉弦滑。尿蛋白

（+++），尿隐血（+）。前方加水蛭粉3g（冲）、青风藤15g、车前子15g（包煎）、骨碎补10g。

14剂，1日1剂，水煎取汁300ml，分早、晚两次温服。

三诊： 2014年5月13日。患者药后足跟疼痛明显减轻，眼睑无浮肿，双下肢浮肿减轻，纳可，尿中泡沫减少。舌淡红，苔白腻，脉弦滑。

21剂，1日1剂，水煎取汁300ml，分早、晚两次温服。

四诊： 2014年6月3日。患者药后双下肢浮肿减轻，足跟疼痛消失。舌淡红，苔白腻，脉弦滑。24小时尿蛋白定量2.02g，尿蛋白（++），尿隐血（+），胆固醇6.5mmol/L，ALB36.2g/L。继续服用30剂并定期随访，病情无加重，疗效巩固。

按语： 膜性肾病可归属于中医"水肿"范畴，与脾、胃、肾关系密切，若脾胃功能受损，气化失常，则脾不升清、胃不降浊，中焦升降气机功能受损，机体内产生的代谢产物不能及时正常排出，蕴积体内而化生成浊毒，浊毒内蕴引发本病。病久必瘀，日久可见"瘀血阻络"。膜性肾病肾脏病理表现为肾小球基底膜增厚、上皮下嗜复红蛋白沉积，属于中医癥瘕瘀血阻络。李老师在治疗该病证时以补脾益肾、解毒化浊为大法，水肿明显者加利水药，有络瘀者加活血通络药，标本兼顾。药用黄芪、杜仲、龟甲、桑寄生等健脾益肾；茯苓、猪苓、冬瓜皮、大腹皮、牛膝等利水消肿；蝉蜕、青风藤、土茯苓、绞股蓝等祛风除湿、化浊解毒；川芎、红花活血化瘀；水蛭粉、地龙、僵蚕、乌梢蛇通络解毒。毒性日久，病邪深入，祛毒当"以毒治毒"，可取得较好的临床效果。

案例（5）

初诊： 唐某，男，58岁。2014年3月8日。

[主诉]尿少、下肢浮肿2年余，加重1个月。

[现病史]患者于2012年3月始发现无明显诱因的下肢浮肿，查24小时尿蛋白定量1.6g，未加注意。该年10月就诊于某院，复查24小时尿蛋白定量4.0g，予泼尼松及环磷酰胺治疗，疗效欠佳而停用，肾穿刺诊断为Ⅱ期膜性肾病。现主症：双下肢浮肿明显，易感冒发热，疲乏无力，小便少，大便可，苔薄黄腻，脉滑数。

[辅助检查]24小时尿蛋白定量7.1g，白蛋白/球蛋白0.9，甘油三酯4.2mmol/L，总胆固醇13.9mmol/L，血压130/82mmHg。

[中医诊断]水肿（脾肾虚弱，浊毒内蕴）。

[西医诊断]肾病综合征（Ⅱ期膜性肾病）。

[治法]健脾补肾，化浊解毒。

[处方]黄芪30g，当归12g，苍术、白术各15g，益母草30g，淫羊藿15g，巴戟天15g，山药20g，猪苓15g，茯苓15g，金樱子30g，白花蛇舌草30g。

14 剂，每日 1 剂，水煎取汁 300ml，分两次温服。并配以脉血康胶囊口服。

此后患者 3 次就诊，以上方加减，病情逐渐好转。

五诊：2014 年 12 月 17 日，浮肿全消，24 小时尿蛋白定量 2.9g，白蛋白 / 球蛋白 1.3。舌净，脉细。调整处方巩固疗效。

[处方] 黄芪 30g，当归 15g，泽泻 15g，灯盏细辛 30g，党参、丹参各 20g，虎杖 30g，狗脊 15g，僵蚕 12g，山药 30g，苍术、白术各 15g，金樱子 30g，何首乌 20g，白花蛇舌草 30g。

30 剂，煎服法同前，巩固疗效。

2015 年 2 月 27 日，托人传信，病情平稳，24 小时尿蛋白定量 0.54g，白蛋白 / 球蛋白 1.5，血脂正常，守方继服，注意休息，预防感冒。

按语：根据多年的临床经验，李老师认为膜性肾病应归属于中医学的"水肿病"，水液的运行，离不开肺、脾、肾及三焦的调节。本案例中患者肾穿结果为Ⅱ期膜性肾病，临床表现为双下肢浮肿明显、易感冒发热、疲乏无力，根据患者症状及舌脉，辨证为脾肾虚弱、浊毒内蕴，并以健脾补肾、化浊解毒为治疗大法，应用黄芪、白术、山药健脾益气，淫羊藿、巴戟天补肾壮阳，白花蛇舌草、苍术、猪苓、茯苓化浊解毒，当归、益母草活血化瘀，共奏健脾补肾、化浊解毒之功，兼顾益气养血以扶正，正气恢复，则邪气祛除。患者复诊时浮肿消失，故去利水消肿药，加用益气活血之品以继续养正气，后病情平稳，守方继服以巩固疗效，并嘱患者多休息、节饮食，收获良效。

案例（6）

初诊：袁某，男，16 岁。2007 年 8 月 15 日。

[主诉] 泡沫尿加重伴尿少肢肿近 1 个月。

[现病史] 面色㿠白，周身漫肿，双下肢肿甚，按之如泥，阴囊肿大，脘腹胀大，泡沫尿，小便量少，咽痒咳嗽，痰白不多，时有胸闷，纳少，大便溏薄。舌淡胖边有齿痕，苔薄白腻，脉沉细。

[既往史] 患者罹患系统性红斑狼疮（SLE）、狼疮性肾炎（LN）1 年。

[辅助检查] 尿常规：尿蛋白（PRO）>300mg/dl；24 小时尿蛋白定量 6.69g。血生化：白蛋白（ALB）19.0g/L，血肌酐（Scr）146.0μmol/L。免疫指标：ANA 1：320，Sm（+），SSA（+）。腹部 B 超：腹水，双肾大小正常。

[中医诊断] 水肿（脾肾阳虚，浊瘀湿阻）。

[西医诊断] 系统性红斑狼疮、狼疮性肾炎。

[治法] 温阳化浊，活血利水。

[方名] 真武汤合五皮饮加减。

［处方］黄芪 60g，炒白术 15g，白芍 15g，桂枝 9g，制附子 9g，山药 30g，生姜皮 6g，茯苓皮 15g，冬瓜皮 30g，车前草 30g，莪术 15g，丹参 15g，桑白皮 15g，玉米须 60g，甘草 9g。

6 剂，每日 1 剂，水煎服，水煎取汁 300ml，分两次温服。

［西医治疗］每日予甲基泼尼松龙 80mg 配合黄芪注射液 40ml 静脉滴注，并配合降压、抗凝、利尿、降脂、防控感染等处理。

二诊：2007 年 8 月 21 日。肿势未减，脘腹胀满，泛泛欲呕，小便短少，大便溏。舌淡胖，边有齿痕，苔白腻，脉沉细数。化验：Scr375.0μmol/L。肾穿刺病理：肾小球系膜细胞重度增生伴基质大量增加，毛细血管腔闭塞，部分小球伴有细胞新月体和环状体，少数节段毛细血管增厚呈白金耳现象，免疫荧光示 IgG，C1q，C3，C4，FiB（++~+++），符合 IV 型狼疮。急予甲基泼尼松龙 500mg，连用 3 天，再改为每日 80mg，环磷酰胺（CTX）0.4g，每日 1 次，连用 2 周冲击治疗，同时补充白蛋白，加大利尿剂。脾肾阳虚，浊毒内蕴，弥漫三焦，升降开阖失司，治宜降逆泻浊，通利三焦，佐以健脾化湿。

［处方］黄芪 60g，炒白术 15g，薏苡仁 30g，黄连 6g，制附子 9g，猪苓、茯苓各 30g，车前草 30g，制半夏 9g，藤梨根 30g，莪术 30g，制大黄 15g，金蝉花 15g，煅龙骨、煅牡蛎各 30g，六月雪 30g，陈皮 6g，紫苏叶 9g，炙甘草 9g。

浓煎每日 1 剂，守方加减半月余，肿势减轻，小便渐多，复查 24 小时尿蛋白定量 4.2g，Scr116.0μmol/L，病情好转出院。

三诊：2007 年 10 月 8 日。已无腹胀大，泡沫尿、肢体浮肿较前减轻，口干，时有咳嗽。舌淡胖边有齿痕，苔白腻，脉沉细。化验：ALB24g/L，24 小时尿蛋白定量 3.4g。

［处方］黄芪 60g，炒白术 15g，薏苡仁、白茅根各 30g，冬瓜皮 30g，车前子 30g，莪术 15g，玉米须 60g，金樱子 30g，水蛭 15g，猪苓、茯苓各 30g，桑白皮 30g，制附子 6g，石韦 30g，生地黄 15g，甘草 9g。

治疗 2 个月，每日 1 剂，水煎服，水煎取汁 300ml，分两次温服。并嘱按月用 CTX0.6g 冲击治疗。

四诊：2007 年 12 月 21 日。双下肢略有浮肿，泡沫尿不显，口干，纳眠可，舌淡胖，边有齿痕，苔白腻，脉沉细。ALB 31g/L，Scr104μmol/L，24 小时尿蛋白 1.8g。

［处方］黄芪 45g，生地黄 15g，制何首乌 15g，莪术 30g，六月雪 30g，鹿衔草 30g，金樱子 30g，覆盆子 30g，桑螵蛸 15g，丹参 15g，水蛭 9g，莲须 12g，白花蛇舌草 30g，炙鸡内金 9g，焦神曲 9g，甘草 9g。

30 剂，每日 1 剂，水煎服，巩固治疗。

按语：IV、V 型狼疮性肾炎，临床多见高度浮肿、大量蛋白尿、严重低蛋白血症，审证究之为脾肾两虚，其病机核心乃浊毒内蕴。李老师治疗此病多重"诸湿肿满，皆属于脾"认识，以厚土制水为要，主张重用黄芪（30~120g），振奋中焦、醒脾利水，并以黄芪为轴，"生、化、固、通"择药配伍。黄芪合白术、薏苡仁、茯苓，健脾化湿，济"生"精微，有助提升白蛋白含量；"化"即黄芪配附子、桂枝，助化阳气，利尿消肿；"固"乃黄芪伍金樱子、覆盆子、桑螵蛸、莲须等药，补肾固精，减少白蛋白流失；黄芪并莪术、水蛭、六月雪则蕴"通"意，益气化瘀，活血抗纤，防止肾脏纤维化。另外，对此类患者亦主张输注大剂量黄芪注射液，扶正利水，可有效防控感染，并增加激素、免疫抑制剂的耐受性。

案例（7）

初诊： 方某，女，39岁。2013年10月5日。

[主诉] 间断颜面及四肢浮肿5年，加重1月余。

[现病史] 自述5年前患系统性红斑狼疮，经泼尼松治疗明显缓解，因不耐长期使用泼尼松的不良反应而停用，1个月后，诸症再现，水肿加重，到某西医院检查：抗核抗体阳性，抗Sm抗体阳性，抗双链DNA抗体阳性，尿蛋白（+++），红细胞5~8/HP，血尿素氮9.5mmol/L，血肌酐225mol/L。诊为狼疮性肾炎、肾功能不全。患者恐惧西药而求中医治疗。现主症：颜面及四肢浮肿，下肢明显，畏寒肢冷，乏力，关节疼痛，腰酸痛，纳少腹胀，大便溏，尿少，舌体肿大有齿痕，苔薄白，脉沉迟。体温37℃，血压120/80mmHg，心率80/分钟，心律齐，双肺无湿啰音。

[辅助检查] 尿常规：蛋白（+++），红细胞6~10/HP。

[中医诊断] 水肿（脾肾阳虚，浊毒内蕴）。

[西医诊断] 狼疮性肾炎，肾功能不全。

[治法] 温补脾肾，化浊解毒。

[处方] 车前子30g，猪苓15g，泽泻30g，茯苓15g，熟地黄15g，山药15g，山茱萸10g，制附子10g，桂枝10g，菟丝子15g，龙骨30g，牡蛎30g，赤石脂10g，芡实20g，金樱子15g，佩兰15g，砂仁6g，白花蛇舌草15g，三七6g，牛膝10g，秦艽10g，土茯苓20g，连翘15g，炙甘草6g。

7剂，每日1剂，水煎服，水煎取汁300ml，分两次温服。

二诊： 2013年10月12日。患者服上药后，尿量增多，水肿渐消，纳呆腹胀减轻，继用上方14剂。

三诊： 2013年10月26日。患者药后水肿消退，食欲增，畏寒肢冷明显减轻，二便通调。尿蛋白（+），红细胞0~2/HP，血尿素氮7.5mmol/L，血肌酐188mol/L。上方加陈皮15g、女贞子15g。

继服 28 剂，每日 1 剂，水煎服，水煎取汁 300ml，分两次温服。

四诊： 2013 年 11 月 21 日。患者服药后，除腰酸、乏力外，诸症消失。检查：血压 125/80mmHg，尿蛋白（+-），血尿素氮 6.0mmol/L，血肌酐 126mmol/L。上方去制附子、桂枝、猪苓、佩兰。

继续口服 21 剂，每日 1 剂，水煎服，水煎取汁 300ml，分两次温服。巩固疗效。

按语： 李老师认为禀赋不足、情志内伤、劳倦过度、外邪侵袭，可导致阴阳失调，进而累及脏腑，久之脾肾阳虚，肾元亏虚，脾运失健，气化功能不足，开阖升降失司，则当升不升，当降不降，当藏不藏，当泄不泄，形成脾肾阳虚、浊毒内蕴本虚标实之证。水液内停，泛溢肌肤而为水肿；肾失固摄，精微下泄而成蛋白尿、血尿；升降失司，浊阴不降，则见少尿，尿素氮及血肌酐升高。治宜温补脾肾，化浊解毒。方中车前子利尿通淋，分清浊，治小便不利；猪苓、泽泻、茯苓利水消肿，健脾化浊；熟地黄补血养阴，填精益髓，为养血、补虚、补肾要药；山药补脾养胃，生津益肺，补肾涩精；山茱萸补益肝肾，收敛固涩；菟丝子补肾阳，益肾精以固精缩尿，补肾益脾以止泻；制附子上助心阳，中温脾阳，下补肾阳，峻补元阳，益火消阴，温经通络；桂枝温通经络，助阳化气，温补脾阳以助水运，温补肾阳以助膀胱气化，而行水湿痰饮之邪；龙骨、牡蛎滋阴潜阳，收敛固涩；赤石脂收敛止血；水陆二仙（芡实、金樱子）补肾涩精；佩兰化湿和中；砂仁化湿行气、温中，为醒脾调胃要药；白花蛇舌草化浊解毒；三七功善止血，化瘀生新；牛膝活血通淋，补肝肾，强筋骨，引火下行；秦艽祛风湿，通经络，退虚热，清湿热；土茯苓、连翘清热解毒；甘草调和诸药。全方可使脾健、肾强、浊化、毒解、水肿退、尿蛋白及血尿消、瘀毒祛、湿热解。

案例（8）

初诊： 阎某，男，42 岁。2014 年 10 月 6 日。

[主诉] 间断双下肢浮肿 3 年，加重 1 个月。

[现病史] 患者 3 年前无明显诱因出现双下肢水肿，休息后可缓解，未予重视及治疗。1 个月前双下肢浮肿加重，查尿常规：尿蛋白（+++），红细胞 3~5 个 /HP，白细胞 1~2 个 /HP。血生化：血肌酐 109μmol/L，尿素氮 6.13mmol/L，白蛋白 35g/L。乙型肝炎病毒标志物：表面抗原（HBsAg）、e 抗原（HBeAg）、核心抗体（HBcAb）均阳性。双肾 B 超：未见异常。曾口服甲磺酸左氧氟沙星、萆薢分清丸、知柏地黄丸等无效。现主症：双下肢浮肿，腰酸，乏力，畏寒肢冷，双眼畏光、流泪，纳可，无恶心呕吐、厌食油腻，眠可，大便溏薄，小便短少或清长，舌暗淡胖，苔白，脉沉细无力。

［中医诊断］水肿（脾肾阳虚，浊毒瘀阻）。

［西医诊断］乙型肝炎病毒相关性肾小球肾炎（HBV-GN）。

［治法］健脾补肾利水，化浊解毒活血。

［处方］干姜6g，制附子6g，生黄芪30g，太子参15g，茯苓12g，川芎15g，当归12g，赤芍、白芍各10g，泽泻12g，车前草15g，穿山龙15g，石菖蒲12g，郁金15g，知母、黄柏各12g，白花蛇舌草15g，滑石20g，生地黄12g，牡丹皮9g，茵陈30g。

20剂，水煎服，1日1剂，水煎取汁300ml，分两次温服。

二诊：2014年10月28日。经治20余天，水肿基本消失，腰酸、乏力等症状好转。守前方30剂，继续服用并定期随访，病情无加重。

按语：乙型肝炎（乙肝）病毒相关性肾小球肾炎病理可表现为膜性肾病、膜增殖性肾炎等，后期可出现肾衰竭，属中医学"膏淋""水肿""尿血""虚劳""胁痛""鼓胀"等范畴。针对乙肝相关性肾病，中医的特色和优势在于辨证论治和整体调节。李老师认为在治疗肾病之前，必须先行抗乙肝病毒的治疗，应用化浊解毒的药物尤为重要。本案例中患者因感受湿热毒邪在先，继之出现浮肿，幸时值壮年，脾胃功能尚健，故食纳尚可。究其病机乃湿热瘀滞三焦，气化不利，水湿内停。气滞则血瘀，瘀阻肾络，故腰酸疼痛；肝开窍于目，湿热蕴蒸肝胆，故双眼畏光、流泪；舌暗红、苔黄腻、脉细滑为浊毒内蕴之舌脉。故以生黄芪、太子参顾护脾肾之气，干姜、制附子温脾肾之阳，生地黄、知母补肾之阴，川芎、当归、赤芍、白芍、牡丹皮、穿山龙养血活血化瘀，石菖蒲、郁金化瘀通络，黄柏、车前草、白花蛇舌草、滑石、茵陈化浊解毒、利湿消肿。诸药合用，标本兼治，达到补肾健脾利水，化浊解毒通络之功效，切合患者的病机特点，因而收到了较好的疗效。

二、肝肾亏虚

初诊：张某，男，29岁。2014年11月10日就诊。

［主诉］间断双下肢浮肿4个月。

［现病史］患者4个月前出现双下肢浮肿，曾于某三甲医院诊治，查尿常规：尿蛋白（+++），24小时尿蛋白定量9.69g，血浆白蛋白23.6g/L。血脂：总胆固醇（TC）8.07mmol/L，甘油三酯（TG）1.79mmol/L。肝功五项：HBsAb（+），HBcAb（+），余项阴性。HBV-DNA未复制。肾穿刺病理：乙型肝炎病毒相关性肾小球肾炎（HBV-GN），I期膜性肾病。予激素联合环磷酰胺等药物治疗，治疗3个月后病情未见明显好转，复查24小时尿蛋白定量8.28~9.65g。血浆蛋白：总蛋

白（TP）47.5g/L，白蛋白（ALB）26.8g/L。现主症：颈胸部痤疮，咽干舌燥，双下肢浮肿、麻木，尿中泡沫多，腰膝酸软，纳可寐安，大便黏腻不爽。舌暗红，苔黄腻，脉弦细。

［既往史］既往无高血压、糖尿病病史。

［中医诊断］水肿（肝肾阴虚，湿热血瘀）。

［西医诊断］肾病综合征，乙型肝炎病毒相关性肾小球肾炎，Ⅰ期膜性肾病。

［治法］平补肝肾，化浊解毒，活血化瘀。

［处方］女贞子15g，熟地黄15g，枸杞子15g，黄芪30g，鳖甲15g，茵陈15g，土茯苓20g，青风藤30g，海风藤20g，水蛭6g，当归15g，地龙12g，车前子20g，白茅根30g，冬瓜皮30g，甘草3g。

14剂，水煎服，1日1剂，水煎取汁300ml，分两次温服。

［西医治疗］考虑患者应用激素联合环磷酰胺治疗已4月余，环磷酰胺用量已超12g，尿蛋白定量未见明显下降，血浆蛋白仍明显偏低，故停环磷酰胺，激素逐渐减量至停用，并予盐酸贝那普利降压、氟伐他汀降脂、阿魏酸哌嗪分散片抗凝。

二诊：2014年11月25日。患者颈胸部痤疮，咽干舌燥，双下肢浮肿、麻木症状明显减轻，尿中泡沫仍较多，腰膝酸软有所缓解，纳可寐安，大便黏腻不爽。舌暗红，苔黄腻，脉弦细。实验室检查示24小时尿蛋白定量7.82g。血浆蛋白：TP54.6g/L，ALB29.6g/L。血脂：TC7.01mmol/L，TG1.7mmol/L。患者尿蛋白较前减少，前方黄芪改50g，加黄连15g、五味子15g、生地黄15g。

30剂，1日1剂，水煎取汁300ml，分两次温服。

三诊：2014年12月25日。患者颈胸部痤疮减少，双下肢无浮肿，尿中泡沫减少，咽干舌燥、腰膝酸软均较前缓解，纳可寐安，二便调。舌暗红，苔黄微腻，脉弦细。实验室检查示24小时尿蛋白定量5.13g。血浆蛋白：TP53.1g/L，ALB30.6g/L。血脂：TC7.36mmol/L，TG1.75mmol/L。前方去车前子、白茅根、冬瓜皮，加绞股蓝20g、姜黄15g、穿山龙15g。

30剂，1日1剂，水煎取汁300ml，分两次温服。

患者2015年1月24日查24小时尿蛋白定量3.20g，于前方去海风藤，加积雪草20g、白花蛇舌草20g，继续服用并定期随访，病情无加重。

按语：乙型肝炎病毒相关性肾小球肾炎是乙肝病毒感染的肝外表现之一。膜性肾病可归属于中医"水肿"范畴，与脾胃、肾及气化关系密切。机体内产生的代谢产物不能及时正常排出，蕴积体内而化生成浊毒，浊毒停于下焦引发本病。病久必瘀，日久可见"瘀血阻络"，结合肾脏病理膜性肾病，即肾小球基底膜增厚、上皮下嗜复红蛋白沉积，因此治以补脾益肾、解毒化浊通络。本案例中患者经肾穿刺确诊为HBV-GN，以肾病综合征为主要临床表现，激素和免疫抑制剂效果不佳，李老师采用中医辨证论治为主，同时结合西医血管紧张素转化酶抑制剂（ACEI）及对症治疗，效果较好。在中医辨证上，本病分为正虚与邪实两个方面，正虚以肝肾阴虚为主，邪实主要是湿热浊毒侵袭肝肾，日久瘀血内生。中医学历来重视审证求因、治病求本，重视正气在疾病发生发展中的作用，并采用"肝肾同源"理论建立了平补肝肾的治疗法则；在标实的治疗上，以化浊解毒、活血化瘀为主。标本结合，随症加减，守法守方，长期调治，可取良效。

淋证

肝肾亏虚

初诊：王某，女，28岁。2014年4月25日。

[主诉] 体检发现蛋白尿5年。

[现病史] 患者5年前体检时发现蛋白尿，因无明显自觉不适症状，故未予重视，此后多次体检，尿均提示蛋白尿。2013年8月患者产后2个月后复查尿常规示尿蛋白（++～+++），肾功能始终正常。在当地服中药汤剂治疗，疗效不显，遂于2014年1月至某医院求治，查24小时尿蛋白定量<1.0g，乙型肝炎病毒检测提示"大三阳"，予肾组织活检，病理检查提示乙型肝炎病毒相关性肾小球肾炎（膜性肾病），遂以干扰素加中药汤剂治疗，治疗期间尿蛋白（+～++），疗效亦不著，转而求治于李佃贵教授。现主症：泡沫尿，口苦口黏，时伴恶心感，疲劳明显，久立后腰部及双下肢酸楚，夜寐多梦，无明显浮肿，舌体偏瘦，质偏红，舌边有瘀斑，苔薄黄微腻，脉细弦。

[辅助检查] 尿常规：尿蛋白（++），未见红细胞；24小时尿蛋白定量1.34g，血清白蛋白44.3g/L，肝功能正常。

[中医诊断] 膏淋（肝肾亏虚，浊毒内蕴）。

[西医诊断] 乙型肝炎病毒相关性肾小球肾炎（膜性肾病）。

[治法] 化浊解毒，健脾滋肾，活血通络。

[处方] 苍术、白术各12g，怀山药20g，薏苡仁30g，大枣15g，麦芽30g，当归15g，党参、丹参各30g，郁金15g，茵陈15g，黄芪30g，猪苓、茯苓各12g，女贞子12g，墨旱莲20g，生地黄10g。另服脉血康胶囊（主要成分为水蛭）、芪芍胶囊。

30剂，1日1剂，水煎取汁300ml，分两次温服。

二诊： 2014年5月25日。患者服药1个月，自觉口苦口黏，症状较服药前有所改善，恶心感已除，仍有疲劳感，久站后腰部酸痛。舌偏红，舌边有瘀斑，苔薄白微腻，脉细。查尿常规：尿蛋白（++），24小时尿蛋白定量1.081g。患者症状及实验室检查指标均较服药前有好转。效不更方，以上方加狗脊、桑寄生补益肝肾，继续调治。

30剂，1日1剂，水煎取汁300ml，分两次温服。

三诊： 2014年6月24日。药后口苦已除，腰部酸痛减轻，但久立后腰部仍有不适感，余症平。舌略红，舌边瘀斑较前略淡，苔薄白，脉细。查尿常规：尿蛋白（++），24小时尿蛋白定量0.884g。患者服药后尿中蛋白持续下降，症情平稳，故仍守方续治。

此后患者在当地医院续服上方1年，每1个月复查24小时尿蛋白定量，其值逐步下降（0.884g—0.612g—0.428g—0.235g—0.226g），至2015年6月16日复诊时24小时尿蛋白定量0.3g，并诉大便溏薄，劳累后稍感腰酸。舌淡，苔薄。湿热之邪已除，脾肾之气尚虚，上方去清热利湿之郁金、茵陈，去益肾养阴之女贞子、墨旱莲、生地黄，加金樱子30g，配合方中山药、薏苡仁补脾肾而固摄，继续调治。

2015年10月22日复诊，患者无特殊不适，查尿常规：尿蛋白（+-），24小时尿蛋白定量0.071g。

按语： 本病持续不缓解，逐渐发展成肾衰竭，乙型肝炎病毒相关性肾小球肾炎累及器官较多，病程长，尤其是到后期，患者多表现为水湿内停、脾虚湿盛等症状。脾虚可以解释患者的众多症状，涉及脾肾亏虚、瘀血、湿热等。脾虚不能升清、肾虚失于封藏，均可致精微下注而出现蛋白尿，常选用参芪合水陆二仙丹、五子衍宗丸加减。另外瘀血既是脏腑功能失调的病理产物，又是进一步加重脏腑功能失调的病理因素，就如同蛋白尿既是肾脏病变产生的病理产物，同时又可进一步损伤肾脏。疾病初期常用益母草、赤芍、川芎、丹参等化瘀和络；瘀血日久，非虫类破血药难尽其功，常选用僵蚕、水蛭、地龙、土鳖虫、全蝎等。《素问·玉机真脏论篇》曰"脾脉者土也，孤脏以灌四旁者也"，《素问·太阴阳明论篇》曰"脾者土也，治中央，常以四时长四脏"，《金匮要略》中有"见肝之病，知肝传脾，当先实脾"，以及"四季脾旺不受邪""人以胃气为本""有胃气则生""得谷者昌"，故可应用健运脾胃延缓病情进展。李老师在初诊方中用郁金、茵陈、薏苡仁、苍术化浊解毒，水蛭、丹参、当归活血化瘀，祛湿热毒瘀，则气机得以调畅。肝以血为体，养血即养肝之体，敛阴即以柔肝。方中当归、丹参，活血祛瘀，养血安神。白芍补血，和血敛阴，柔肝缓急。"见肝之病，知肝传脾"，故必先实脾，予白术、茯苓、山药、薏苡仁、大枣及麦芽健脾以助化湿，脾健则水谷精微得化，以补精血之不足。党参、黄芪补气。二诊见患者服药后口苦口黏逐渐消除，黄腻苔转为薄白微腻苔，提示湿热之邪渐化，热邪已去而湿邪留恋，正气尚未充实，故加入狗脊、桑寄生补益肝肾，祛风除湿。调治1年以后，患者再次复诊时，湿热之象基本消除，脾肾之气尚亏虚。故予上方去清热利湿之郁金、茵陈，去方中寒凉之女贞子、墨旱莲、生地黄，以防损伤脾胃之气。方中加入金樱子，配合山药、薏苡仁补脾肾而固摄，继续调治，以收全功。

气血津液病篇

消渴

一、浊毒内蕴

案例（1）

初诊：王某，男，45岁。2019年5月9日。

[主诉] 血糖升高2年余。

[现病史] 患者2年前体检时发现血糖升高，空腹12.4mmol/L，餐后14.2mmol/L，诊断为2型糖尿病，遂先后给予注射胰岛素、降糖药（具体不详）等，后血糖持续波动而来就诊。现主症：口干，口苦，喜冷饮，大便干燥，小便黄赤。舌红，苔黄厚腻，脉弦滑。

[中医诊断] 消渴（浊毒内蕴，内热津伤）。

[西医诊断] 2型糖尿病。

[治法] 化浊解毒，清热生津。

[处方] 茵陈15g，藿香12g，黄连12g，黄芩12g，荷叶12g，石膏30g，龙胆草12g，麦冬12g。

7剂，1日1剂，文火煎煮2次，早、晚饭前半小时温服。

[医嘱] 按时服药，忌辛辣、油腻、烟酒之品，清淡食物，调节情绪。

二诊：2019年5月15日。仍觉口干，喜冷饮，大便尚可，小便调。舌红，苔黄腻，脉象弦滑略数。原方去龙胆草，加北沙参9g、地黄12g、乌梅12g。

7剂，1日1剂，文火煎煮2次，早、晚饭前半小时温服。

三诊：2019年5月22日。药后口干基本消失，纳可，寐可，二便调。效不更方，守原方继服14剂。空腹血糖波动在6.4~7.8mmol/L之间，餐后血糖波动在8.1~10.2mmol/L之间。

按语：《丹溪心法·消渴》指出："酒面无节，酷嗜甘肥腥膻之属，于是炎火上熏，腑脏生热，燥热炽盛，津液干焦，渴饮水浆而不能自禁。"李老师认为消渴的发病机制复杂，多为阴虚燥热、气阴两虚、气滞、血瘀、食积、肝风、痰湿、瘀浊、热毒等因素相夹为患，呈现出虚实错杂之证，应提早开展治疗，延缓病情进展。消渴之浊毒本质是机体代谢失常，水谷精微不化，反生滞塞之气内瘀血分而酿生的病理物质，浊邪必胶着黏滞于阴血之中，化热酿致毒邪、相挟为患而生本病，因此化浊解毒大法应贯穿于消渴病治疗之始终。方中茵陈、藿香、黄连、黄芩、荷叶均为芳香化浊，清热解毒之品，化浊解毒贯穿整个糖尿病的防治过程。石膏、龙胆草、麦冬、北沙参、地黄、乌梅清热养阴，生津止渴，诸药合用可取得良好的疗效。

案例（2）

初诊：杨某，男，46岁。2017年11月2日。

[主诉] 多饮、多食3个月。

[现病史] 近3个月来多饮、多食，形体日渐消瘦，饮不止渴，食不饱腹，时有胃中灼热、反酸。经医院检查：空腹血糖 14.3mmol/L，餐后2小时血糖 16.3mmol/L，尿糖（+++），尿比重 1.045，尿酮体定性阳性。诊断为"2型糖尿病"。患者前来就诊，要求服中药治疗。现主症：口渴引饮，饮不止渴，形瘦，胃中时有烧灼感，口苦咽干，夜寐尚可，大便干结，2~3日1行，舌苔黄腻，脉弦滑数。

[中医诊断] 消渴（浊毒内蕴，胃热炽盛）。

[西医诊断] 2型糖尿病。

[治法] 化浊解毒，清热益胃。

[处方] 茵陈15g，藿香12g，佩兰12g，黄连12g，黄芩12g，石膏30g，知母10g，玄参15g，生地黄15g，麦冬15g，天花粉12g，苍术10g，怀山药15g。

14剂，1日1剂，文火煎煮2次，早、晚饭前半小时温服。

[医嘱] 按时服药，忌辛辣、油腻、烟酒之品，调节情绪，节制饮食，适度运动。

二诊：2017年11月16日。服前方后，口渴减轻，大便每日1行，胃热基本消失，苔腻渐退，脉转和缓。原方去石膏、知母，加生黄芪15g。

14剂，1日1剂，文火煎煮2次，早、晚饭前半小时温服。

三诊：2017年11月30日。前方服后，颇觉舒适。守方继服3个月，口渴得止，胃热消失，尿糖阴性，空腹血糖5.6mmol/L，餐后2小时血糖8.4mmol/L，均属正常。嘱其节制饮食，适度运动。

按语：对于消渴病，明代戴思恭《证治要诀》明确提出上、中、下三消之分类。《证治准绳·消瘅》在前人论述的基础上，对三消的临床分类做了规范，"渴而多饮为上消（经谓膈消），消谷善饥为中消（经谓消中），渴而便数有膏为下消（经谓肾消）"。根据多年的临床经验，李老师认为糖尿病的发生、发展存在"由浊致毒"之演变规律。随着脾胃受损，中焦瘀阻，痰浊阻滞，并生血浊，内蕴酿毒，且两者常相生互助为虐，不仅耗气伤阴，还可内伤肺脾肾而再生瘀浊。治疗以化浊解毒大法为主，辅以疏肝理气，健脾和胃，活血化瘀。临床常用芳香化浊毒之藿香、佩兰等化湿醒脾，健运脾胃，疏通气机，宣化中焦湿浊；用苦寒之黄连、茵陈、黄柏、黄芩等清热燥湿，泻火解毒；同时根据辨证，加益气养阴清热之品，如黄芪、山药、玄参、生地黄、麦冬、天花粉、石膏、知母等药，诸药共用而奏效。治疗该病时还要通过控制饮食、适当运动、精神调控等配合治疗，久久为功，方取佳效。

二、脾虚湿蕴

初诊： 袁某，男，47 岁。2015 年 1 月 2 日。

[主诉] 多饮、多食、多尿 2 个月。

[现病史] 近 2 个月来多饮、多食、多尿，形体日渐消瘦，病情日益加剧，饮不止渴，尿频量多，白天 20 余次，夜间 10 余次。经医院检查：空腹血糖 8.3mmol/L，餐后 2 小时血糖 12.3mmol/L，尿糖（+++），尿比重 1.023，尿酮体定性阳性。诊断为"糖尿病"。患者要求服中药治疗。现症见：口渴引饮，饮不止渴，小便频数，形瘦，面色不华，神疲体倦，素食肥甘，舌红，舌苔黄腻，脉濡数。

[中医诊断] 消渴（脾虚湿蕴，气阴两虚）。

[西医诊断] 2 型糖尿病。

[治法] 醒脾化湿，益气生津。

[处方] 玄参 15g，生地黄 15g，麦冬 15g，天花粉 12g，茵陈 15，藿香 12g，佩兰 12g，苍术 10g，怀山药 15g，覆盆子 12g，知母 10g。

30 剂，1 日 1 剂，文火煎煮 2 次，早、晚饭前半小时温服。

[医嘱] 按时服药，忌辛辣、油腻、烟酒之品，清淡食物，调节情绪。

二诊： 2015 年 2 月 2 日。服前方后，口渴减轻，苔腻渐退，脉转和缓。原方苍术减为 5g，加生黄芪 15g。

30 剂，1 日 1 剂，文火煎煮 2 次，早、晚饭前半小时温服。

三诊： 2015 年 3 月 2 日。前方服后，颇觉舒适。效不更方，继续坚持。历时 4 个月，口渴得止，尿量正常，尿糖阴性，空腹血糖 5.9mmol/L，餐后 2 小时血糖 9.4mmol/L，均属正常。嘱其节制饮食，杜其复发。

按语： 《素问·奇病论篇》中有"帝曰：有病口甘者，病名为何？何以得之？岐伯曰：此五气之溢也，名曰脾瘅。夫五味入口，藏于胃，脾为之行其精气，津液在脾，故令人口甘也"。所谓"五气之溢"和"津液在脾"即是因脾虚不能运气散精，升降失司，导致其精微之气不能升清反生浊邪内瘀之故。叶天士谓之"乃湿热气聚与谷气相搏，土有余也"。其在《温热论》中论其表现为"舌上白苔黏腻，吐出浊厚涎沫，口必甜味也，为脾瘅病。乃湿热气聚与谷气相搏，土有余也，盈满则上泛"。消渴病乃因脾失运化、肾精不固、肝失疏泄、肺津失布，进而伤及脾脏，脾运失职，浊邪热瘀乃生，浊毒内蕴，化燥伤津，消谷耗液。反之，糖尿病过程中也会产生浊毒之物，其病因与饮食不节、情志内伤等因素密切相关。李老师认为本案患者属前者。《素问·奇病论篇》曰："消渴……治之以兰，除陈气也。"明确提出用芳香化浊之品治疗消渴。用砂仁、茵陈、紫豆蔻、藿香、佩兰、广木香、陈皮等芳香温化之品，醒脾健运，化浊解毒，配合玄参、生地黄、麦冬、天花粉、知母养阴止渴，用山药、白术、苍术等健脾助运，去浊之源，疗效显著。

三、脾肾亏虚

初诊：宋某，男，67岁。2018年4月2日。

[主诉]血糖升高20年。

[现病史]患者血糖升高20年，诊时空腹血糖10.3mmol/L，餐后2小时血糖14.3mmol/L，尿糖（+++），尿比重1.023，尿酮体定性阳性。患者要求服中药治疗。现主症：尿频量多，浑浊如脂膏，腰膝酸软，乏力，头晕耳鸣，口干唇燥。舌红，苔少，脉细数。

[中医诊断]消渴（脾肾亏虚，气阴两虚证）。

[西医诊断]2型糖尿病。

[治法]健脾补肾，养阴益气。

[处方]熟地黄15g，怀山药15g，山茱萸12g，泽泻12g，茯苓15g，白术12g，麦冬15g，天花粉12g，黄柏12g，知母10g，桑螵蛸9g，益智仁12g。

14剂，1日1剂，文火煎煮2次，早、晚饭前半小时温服。

[医嘱]按时服药，忌辛辣、油腻、烟酒之品，调节情绪，节制饮食，适度运动。

二诊：2018年4月16日。服前方后，小便减少，腰膝酸软、耳鸣较前减轻。舌红，苔薄白，脉转和缓。原方加生黄芪15g，太子参12g。

14剂，1日1剂，文火煎煮2次，早、晚饭前半小时温服。

三诊：2018年4月30日。前方继服后，主症均减。效不更方，继续服用3个月，尿量正常，尿糖阴性，空腹血糖6.1mmol/L，餐后2小时血糖9.4mmol/L，均属正常。嘱其节制饮食，适度运动。

按语：李老师认为，脾胃受燥热所伤，胃火炽盛，脾阴不足，则口渴多饮，多食善饥；脾气虚不能转输水谷精微，则水谷精微下注，入小便，故小便味甘；水谷精微不能濡养肌肉，故形体日渐消瘦。肾为先天之本，主藏精而寓元阴元阳。肾阴亏虚则虚火内生，上燔心肺则烦渴多饮，中灼脾胃则胃热消谷。消渴日久，必损及于肾，肾为先天之本，肾气虚衰，则气化失职。脾肾不足，中气不升，固摄失职，精微下泄则尿糖增多。浊毒日久，损伤正气，阴阳均虚，应补益脾肾，临床以六味地黄丸滋肾养阴，辅以生津之品；补脾佐以茯苓、泽泻、白术等淡渗利湿之品，健脾助运。由此，肾之气化正常，则不滋阴而阴自充，不生津而津自回，疗效显著。李老师认为本案例患者由于脾胃虚弱，未得到相应治疗，浊毒损伤肾脏，终致脾肾亏虚，由此而得病。故于方中应用熟地黄、怀山药、山茱萸、泽泻、茯苓、白术等以健脾益肾，应用麦冬、天花粉、知母等以滋阴清热，以此为主方辨证加减，并嘱患者忌辛辣、油腻、烟酒之品，调节情绪，节制饮食，适度运动，疗效显著。

四、气阴两虚

初诊： 吴某，女，27 岁。2014 年 9 月 25 日。

[主诉] 糖尿病肾病 IV 级 5 月余。

[现病史] 患者 1 型糖尿病病史 16 年，5 个月前出现双下肢浮肿，住院治疗后，查 PRO（+++），三磷酸尿苷（UTP）3.14g/d，空腹血糖 10.8mmol/L，血 BUN7.85mmol/L，Cr56mmol/L，为 1 型糖尿病糖尿病肾病 IV 级，今日为求系统诊治遂来我院就诊。现主症：乏力，双下肢浮肿，尿中泡沫多，贫血，四肢欠温怕冷，纳可，寐安，尿量可，大便日 1 行。舌暗红，苔薄白，脉沉细。

[辅助检查] 2014 年 9 月 25 日查血红蛋白 8.4g/L。

[中医诊断] 消渴病肾病（气阴两虚，瘀血阻络）。

[西医诊断] 1 型糖尿病，糖尿病肾病 IV 级。

[治法] 益气养阴，化浊通络。

[处方] 黄芪 30g，太子参 20g，麦冬 15g，五味子 15g，当归 15g，川芎 15g，丹参 15g，茯苓 15g，炒白术 15g，熟地黄 20g，山茱萸 15g，陈皮 12g，甘草 3g。

9 剂，日 1 剂，文火煎煮 2 次，早、晚饭前半小时温服。

[医嘱] 按时服药，忌辛辣、油腻之品，调节情绪，注意休息。

二诊： 2014 年 10 月 4 日。药后肢体浮肿明显减轻，尿中泡沫减少，乏力，纳可，寐安，尿量可，大便日 1 行。舌淡红，苔薄黄，脉弦细。尿常规：PRO（+-），尿隐血（BLD）（-）。

[治法] 益气养阴，化瘀通络。

[处方] 黄芪 30g，太子参 20g，麦冬 15g，五味子 12g，当归 15g，川芎 15g，丹参 15g，茯苓 15g，炒白术 15g，熟地黄 20g，山茱萸 15g，陈皮 12g，甘草 3g，地龙 10g，益母草 20g。

14 剂，水煎服，日 1 剂，文火煎煮 2 次，早、晚饭前半小时温服。服上方后，患者上述症状皆不明显，继续服用上方20剂，以巩固疗效。

按语：糖尿病肾病由糖尿病逐渐发展而来。脾虚水谷精微化生不足致人体气虚；气虚不能推动血行以致血瘀；血瘀日久化热，耗伤津液，津亏液少，津血同源，加重瘀血；久病入络，瘀血深伏于肾络，加重病情。病情难愈，治疗中常加活血化瘀之品，故李老师根据"浊毒理论"，针对糖尿病肾病的致病原理及特点，以益气养阴补肾、活血消癥通络为治疗大法，予黄芪、太子参、麦冬、五味子、熟地黄、山茱萸益气养阴补肾；茯苓、炒白术健脾化湿；当归、川芎、丹参、地龙、益母草活血通络，且具有降低血糖、血压，保护肾功能的作用；甘草调和诸药。并同时嘱患者注意糖尿病饮食，切不可肆意饮食，加重病情。

肥胖

一、脾虚不运

初诊：董某，女，38岁。2014年2月10日。

[主诉] 形体逐渐肥胖10年余。

[现病史] 患者近10年来形体逐渐肥胖，并伴眩晕、闭经、漏乳等症，至2013年底体重增至90kg。现主症：患者形体呈均匀性肥胖，眩晕耳鸣，步履不实，时欲倾跌，肢体重滞不利，手握不紧，心悸间作，咳吐大量白色稠黏细沫痰，痰出则神清气爽，口干欲饮，大便不畅，数日1行，月经常延期或闭经。舌苔腻，脉象沉滑。

[中医诊断] 肥胖（脾虚不运）。

[西医诊断] 单纯性肥胖。

[治法] 理气健脾，化痰祛湿。

[处方] 炒苍术6g，炒白术6g，法半夏9g，陈皮6g，茯苓15g，黑豆皮9g，生薏苡仁12g，石菖蒲3g，竹茹9g，荷叶15g，通草3g。

17剂，水煎服，日1剂，分早、晚两次温服。

[医嘱] 按时服药，进易消化清淡食物，调畅情志，忌辛辣、油腻、刺激之品。

二诊：2014年2月27日。服药后，形肥减，腹围小，眩悸均轻，大便三四日1行，月汛后期旬日来潮，量较多，5日告尽，咳痰减而不已，质稠黏。苔脉同前。

[处方] 制半夏9g，茯苓12g，陈皮5g，炒枳壳9g，竹茹6g，风化硝（分冲）

4g，全瓜蒌 12g，火麻仁 12g，川贝母 5g，桃仁 6g，石菖蒲 3g，荷叶 15g。

24 剂，水煎服，日 1 剂，分早、晚两次温服。

三诊： 2014 年 3 月 22 日。服药后，体重已降至 75kg，肢体灵活，两手伸摄自如，体力增加。

又间断服用上方药加减 30 剂，最后来诊，已无不适。

按语： 医籍中对本病的最早记载见于《素问·异法方宜论篇》曰："其民华食而脂肥。"《素问·通评虚实论篇》曰："甘肥贵人，则膏粱之疾也。"《素问·奇病论篇》曰："此人必数食甘美而多肥也。"《素问·八正神明论篇》曰："故养神者，必知形之肥瘦。"《丹溪心法·中湿》认为肥胖应从湿热及气虚两方面论治。《石室秘录·肥治法》认为治痰须补气兼消痰，并补命火，使气足而痰消。后世医家认为肥胖的病机还与气虚、痰湿有关。本病多由过食肥甘、缺乏运动、先天禀赋等原因导致，其病机总属阳气虚衰、痰湿偏盛，病位主要在脾与肌肉，与肾气虚关系密切，亦与心肺功能失调及肝失疏泄有关，多属于本虚标实之候。李老师认为脾胃功能减退或失调，不能正常运化以致湿浊从中生。肥胖多为本虚标实之候，虚实之间、各种病理产物之间常发生相互转化，病久还可变生眩晕、胸痹、消渴、中风等疾病，因此必须积极治疗。临证时要辨明标本虚实、脏腑病位，以补虚泻实为原则，治本用健脾益肾，治标常用祛湿化痰，并结合行气、利水、消导、通腑、化瘀等法。本案例中治疗时予茯苓、炒白术、陈皮等以健脾理气，予炒苍术、生薏苡仁等利湿，予半夏、石菖蒲等祛痰，并酌情加桃仁以化瘀通络，在进行药物治疗的同时，积极进行饮食调摄及体育锻炼，以提高疗效。

二、湿阻血瘀

初诊： 李某，女，29 岁。2015 年 4 月 23 日。

[主诉] 肥胖 2 年余伴头晕头痛。

[现病史] 肥胖伴头晕头痛，咽喉干涩，胸闷胁胀，心烦易怒，倦怠乏力，夜寐不安，大便干，小便黄。舌暗红，舌苔薄黄，脉象弦滑。

[查体] 对称性肥胖，体重 92kg，身高 172cm，血压 130/90mmHg，皮肤色暗无紫纹，心肺（－），下肢轻度凹陷性浮肿。

[中医诊断] 肥胖（湿阻血瘀）。

[西医诊断] 单纯性肥胖。

[治法] 祛湿化浊，滋阴活血。

[处方] 制首乌 20g，枸杞子 15g，丹参 20g，丹皮 10g，赤芍 15g，莪术 10g，桃仁 9g，郁金 10g，山楂 15g，鸡内金 10g，决明子 15g，荷叶 30g，泽泻 12g，琥

珀3g（分冲）。

14剂，水煎服，日1剂，分早、晚两次温服。

[医嘱] 按时服药，进易消化清淡食物，调畅情志，忌辛辣、油腻、刺激之品。

二诊：2015年6月7日。服上方药后，效果好，自行加服21剂，体重下降至85.5kg，减少6.5kg。头晕头痛、咽喉干涩、五心烦热等症消失，饮食减少，日食500g左右，面色红润，四肢有力。继以原方减鸡内金、决明子、荷叶、琥珀，加云苓20g，薏苡仁30g，九节菖蒲10g。

20剂，水煎服，日1剂，分早、晚两次温服。以巩固疗效。

按语：《丹溪心法》《医门法律》认为肥人病因多为痰湿，痰湿阻滞气机，气滞则血瘀，血行不畅，瘀血内停，形成气滞血瘀证。气机郁滞日久以化火，导致胸闷胁胀、心烦易怒、夜寐不安、大便秘结、舌暗红、苔薄黄、脉弦滑。治以凉血祛瘀、祛湿清浊，故治疗中应用丹参、丹皮、赤芍、莪术、桃仁以凉血活血祛瘀；气滞明显，加郁金理气解郁；兼肝胆郁热内结，见心烦易怒、口干口苦、目黄、胁痛、便秘，加草决明以清热；湿热明显，兼见纳呆脘痞、舌暗红、苔黄腻，加泽泻、荷叶等清热解毒，并加山楂、鸡内金以健胃消食，加制首乌、枸杞子滋补肝肾等。二诊时患者头晕头痛、咽喉干涩、五心烦热等症消失，以原方减鸡内金、决明子、荷叶、琥珀，加云苓、薏苡仁、九节菖蒲以健脾利湿祛痰。本案例中，以凉血祛瘀，祛湿清浊为主，根据患者临床症状、酌情加用行气解郁、清热解毒之品，疗效显著。

三、浊毒内蕴

初诊：董某，女，38岁。2018年2月10日。

[主诉] 形体逐渐肥胖2年余。

[现病史] 患者近2年来形体逐渐肥胖，并伴眩晕、乏力、月经不调等症，体重由原来59kg增至85kg。现主症：患者形体呈均匀性肥胖，肢体困倦，头晕目眩，胃脘堵闷，嗳气，口干苦而不欲饮，嗜食肥甘醇酒，喜卧懒动，大便黏滞不爽。舌淡胖，苔黄厚腻，脉滑。

[中医诊断] 肥胖（浊毒内蕴，痰湿阻滞）。

[西医诊断] 单纯性肥胖。

[治法] 化浊解毒，健脾利湿。

[处方] 黄芩12g，黄连12g，黄柏12g，砂仁9g，白豆蔻9g，蒲公英12g，生石膏30g，茵陈15g，藿香15g，佩兰12g，生荷叶12g，山楂10g。

14 剂，水煎服，日 1 剂，分早、晚两次温服。

[医嘱] 按时服药，进易消化清淡食物，调畅情志，忌辛辣、油腻、刺激之品。

二诊： 2018 年 2 月 24 日。服药 14 剂，形肥减，腹围减小，胃脘堵闷渐减，大便 1~2 日 1 行，质稠黏，自觉身轻，夜寐可，舌脉同前。于上方加清半夏 9g、茯苓 12g、陈皮 5g 以化痰祛湿。

21 剂，水煎服，日 1 剂，分早、晚两次温服。

三诊： 2018 年 3 月 17 日。服药 21 剂后，体重已降至 68kg，肢体灵活，体力增加，余无明显不适。

以上方加减，又间断服用上方药 30 剂，最后来诊，已无不适。

按语： 李老师认为现代肥胖与古代不同。古代肥胖多为痰浊致病。脾胃虚损、脾肾阳虚，导致运化失职，水谷不能转化为气血精微，从而使痰浊瘀毒凝聚于体内，痰浊发展为杂合瘀毒进程较长，而现代肥胖发展快，痰浊瘀毒杂合而至，成为气滞血瘀、湿热、浊毒等虚实夹杂的多种肥胖变症。针对现代肥胖病，在治疗上更应针对痰浊瘀毒进行综合治疗，故而李老师创立化浊解毒之法：治本用补益脾肾，治标常用化浊解毒、祛湿化痰，同时结合行气、消导、通腑、化瘀等法。在药物治疗的同时，积极进行饮食调摄及体育锻炼，以提高疗效。病变过程中常发生虚实之间的转化，如湿浊积聚体内，化为膏脂，湿浊化热，胃热滞脾，形成肥胖，是为实，但长期饮食不节，损伤脾胃，使脾虚不运，甚至脾病及肾，导致脾肾两虚，从而由实证转为虚证，临证应注意顾护脾胃，才能巩固疗效。本案主要运用黄芩、黄连、黄柏清热燥湿、化浊解毒，应用茵陈、藿香、佩兰、白豆蔻、薄荷等药物芳香化浊，行气化湿，并以山楂、砂仁等醒脾健胃，标本兼治，疗效显著。

四、脾虚湿阻

初诊： 段某，女，49 岁。2018 年 9 月 23 日。

[主诉] 肥胖 3 年余。

[现病史] 患者肥胖 3 年余，伴肢体水肿，脘腹胀满、少食，困倦嗜睡，口淡或黏腻、纳呆。小便黄，大便黏腻或干结不爽。舌体胖大，苔薄黄微腻，脉濡缓或沉细。

[查体] 对称性肥胖，体重 75kg，身高 161cm，血压 145/90mmHg，心肺（-），下肢轻度凹陷性浮肿。

[中医诊断] 肥胖病（脾虚湿阻）。

[西医诊断] 单纯性肥胖。

［治法］健脾利湿，芳香化浊。

［处方］茵陈 15g，藿香 15g，佩兰 12g，生荷叶 12g，山楂 10g。茯苓 20g，白术 20g，白扁豆 9g，陈皮 12g，山药 30g，甘草 6g，炒麦芽 10g，焦山楂 10g，炒神曲 10g。

14 剂，日 1 剂，文火煎煮 2 次，早、晚饭前半小时温服。

［医嘱］按时服药，进易消化清淡食物，调畅情志，忌烟酒、辛辣、油腻、刺激之品。

二诊：2018 年 10 月 8 日。上方药服 14 剂，体重减少 3.5kg。肢体水肿，脘腹胀满，少食，困倦嗜睡，口淡或黏腻、纳呆等症渐减，面色红润，四肢有力。继以原方减荷叶、焦三仙，加薏苡仁 30g，九节菖蒲 10g，以巩固疗效继服。

30 剂，体重减至 60kg，自觉身轻。

按语：《丹溪心法·中湿》"凡肥人沉困怠惰，是湿热，宜苍术、茯苓、滑石。凡肥白之人，沉困怠惰，是气虚，宜二术、人参、半夏、草果、厚朴、芍药。"历代医家认为肥胖气滞明显者，见胸闷、脘腹胀满，加郁金、厚朴、陈皮、莱菔子；兼肝胆郁热内结，见心烦易怒、口干口苦、目黄、胁痛、便秘，加大黄、龙胆草、栀子、黄芩；湿热明显，兼见纳呆脘痞、舌暗红、苔黄腻，加金钱草、泽泻、茵陈、栀子、虎杖等。李老师认为，各种致病因素使得人体阳气虚弱、脏腑功能失调，终致脾胃虚弱。脾胃乃后天之本，脾胃虚弱则运化疏泄乏力，气机郁滞，升降失常，血行失畅，痰湿浊毒堆积体内，日久形成肥胖。治疗本病总以健脾、利湿为大法，兼顾清热、养阴、祛痰、活血等，然须注意攻邪时勿伤正，补虚时勿留邪，清热不要伤阳，散寒不要伤阴，补脾不要碍胃等。本案例中患者肥胖，伴有水肿、脘腹胀满、少食、困倦嗜睡、舌体胖大，可知此时患者脾胃虚弱，运化无力，水液不行，清气不升，故治疗时应用茯苓、白术、白扁豆、山药、荷叶健脾利湿消肿，藿香、佩兰化湿和胃，焦三仙消食，上药合用以健脾和胃、助运中焦。患者大便黏腻，苔薄黄微腻，此乃湿热之象，故于方中加用茵陈以清热利湿。二诊时患者体重减少 3.5kg，肢体水肿，脘腹胀满，少食，困倦嗜睡，口淡或黏腻、纳呆等症渐减，面色红润，四肢有力，此时患者脾胃功能稍恢复，故减荷叶、焦三仙，加薏苡仁、九节菖蒲以加强祛湿之效，患者药后病情明显减轻。

脂浊

一、气滞血瘀

初诊：董某，男，53 岁。2014 年 9 月 23 日。

[主诉] 血脂升高 6 月余。

[现病史] 患者 6 个月前体检时发现血脂升高，甘油三酯 3.6mmol/L、总胆固醇 6.8mmol/L、高密度脂蛋白 1.20mmol/L、低密度脂蛋白 3.3mmol/L。现主症：平素心烦易怒，心情抑郁，纳可，寐差，口唇紫红。舌紫暗，脉象弦滑。

[中医诊断] 脂浊（气滞血瘀）。

[西医诊断] 高脂血症。

[治法] 行气化瘀。

[处方] 三棱 10g，莪术 10g，郁金 15g，丹参 15g，茵陈 30g，黄连 10g，砂仁 15g，香附 10g，紫苏梗 10g，制首乌 15g，桑椹 30g。

14 剂，日 1 剂，文火煎煮 2 次，早、晚饭前半小时温服。

[医嘱] 按时服药，进易消化清淡食物，锻炼身体，调畅情志，忌烟酒、辛辣、油腻、刺激之品。

二诊：2014 年 10 月 07 日。上方服 14 剂后，心烦易怒、抑郁症状明显缓解，睡眠欠佳。

在原方基础上加生薏苡仁 20g、柴胡 12g、合欢花 12g、生龙骨 10g、生牡蛎 10g，继服 14 剂，血脂基本恢复正常。

按语：患者以血脂升高为其主症，故诊断为脂浊。李老师认为脂浊为血中痰浊，因而脂浊具有痰浊的特性和致病特点，同时脂浊也有其独特特性。脂浊既是病理产物，又作为致病因素而引起疾病。肝喜调达，当其生理功能异常时，可影响到泄浊解毒功能，故治疗时可适当加入理气药物，疏肝化瘀。本案例中患者平素心烦易怒、心情抑郁，可知该患者为肝郁化火之证；口唇紫红，舌紫暗，脉象弦滑，可知患者体内有瘀血之象，以气郁为本，以血郁为标。急躁易怒，肝郁气滞，日久化火，火性热烈，灼伤气血津液，津液聚为痰浊，气血不行成瘀。肝藏血，主疏泄，疏泄失职，则气滞血瘀，故在治疗该证型患者时，加入破血行气之药，疗效倍加。本方中三棱、莪术、郁金为一组药，三棱、莪术破血消积、疏解血郁，伍以凉血活血、解郁除烦之郁金，共名为三郁，统治一切郁证，此外其用于治疗高脂血症，效果亦良好，确有畅郁降脂祛浊的治疗作用；香附、紫苏梗疏肝理气，和胃降逆；丹参性微凉，养血活血，通达血脉；茵陈、黄连用于化浊解毒，两药合用具有清解肠胃浊毒的作用，为防其苦寒败胃，加入砂仁以佐制；制首乌、桑椹补益肝肾，扶正降脂。全方标本兼治，具有良好的疗效。

二、脾虚湿滞

初诊：方某，女，63岁。2013年10月11日。

[主诉] 血脂升高7年。

[现病史] 头痛如裹，懒言肢倦，脘闷欲呕，寐差，小便不利，大便不成形。舌淡，苔白腻，脉濡缓。既往口服他汀类降脂药物，肝功能明显升高，故寻求中药治疗。现甘油三酯2.8mmol/L，总胆固醇5.8mmol/L，高密度脂蛋白0.90mmol/L，低密度脂蛋白4.1mmol/L。

[中医诊断] 脂浊（脾虚湿滞）。

[西医诊断] 高脂血症。

[治法] 健脾化湿。

[处方] 苍术15g，厚朴12g，茯苓12g，薏苡仁30g，泽泻12g，茵陈12g，藿香15g，石菖蒲12g。

14剂，日1剂，文火煎煮2次，早、晚饭前半小时温服。

[医嘱] 按时服药，进易消化清淡食物，适量运动，调畅情志，忌烟酒、辛辣、油腻、刺激之品。

二诊：2013年10月25日。上方服14剂后，头痛减轻，懒言肢倦症状缓解，胃脘痞闷减轻。舌淡，苔白略腻，在原方基础上调整为厚朴15g、茯苓15g，加合欢花12g、首乌藤10g。

继服14剂，日1剂，文火煎煮2次，早、晚饭前半小时温服。

三诊：2013年11月08日。前方服后，颇觉舒适。效不更方，继续坚持服用。历时3个月，血脂基本正常，嘱其调饮食、适度活动。

按语：李老师认为脂膏是人体的基本组成成分，由水谷精微所化生，并随津液输布周身，参与营养和代谢。其由饮食不当，年高体衰，或其他病引发。脾肝肾三脏失常，或使脂质不能正常运转，或多余脂质排泄不及，成为脂浊。本案例中，患者年老脾弱，表现为头痛如裹、懒言肢倦、脘闷欲呕、寐差、舌淡、苔白腻、脉濡缓，可知患者为脾虚湿滞证。《素问·宣明五气篇》曰："脾恶湿。"脾为后天之本，主运化，脾虚湿困则运化乏力，气血生化乏源。在治疗该证型患者时，善用茯苓、薏苡仁健脾利湿，脾健则湿渐去；湿浊内停，阻碍气机运行，故可见胃脘堵闷、肢倦等，甚则影响膀胱气化功能，可见小便不利，故应用苍术、厚朴以行气祛湿，泽泻、茵陈以利小便祛湿；脾胃乃后天之本，脾胃虚弱为病之本，李老师在治疗时，加入藿香、石菖蒲以化湿和胃，脾胃健运，则湿浊祛除。二诊时，患者头痛减轻，懒言肢倦症状缓解，胃脘痞闷减轻，舌淡，苔白略腻，在原方基础上调整厚朴、茯苓以加强健脾理气之效，加合欢花、首乌藤以安神益智。三诊时患者症状明显减轻，效不更方，继续予原方中药汤剂口服，嘱其调饮食，适度活动。

三、痰瘀内阻

初诊：钱某，女，62 岁。2016 年 8 月 5 日。

[主诉] 血脂升高 2 年余。

[现病史] 患者 2 年前体检时发现血脂升高，甘油三酯 8.9mmol/L、总胆固醇 7.2mmol/L、高密度脂蛋白 0.90mmol/L、低密度脂蛋白 3.8mmol/L。现主症：素日口干、口苦，偶有呕恶，两胁胀痛，多汗出，纳呆，寐一般，小便黄，大便黏腻不爽。舌红，苔黄厚腻，脉象弦滑数。

[中医诊断] 脂浊（痰瘀内阻）。

[西医诊断] 高脂血症。

[治法] 清痰化瘀，健脾化湿。

[处方] 茵陈 12g，藿香 12g，佩兰 12g，黄连 9g，黄芩 12g，黄柏 12g，荷叶 12g，蒲公英 12g，砂仁 15g，酒大黄 9g，白花蛇舌草 15g，泽兰 12g，山楂 10g，何首乌 12g，丹参 15g。

14 剂，日 1 剂，文火煎煮 2 次，早、晚饭前半小时温服。

[医嘱] 按时服药，进易消化清淡食物，适量运动，调畅情志，忌烟酒、辛辣、油腻、刺激之品。

二诊：2016 年 8 月 19 日。上方服 14 剂后，口干、口苦、汗出、纳呆、小便黄、大便黏腻均有缓解。舌红，苔黄腻，脉象弦滑。

在原方基础上去酒大黄，加薏苡仁 30g、茯苓 15g、苍术 12g，继服 14 剂。

三诊：2016 年 9 月 2 日。上方继服 14 剂后，口干、口苦基本消失，无汗出，纳可，寐可，二便调。舌红，苔薄黄，脉弦滑。

在原方基础上去何首乌，加炙甘草 9g 调和诸药，继服 14 剂。复查血脂甘油三酯 2.6mmol/L、总胆固醇 5.8mmol/L、低密度脂蛋白 2.8mmol/L。

按语：李老师认为脾失健运是痰湿脂浊致病的关键。脾为后天之本，气血生化之源，主运化，主升清，脾胃为气机升降之枢纽。脾为参与脂质代谢之要脏。因恣食肥甘、久坐少动、忧思劳倦或年老体衰，致脾失健运，运化无力，清气不升，浊阴独留而为痰浊，或脾不散精，精微不布，聚津为湿，聚湿为痰，过多的痰湿不能及时转输和排泄，停于血脉，化为脂浊。肝失疏泄是脂浊致病的主要环节。肝喜疏泄条达，主藏血，一方面可使脾胃升降有序，运化有权，故有土得木而达之说；另一方面，可使胆汁的分泌排泄正常，有助于食物的消化吸收。肝气疏泄条达，脾胃运化正常，消食化积，水湿运化，气机得通，痰浊不能再生。肝郁不舒，气机不畅，疏泄失司，脉道不能，痰瘀即成，痰浊滞留于脉络，形成脂浊。另外，肝郁日久或肝血不足，脉络拘挛或肝火过旺，烁津成痰，即所谓木热则流浊。本病患者平素急躁易怒，肝木横克脾土，且喜食膏粱厚味，终致脾胃运化失常，治疗本病应着眼于病变之机，平肝以健脾，化浊以解毒，处方中采用化浊解毒法，兼以清肝健脾利湿，运用白花蛇舌草化浊解毒以治其标，并在运用黄连、黄芩、黄柏解毒的同时酌加化瘀药物酒大黄、泽兰、山楂、何首乌、丹参；待浊毒渐解，加用茯苓、薏苡仁、苍术等健脾利湿之药以补益中焦，临床验之，收效甚佳，结合饮食作息调整，血脂可明显下降。

四、浊毒内蕴

初诊：崔某，女，63 岁。2017 年 10 月 23 日。

[主诉] 血脂升高 7 年。

[现病史] 脘腹胀满，头痛如刺，呕恶时作，两胁刺痛，口干欲漱，寐差，口唇紫暗，纳可，夜寐欠安。舌暗红有瘀斑，苔薄黄腻，脉弦涩。既往口服他汀类降脂药物，肝酶明显升高伴有肌肉疼痛，故寻求中医治疗。

[辅助检查] 现总胆固醇 7.8mmol/L，甘油三酯 5.8mmol/L，高密度脂蛋白 0.90mmol/L，低密度脂蛋白 5.3mmol/L。

[中医诊断] 脂浊（浊毒内蕴，瘀血阻滞）。

[西医诊断] 高脂血症。

[治法] 化浊解毒，活血化瘀。

[处方] 茵陈 12g，藿香 15g，佩兰 12g，苍术 15g，厚朴 12g，茯苓 12g，薏苡仁 30g，泽泻 12g，石菖蒲 12g，柴胡 12g，丹参 15g，赤芍 12g，桃仁 12g，红花 12g，水蛭 3g。

14 剂，日 1 剂，文火煎煮 2 次，早、晚饭前半小时温服。

[医嘱] 按时服药，进易消化清淡食物，适量运动，调畅情志，忌烟酒、辛辣、油腻、刺激之品。

二诊：2017 年 11 月 6 日。上方服 14 剂后，脘腹胀满基本消失，头痛减轻，两胁胀痛基本消失。舌红，苔薄黄，脉弦涩。

原方去厚朴、茯苓，加合欢花 12g、首乌藤 10g、炒酸枣仁 30g，继服 14 剂，日 1 剂，文火煎煮 2 次，早、晚饭前半小时温服。

三诊：2017 年 11 月 20 日。前方服后，诸症均减，患者自觉舒适，效不更方，继续坚持。历时 3 个月，检查血脂基本正常，嘱其调饮食，适度活动。

按语：《血证论》云：须知痰水之壅，由瘀血使然，但去瘀血，则痰水自消。痰乃津液之变，痰邪停滞日久致瘀血，瘀血形成后，又影响水液代谢，水湿停聚变生痰浊，痰瘀互结，沉积脉道，则症见头痛、胸闷、肢体困倦、腹胀、舌有瘀点、苔厚腻、脉滑或弦。治以活血化浊，理气止痛。化浊解毒是治疗高脂血症的基本方法，并随症给予活血化瘀药，才能使瘀阻之血化开，血脉通，气血行，浊毒才能从脏腑排出体外。本案中，李老师结合患者症状及舌脉，辨证为浊毒内蕴、瘀血阻滞证，故应用茵陈、藿香、佩兰等以化浊解毒，应用桃仁、红花、水蛭、丹参、赤芍以活血化瘀。脾胃为后天之本，脾胃康健则气血津液循其道运行，故于方中加茯苓、薏苡仁、泽泻等健脾利湿以补脾胃。在高脂血症的治疗方面，适时应用芳香化浊、清热解毒法，并随症变通，从浊毒论治以改善患者证候、逆转变证。

五、痰浊内蕴

初诊：李某，男，53 岁。2019 年 6 月 11 日。

[主诉] 血脂升高 12 年伴心悸 1 年。

[现病史] 患者诉血脂升高 12 年，平素并无不适，近 1 年出现心慌而来就诊。现主症：气短，偶有乏力神疲，脘闷欲呕，纳呆，寐差。舌淡红，苔白腻，脉濡缓。

[辅助检查] 现甘油三酯 3.3mmol/L，总胆固醇 6.3mmol/L，高密度脂蛋白 0.95mmol/L，低密度脂蛋白 5.1mmol/L。查心电图：①窦性心律；②ST 段异常。心脏彩超：二尖瓣轻度反流。

[中医诊断] 脂浊（痰浊内蕴，心阳痹阻）。

[西医诊断] 高脂血症。

[治法] 化浊祛痰，化瘀通络。

[处方] 陈皮 12g，清半夏 9g，苍术 15g，厚朴 12g，茯苓 15g，薏苡仁 30g，泽泻 12g，茵陈 12g，藿香 15g，石菖蒲 12g，桂枝 12g，丹参 15g，黄连 6g，白术 12g，炙甘草 9g。

14 剂，日 1 剂，文火煎煮 2 次，早、晚饭前半小时温服。

[医嘱] 按时服药，进易消化、清淡食物，适量运动，调畅情志，忌烟酒、辛辣、油腻、刺激之品。

二诊：2019 年 6 月 25 日。上方服 14 剂后，心慌气短症状缓解，无呕恶。舌淡，苔白略腻，在原方基础上去泽泻，加荷叶 12g、制首乌 12g。

14 剂，日 1 剂，文火煎煮 2 次，早、晚饭前半小时温服。

三诊： 2019 年 7 月 8 日。前方服后，症状基本消失。效不更方，坚持服用 3 个月，血脂基本正常。查心电图：窦性心律。嘱其调饮食，畅情志，适度运动。

按语： 痰乃津液之变，痰邪停滞日久，必致瘀血，瘀血形成后，痰瘀互结，沉积脉道，造成心脉痹阻。本案患者症见胸痛、胸闷、肢体困倦、腹胀、舌有瘀点、苔厚腻脉滑或弦。李老师用茯苓、泽泻、瓜蒌、苍术、半夏、桂枝、丹参、石菖蒲、大黄、赤芍、三七、水蛭等化浊毒，通心络。王肯堂说："夫气，阳也；血，阴也，阳动而阴随，气运而血行，阳滞而阴凝。"心主胞脉，若气化不足，既不能充分转化水谷精微为阴精、阳气，也不能充分化气行水，脂液积于脉管，管壁变厚，管腔变窄，妨碍精、血、津液的正常流通，即可产生心慌气短等症。因此，在高脂血症的治疗方面，适时应用芳香化浊、化瘀通络之法，并随症化裁，效如桴鼓。本案例中，患者气短心悸、偶有乏力神疲、脘闷欲呕、纳呆、寐差、舌淡红、苔白腻、脉濡缓，此乃脾虚痰阻、心阳痹阻之象，故予清半夏、苍术、厚朴、石菖蒲等以化痰祛湿，予茯苓、薏苡仁、泽泻以健脾利湿，配伍桂枝以温阳，药下则痰浊渐解、阳气上升。总体而言，在治疗代谢性疾病的时候，应用芳香化浊、健脾化浊、清热解毒药的同时要酌加活血化瘀药物和通"玄关""鬼门"药物，是驱动浊毒排出体外的必要条件。

血证

一、肝络瘀阻

初诊： 周某，男，59 岁。2014 年 7 月 12 日。

[主诉] 腹胀 3 个月，牙龈出血及黑便 2 天。

[现病史] 腹部胀满，头晕乏力，牙龈出血，纳差，寐差，小便黄，量少，大便 2~3 日 1 行，色黑。舌暗红，少苔，脉弦细。

[既往史] 慢性乙型肝炎 6 年。

[中医诊断] 血证之吐血、便血（肝络瘀阻，脾胃虚弱）。

[西医诊断] 乙型肝炎肝硬化失代偿期，上消化道出血。

[治法] 软肝散结，健脾和胃，清热止血。收入院治疗。暂时禁食水，予以保肝降酶、抑酸、止血、补液等治疗。待出血停止后予以中药口服。

［处方］茵陈 20g，黄连 15g，黄芩 15g，板蓝根 15g，苦参 15g，绞股蓝 15g，白及 10g，田基黄 15g，仙鹤草 15g，青皮 15g，鳖甲 20g（先煎），龟甲 20g（先煎），大腹皮 15g，生白术 30g，鸡内金 20g，茯苓 20g，三七粉 3g（冲服）。

7 剂，水煎服，日 1 剂，分早、晚两次温服。

［医嘱］按时服药，进松软易消化食物，调畅情志，忌辛辣、油腻、刺激之品。

二诊：2014 年 7 月 22 日。患者药后腹胀较前减轻，头晕乏力较前减轻，牙龈出血减轻，黑便消失。舌暗红，苔薄黄，脉弦涩。此时浊毒渐逐，但患者曾出现上消化道出血，故上方去板蓝根、绞股蓝，加浙贝 15g、海螵蛸 15g、白茅根 15g，白及调为 15g。

7 剂，水煎服，日 1 剂，分早、晚两次温服

以上方随症加减治疗 2 个月，患者未再出血，余症均消。

按语：李老师根据本病在不同发展阶段的临床表现，认为本病可归属于"胁痛""黄疸""鼓胀""血证"等范畴。治疗应以病为纲，以证为目，先辨病，再辨证，注重辨证论治，根据病程不同阶段、不同的体质，给予不同配伍、不同剂量的治疗方案。正如《医宗必读·积聚》曰："初者，病邪初起，正气尚强，邪气尚浅，则任受攻；中者受病渐久，邪气较深，正气较弱，任受且攻且补；末者，病魔经久，受病渐久，邪气侵凌，正气消残，则任受补。"遵初、中、末三法，扶正祛邪并用，如若不然，"太亟则伤正气，正气伤则不能运化也，而邪反固矣"。该病发展至晚期，常会影响及肾，正如《难经·五十六难》所云："肝病脾，脾当传肾。"《医宗必读·乙癸同源论》亦指出："东方之木，无虚不可补，补肾即所以补肝。"故"乙癸同源，肝肾同治"便成为患者常用的治疗法则，常用龟甲、鳖甲、枸杞子、麦冬、北沙参等滋补肾阴。结合本案诸症，李老师认为患者出现脾失健运、血溢脉外，为浊毒之邪内伏血分，治疗分祛邪为主、扶正祛邪并重、扶正为主兼以祛邪。本患者初期以呕血为主症，属于中医急症，故禁食水，予以止血、保肝、抑酸等综合治疗；针对上消化道出血患者，辨证选用凉血止血之大蓟、地榆、白茅根，化瘀止血之三七粉、蒲黄、茜草，收敛止血之白及、仙鹤草、藕节，补血止血之地黄、阿胶、何首乌等。李老师在临床应用中多加用茯苓、生白术、鸡内金等健脾和胃之品；浊毒内壅，脉络闭阻，瘀血内停，日久结于胁下，形成痞块，故选用鳖甲、龟甲软坚散结。诸药合用，已收全功。

二、浊毒内蕴

初诊：王某，女，32 岁。2011 年 2 月 15 日。

［主诉］反复性发热，两颊大片蝶形红斑，蛋白尿 2 月余，伴咳嗽，咳黄痰 1 周。

［现病史］两个月前起病，在某医科大学附院确诊为"系统性红斑狼疮、狼疮性肾炎"。因服泼尼松 60mg/d，出现精神症状而停服。予 CTX0.4g/qw 治疗，发热缓解，皮损转淡，但精神极差，纳呆不食，转求中医治疗。查 ESR：89mm/h，抗 sw 抗体（+），抗 ds–DNA 抗体（+），抗核抗体（+）。Hb：102g/L。WBC：5.2×10⁹/L。N：0.72。L：0.28。尿蛋白（+++）。T：38.2℃。BP：135/90mmHg。现主症：午后发热，两颊大片蝶形红斑，手、下肢皮损潮红，咳嗽，咳黄痰，纳呆腹胀，恶心欲吐，心慌胸闷，四末欠温、发紫较轻，精神极差，闭经 3 个月。舌红，苔腻，脉细数。

［中医诊断］红蝴蝶疮、咳嗽（浊毒内蕴，复感外邪）。

［西医诊断］系统性红斑狼疮，狼疮性肾炎。

［治法］化浊解毒，理肺散邪。

［处方］陈皮 6g，杏仁、苏子、白芷、丹参、紫草、鸡内金、半夏、甘草各 10g，浙贝、茯苓、太子参、生山楂、土茯苓、生薏苡仁各 30g，砂仁 6g。

上方加减服 11 剂，每日 1 剂，水煎服，水煎取汁 300ml，分两次温服。

二诊：2011 年 2 月 26 日。发热止，咳嗽轻，神疲乏力，全身酸痛，极易感冒，心慌多汗，口干，口苦，头昏，心烦易怒，四肢末肿胀，皮损大片合并小脓疮。舌暗红，苔少剥腻，脉细数。

［治法］益气养阴，清肝固摄。

［处方］生黄芪 30g，防风 6g，秦艽、青蒿、白薇、地骨皮、银柴胡、川牛膝、芡实、金樱子、锁阳、远志、菖蒲各 10g，龟甲、鳖甲（先煎）、白术、生龙骨（先煎）各 15g，莲须 3g，茅根 30g。

上方加减服 60 剂，复查尿常规：尿蛋白（++），红细胞（+），BLD（++）。开始上班。

三诊：2011 年 4 月 28 日。患者精神好转，纳食大增，月经来潮，量少色暗，经行不畅，因家务纠纷，情志不遂，右胁隐痛，注意力难集中，腰困心烦，皮损此起彼伏。舌暗红，苔薄腻，脉细数。

［治法］疏肝行气，养阴益肾，佐以利湿解毒。

［处方］牡丹皮、焦栀子各 6g，柴胡 5g，补骨脂、骨碎补、地龙、川牛膝、川芎、枳壳、甘草、远志、石菖蒲各 10g，生龙骨、龟甲、白芍、杜仲、川断、丹参各 15g，茅根 30g。

服 21 剂，每日 1 剂，水煎服，水煎取汁 300ml，分两次温服。

四诊：2011 年 5 月 20 日。患者月经来潮，经量正常，色暗红，复感冒，咳嗽，咽痒，咳白痰少量，腰困盗汗，手足心热，夜寐少。舌暗红，苔根腻，脉细数。

［治法］益气养阴固肾，佐以疏散风热。

［处方］生黄芪 30g、白术、龟甲、鳖甲、龙骨、杜仲、川断、芦根、石膏各15g，防风 6g，秦艽、青蒿、白薇、地骨皮、银柴胡、远志、菖蒲、补骨脂、骨碎补、川牛膝、桑叶、甘草各 10g。

加减服 21 剂，每日 1 剂，水煎服，水煎取汁 300ml，分两次温服。

五诊： 2011 年 6 月 14 日。诸症好转，复查：尿蛋白（＋），红细胞（＋）。ESR：23mm/h。Hb：114g/L。WBC：5.8×10^9/L。N：0.65。肝、肾功能正常。

上方去后五味及川断、芦根、石膏，加龟甲（烊化）、鹿角胶（烊化）各 3g，阿胶 6g（烊化），浙贝、天竺黄、远志各 10g，细辛 3g。

服 11 剂，查尿常规（－），结缔组织检查（－）。随访半年。各项指标均正常。

按语： 李老师认为浊毒内蕴乃其病机核心。首诊给予化浊解毒、理肺散邪法，以土茯苓、生薏苡仁、砂仁、茯苓、紫草化浊解毒，陈皮、浙贝、杏仁、苏子、白芷理肺散邪。二诊患者发热止，加益气养阴药，给予黄芪、白术佐以滋肾清虚热药物龟甲、鳖甲、地骨皮、银柴胡、川牛膝；患者核心病机为浊毒内蕴，故以化浊解毒贯穿治疗全过程，予石菖蒲、秦艽、青蒿、白薇等药芳香化浊，白术、芡实、鸡内金、甘草等药健脾化浊。三诊中给予活血化瘀药物地龙、川芎、白芍、牡丹皮、焦栀子、丹参，清除血脉中毒素。后期浊毒渐解，佐以补肾健脾之药，全程化浊解毒贯穿其中，应用扶正祛邪，益气活血，培固脾肾等治疗方法，渐次分明，治疗有度，收获全功。

其他类疾病篇

痹证

一、浊毒内蕴

案例（1）

初诊：宋某，男，61岁。2008年3月12日。

［主诉］右第一跖趾关节剧痛，伴红肿、发热4小时。

［现病史］患者因过春节与家人及朋友聚餐，过量饮酒，饮食不加节制，食用大量动物内脏、火锅、汤等。于4小时前突然出现右第一跖趾关节疼痛，并逐渐加重，遂急来我院就诊。现主症：见右第一跖趾关节剧烈疼痛，局部红肿明显，伴发热，触之痛甚，口中黏腻，小便黄，大便排之不爽，舌红绛，苔黄腻，脉滑数。体格检查示体温38.0℃，右第一跖趾关节皮肤紧张，局部红肿，灼热，触痛明显。

［辅助检查］实验室检查示血尿酸达774.5μmol/L。血常规示白细胞$11.1×10^9$/L，中性粒细胞78%。血沉增快。

［中医诊断］痛风（浊毒内蕴，脉络瘀滞）。

［西医诊断］急性痛风性关节炎。

［治法］化浊解毒，通络止痛。

［方名］化浊解毒定痛方加减。

［处方］薏苡仁、土茯苓、牛膝、地龙、延胡索各20g，白花蛇舌草、茯苓各15g，砂仁、黄柏、防己各10g。

28剂，日1剂，文火煎煮2次，早、晚饭前半小时温服。

［医嘱］嘱其清淡饮食，禁食富含嘌呤的食物，多饮水。忌烟酒、辛辣、油腻。服清淡食物，宜少食多餐，保持心情舒畅。

二诊：2008年4月9日。药后自觉疼痛，红肿较前减轻，口中黏腻，大便可。效不更方。

28剂，日1剂，文火煎煮2次，早、晚饭前半小时温服。

治疗后，患者已无明显疼痛，发热，局部皮肤略暗红，有脱屑，舌红，苔薄黄，脉滑。复查血尿酸410.2μmol/L。血常规及血沉恢复正常。继予中药调理以巩固疗效。

按语：历代医家根据痛风病症状特点，赋予不同的病名，张仲景《金匮要略》

有湿痹、血痹、历节之名，其中历节病的特点是遍历关节疼痛。李老师认为本患者因暴饮暴食、饮食不节，致脾失健运，湿浊阻络，积浊成热，热壅血瘀成毒，最终浊毒内伏血络，故见跖趾关节的疼痛、灼热、红肿、口中黏腻、舌红绛、苔黄腻、脉滑数、大便不爽。李老师在治疗上紧紧抓住浊毒这一主要矛盾，采用化浊解毒、活血通络止痛之法，使浊邪得化，毒邪得除，瘀血不再，血络畅通，从而病证好转。方中白花蛇舌草、黄柏化浊解毒；薏苡仁、土茯苓、牛膝、地龙、延胡索益气活血，化浊清热，通络止痛；土茯苓亦清热利湿，泻浊解毒，张山雷谓其"利湿祛热，能入络搜剔湿热之蕴毒"。诸药合用，共达标本兼治、益气活血、化浊清热、通络止痛之效。配合调节饮食、作息，后身体康复。

案例（2）

初诊： 王某，男，45 岁。2017 年 5 月 22 日。

[主诉] 间断性双足踝、足趾疼痛 2 年加重半月。

[现病史] 患痛风病史 2 年余，时轻时重，未予系统诊治。平素喜食海鲜、肥甘厚腻之品，于半月前突见足踝关节、第一趾跖关节红肿热痛，活动障碍，自服"布洛芬"等药物，疗效欠佳。现主症：双足踝关节、第一趾跖关节红肿热痛，触痛明显，甚则如刀割针刺，活动严重受限，大便秘结不通，小便短赤。舌紫红，苔黄厚腻，脉滑数。

[辅助检查] 血尿酸 625μmol/L。

[查体] 可见双侧踝关节及第一趾跖关节红肿、触痛。

[中医诊断] 痛风（浊毒内蕴，经络痹阻）。

[西医诊断] 痛风性关节炎。

[治法] 化浊解毒，通络止痛。

[方名] 化浊解毒方加减。

[处方] 黄芩 12g，黄连 12g，黄柏 12g，茵陈 15g，藿香 15g，佩兰 12g，桃仁 12g，红花 12g，地龙 12g，薏苡仁 40g，土茯苓 40g，萆薢 20g。

10 剂，日 1 剂，文火煎煮 2 次，早、晚饭前半小时温服。

[医嘱] 嘱其清淡饮食，禁食富含嘌呤的食物，多饮水。忌烟酒、辛辣、油腻。食清淡食物，宜少食多餐，保持心情舒畅。

二诊： 2017 年 6 月 2 日。患者踝关节、第一趾跖关节红肿、疼痛明显减轻，余症亦不显著，故缓缓图之，原方土茯苓减至 30g，萆薢减至 15g，加白扁豆 30g、杜仲 12g，以固其本。

14 剂，日 1 剂，文火煎煮 2 次，早、晚饭前半小时温服。诸症明显减轻，大便每日 1 次。舌红，苔黄腻，脉滑。

继服中药 2 月余，复查血尿酸：425μmol/L，基本接近正常。随访半年疼痛未作。

按语：李老师认为此病外因为感受风湿热邪。患者久居炎热潮湿之地，外感风湿热邪，袭于肌腠，壅于经络，痹阻气血经脉，滞留于关节筋骨，发为风湿热痹。内因为恣食甘肥厚腻或酒热海腥发物，导致脾运失健，湿热痰浊内生。外因通过内因产生作用。痰浊瘀毒是痛风病论治的关键，浊毒是对人体健康有害的多种致病因素的总称，在痛风病的发生、发展过程中起了重要作用，与人体的代谢状态紧密相关。中医治疗过程的"化浊解毒"，就是要把浊毒化的病理产物，通过解毒化浊，使其重新回归到生理状态，参与到人体的代谢之中去。因此，在痛风病的治疗方面，应注意适时应用芳香化浊、清热解毒、通络止痛等法。方中黄芩、黄连、黄柏清热燥湿、化浊解毒；桃仁、红花活血化瘀通络；藿香、佩兰、薏苡仁健脾祛湿和胃，调节中焦以增强运化之力；土茯苓、萆薢为辨证与辨病论治两相宜之品，土茯苓清热利湿、泻浊解毒，萆薢祛风、利湿、祛浊、通络止痛，即《神农本草经》所云："主腰背痛，强骨节。"诸药合用，共达标本兼治、益气活血、化浊清热、通络止痛之效。从浊毒论治，并随症变通，可改善患者证候，逆转病势，此乃治疗痛风病的关键环节。

案例（3）

初诊：何某，男，41 岁。2018 年 3 月 12 日。

[主诉] 第一掌指关节、第一趾跖关节疼痛 2 年，加重伴红肿 2 天。

[现病史] 患者既往痛风病史 2 年，间断发作，曾间断口服降尿酸、止痛药物。2 天前因与朋友聚餐，食用火锅及过量饮啤酒，出现右第一掌指关节、第一趾跖关节疼痛，并逐渐加重，遂急来我院。现主症：见第一掌指关节、第一趾跖关节疼痛，局部红肿，触之痛甚，夜甚于昼，胸闷痰多，舌苔黏腻，脉弦滑。

[查体] 患者体型肥胖，第一掌指关节、第一趾跖关节疼痛，局部肿胀，灼热，触痛明显。

[辅助检查] 血尿酸 724.8μmol/L，血沉增快。

[中医诊断] 痛风（浊毒内蕴，痰瘀经络）。

[西医诊断] 痛风性关节炎。

[治法] 化浊解毒，通络祛痰。

[方名] 化浊解毒祛痰方加减。

[处方] 黄柏 10g，苍术 10g，防风 10g，威灵仙 10g，白芷 10g，桃仁 10g，川芎 10g，桂枝 10g，羌活 10g，龙胆草 6g，胆南星 10g，陈皮 12g，红花 6g。

14 剂，日 1 剂，文火煎煮 2 次，早、晚饭前半小时温服。

[医嘱] 嘱其清淡饮食，禁食啤酒、海鲜、火锅等富含嘌呤的食物，多饮水，保持心情舒畅。

　　二诊：2018 年 3 月 27 日。药后自觉疼痛、红肿较前减轻，口中黏腻，大便可。效不更方，治疗 1 个月后，患者已无明显疼痛、肿胀，局部皮肤略暗红。舌红，苔薄黄，脉滑。

　　复查血尿酸 391.2μmol/L，血沉恢复正常。继予中药调理 1 个月，以巩固疗效。

　　按语："痛风"病名在中医文献中早有记载，该病属痹证范畴，又称白虎历节，亦有人认为其属痛痹或风痹。西医"痛风"是指嘌呤代谢紊乱引起的尿酸过高并沉积于关节、软组织、骨骼、肾脏等处所致的疾病。临床多见下肢足趾关节红肿疼痛，常在夜间发作，久病可有关节畸形。朱丹溪《格致余论·痛风》提出："彼病风者，大率因血受热，已自沸腾，其后或涉水，或立湿地，或偏取凉，或卧湿地，寒凉外搏，热血得寒，污浊凝涩，所以作痛，夜则痛甚，行于阴也。"其描述与西医"痛风"相近。针对西医痛风病的病理特点，可使用凉血、清热、祛风、除湿泄浊等治法。此外，患者应注意控制食用高嘌呤食物，如动物内脏、鱼虾海味、豆制品等，忌酒、避免吹风受寒及过度劳累。患者平素嗜食啤酒、海鲜、火锅等富含嘌呤的食物，体型肥胖，多痰湿，正如《丹溪心法》中所说："肥人肢节痛，多是风湿与痰饮流注经络而痛，加之暴饮暴食，饮食不节，致脾失健运，湿浊阻络，积浊成热，热壅血瘀成毒。"李老师认为浊毒内伏血络，流注关节是此病的关键病机，故见掌指关节、跖趾关节的疼痛，并可见胸闷痰多等痰浊壅盛之症。治疗上应紧紧抓住浊毒这一主要矛盾，采用化浊解毒，化痰通络止痛之法。应用黄柏、苍术、陈皮、胆南星、龙胆草、羌活等药物燥湿祛痰、化浊解毒，配伍桃仁、红花、川芎等药物以活血化瘀，应用威灵仙、桂枝以舒筋通络、温阳化气，全方配伍，使浊邪得化，毒邪得除，痰浊得清，血络畅通，从而病症好转。

案例（4）

　　初诊：张某，男，35 岁。2019 年 7 月 12 日。

　　[主诉] 间断性右足趾疼痛 3 年，加重伴发热 2 天。

　　[现病史] 患者痛风病史 3 年余，时轻时重。平素喜食海鲜、肥甘厚腻之品，2 天前因聚会，食用海鲜、啤酒等后出现右足趾红肿疼痛，伴发热，活动障碍，自服"布洛芬"等药物，疗效欠佳。现主症：右足趾关节红肿热痛剧烈，活动障碍，如针刺刀割，甚至手不能触，夜重昼轻，局部皮色发暗，夜不能寐。舌暗红有瘀斑，苔黄腻，脉弦涩。

　　[查体] 体温 38.3℃，右足趾关节皮肤紧张，局部红肿，灼热，触痛明显。

　　[辅助检查] 血尿酸 879.5μmol/L。白细胞 $1.2×10^9$/L，中性粒细胞 79%。血沉

增快。

[中医诊断] 痛风（浊毒内蕴，瘀血阻络）。

[西医诊断] 痛风性关节炎。

[治法] 化浊解毒，活血通络。

[方名] 化浊解毒活血方。

[处方] 生地黄12g，当归10g，赤芍10g，川芎10g，桃仁10g，红花10g，威灵仙10g，秦艽10g，鸡血藤10g，防风10g，徐长卿12g，桑枝10g，土茯苓40g，萆薢20g，山慈菇15g。

14剂，水煎服，日1剂，文火煎煮2次，早、晚饭前半小时温服。

[医嘱] 忌辛辣、油腻、啤酒、海鲜等高嘌呤食物，清淡食物，且保持良好的饮食习惯。

二诊：2019年7月27日。患者右足趾关节疼痛基本消失，余症亦大有减轻，复查血尿酸414μmol/L。效不更方，守原方继续口服14剂，水煎服，日1剂，文火煎煮2次，早、晚饭前半小时温服。

三诊：2019年8月12日。诸症均消，故缓缓图之，原方土茯苓减至30g，萆薢减至15g，山慈菇减至9g，加白扁豆30g、杜仲12g，以固其本。

继服中药2个月左右，随访半年疼痛未作。

按语：痛风痹证是临床常见的病证，其发生与痰热体质、气候条件、生活习惯有密切关系。正虚卫外不固是痹证发生的内在基础，感受外邪为引发本病的外在条件。风、寒、湿、热、痰、瘀等邪气滞留机体筋脉、关节、肌肉，经络闭阻，不通则痛是痹证的基本病机。治疗本病应首先辨清风寒湿痹与热痹。风寒湿痹中，风邪偏盛者为行痹，寒邪偏盛者为痛痹，湿邪偏盛者为着痹。其治疗原则是祛风、散寒、除湿、清热和舒经通络。李老师认为外因和内因相互作用，产生浊毒、瘀血，这些病理产物形成后，又成为致病因素，作用于人体，干扰机体的正常功能，使病理变化加重或产生新的病理变化。浊毒、瘀血关系密切，有着共同来源，在形成过程中常互为因果，在致病时又相互为用。李老师主张临床治疗时宜两者兼顾，他认为"浊瘀同源、同病，应浊瘀同治"，因此治疗上要掌握本病的病因病机特点，重视浊瘀同治或互治，以达"浊化则瘀消，血活则浊化"之功，从而津血得以正常运作。方中应用土茯苓、萆薢、山慈菇等祛浊解毒之品，配伍桃仁、红花、赤芍、川芎等活血化瘀之药，共用可化浊解毒、活血化瘀。并嘱患者忌辛辣、油腻、啤酒、海鲜等高嘌呤食物，宜清淡食物，保持良好的饮食习惯，可使病不复发。

二、浊毒化热

[初诊]：高某，男，54岁。2013年10月10日。

[主诉]间断痛风发作10余年，发热伴左足内踝、双膝关节肿痛1天。

[现病史]左足内踝、双膝关节红肿热痛，发热，体温38.2℃，食欲不振，大便黏腻，量少，尿中有泡沫。舌暗红，有瘀点，苔黄腻，脉细滑数。

[辅助检查]尿蛋白（＋），BUN13.8mmol/L，Scr267.5umol/L，UA486.4umol/L。

[中医诊断]浊瘀痹（浊毒化热，痹阻经络）。

[西医诊断]高尿酸血症肾病，慢性肾衰竭。

[治法]清热解毒，化浊通络。

[处方]金银花15g，蒲公英15g，紫花地丁15g，虎杖15g，山慈菇6g，黄柏15g，土茯苓20g，萆薢15g，蚕沙12g，猪苓15g，秦艽12g，威灵仙15g，僵蚕6g，白芍15g，鸡血藤15g，甘草6g。

7剂，日1剂，水煎取汁300ml，分两次温服。配以由乳香、没药、羌活、独活、红花、伸筋草、鸡血藤等药组成的活血化瘀、通络止痛方外洗。嘱其低量优质蛋白、低嘌呤饮食。

二诊：2013年10月17日。患者左足内踝、双膝关节红肿热痛消失，体温正常，乏力，腰膝酸软，纳差，大便黏腻不爽。舌暗，有瘀点，苔白腻，脉细滑。

[处方]上方去金银花、蒲公英、紫花地丁、山慈菇、秦艽、鸡血藤，加黄芪30g、熟地黄12g、砂仁6g（后下）、杜仲12g、牛膝12g、生白术12g、薏苡仁15g、地龙12g。

21剂，日1剂，水煎服。

三诊：2013年11月7日。药后诸症疾病消失，复查BUN11.2mmol/L，Scr176.2umol/L，UA446.2umol/L。继续服用上方21剂，以巩固疗效。

按语：本案临床急性起病，关节局部红肿热痛，为浊毒湿邪蕴久化热，瘀滞血脉，痹阻经络关节所致。李老师诊为浊瘀痹，认为治疗应首治其标，以解毒排毒为要。以金银花、蒲公英、虎杖、山慈菇、紫花地丁、黄柏清热解毒，以萆薢、蚕沙、猪苓、茯苓利湿化浊通络。蚕沙辛甘发散，祛风胜湿，使风湿从毛窍得汗而出。猪苓、茯苓利湿而不伤正，兼有淡渗通下之功。秦艽祛风湿、清湿热、止痹痛。现代药理研究证实，金银花、黄柏可消除炎症反应，缓解关节红肿疼痛症状；山慈菇具有较好的促进尿酸排出、降低血尿酸、止痛的作用。患者急性症状缓解后，佐以黄芪、熟地黄、杜仲、牛膝、生白术、薏苡仁、地龙健脾补肾，泄浊解毒通络，以改善肾功能。同时配合中药外洗患处，内服与外用结合，取得佳效。

三、浊毒痹阻

[初诊]：李某，男，48岁。2013年10月8日。

[主诉] 间断痛风发作15年，乏力2个月，左足内踝肿痛1天。

[现病史] 左足内踝红肿热痛，周身乏力，手、足关节可见痛风石，腰膝酸软，纳差，大便不爽，量少。舌暗红，有瘀点，苔黄腻，脉细滑数。

[辅助检查] 尿蛋白（++），BUN14.3mmol/L，Scr259umol/L，UA484.2umol/L。

[中医诊断] 浊瘀痹（浊毒痹阻）。

[西医诊断] 高尿酸血症肾病。

[治法] 化浊解毒通络。

[处方] 金银花15g，蒲公英15g，紫花地丁15g，虎杖15g，山慈菇6g，黄柏15g，土茯苓20g，萆薢15g，蚕沙12g，猪苓15g，秦艽12g，威灵仙15g，僵蚕6g，白芍15g，鸡血藤15g，甘草6g。

7剂，日1剂，水煎取汁300ml，分两次温服。配以由乳香、没药、羌活、独活、红花、伸筋草、鸡血藤等药组成的活血化瘀、通络止痛方外洗。嘱其低量优质蛋白、低嘌呤饮食。

二诊：2013年10月15日。服药1周后。患者左足内踝红肿热痛消失，仍感乏力，腰膝酸软，纳差，大便黏腻不爽。舌暗，有瘀点，苔白腻，脉细滑。

[处方] 上方去金银花、蒲公英、紫花地丁、山慈菇、秦艽、鸡血藤，加黄芪30g、熟地黄12g、砂仁6g（后下）、杜仲12g、牛膝12g、生白术12g、薏苡仁15g、赤芍12g、地龙12g。

21剂，日1剂，水煎取汁300ml，分两次温服。

三诊：2013年11月7日。服药21剂药后诸症明显减轻，复查BUN10.1mmol/L，Scr178.3umol/L，UA458.2umol/L。继续服用上方21剂，以巩固疗效。

按语：浊性黏滞，毒性热烈，浊毒内蕴，易瘀滞血脉，痹阻经络关节。临床表现为急性起病，关节局部红肿热痛，诊为浊瘀痹。李老师认为该期治疗以化浊解毒为要，故于诊疗时，应用金银花、蒲公英、紫花地丁、虎杖、山慈菇、黄柏以化浊解毒清热，配伍鸡血藤以补血活血，应用萆薢、蚕沙、猪苓、茯苓以利湿通络，土茯苓以利尿消肿。二诊时患者左足内踝红肿热痛消失，仍感乏力，腰膝酸软，纳差，大便黏腻不爽，舌暗，有瘀点，苔白腻，脉细滑。此时患者浊毒渐解，脾肾仍虚，故于上方基础上去金银花、蒲公英、紫花地丁、山慈菇、秦艽、鸡血藤，加黄芪、熟地黄、砂仁、杜仲、牛膝、生白术、薏苡仁、赤芍、地龙以补脾益肾。三诊时患者症状明显减轻，效不更方，继续口服中药，配合饮食、运动，可收良效。

喘 证

一、肺肾两虚

初诊：张某，男，77 岁。2018 年 2 月 11 日

[主诉]间断咳嗽、气喘、胸闷 10 年，加重 10 天。

[现病史]患者 10 年前出现咳嗽气喘胸闷，10 年间反复发作，曾多次住院治疗，住院期间通过 CT、肺功能等检查确诊为慢性阻塞性肺疾病。10 天前活动后咳嗽、气喘加重，伴胸闷、胸部刺痛，腰酸乏力，遂就诊于我院。现主症：阵发性咳嗽、咳痰，为白色泡沫样痰，喘息气短，腰酸乏力，纳不佳，寐可，小便质清，大便稀溏。舌淡，苔白润，脉细无力。

[辅助检查]2008 年肺功能检查：阻塞性通气障碍。

[中医诊断]喘证（肺肾两虚，湿浊内蕴）。

[西医诊断]慢性阻塞性肺疾病。

[治法]温肺益肾，温阳化浊。

[处方]补骨脂 15g，地龙 9g，桑白皮 12g，黄精 15g，陈皮 15g，清半夏 15g，细辛 6g，干姜 9g，五味子 9g，山药 15g，旋覆花 12g，黄芪 20g，甘草 9g，神曲 9g，炒麦芽 9g。

14 剂，日 1 剂，文火煎煮 2 次，早、晚饭前半小时温服。

[医嘱]按时服药，忌辛辣、油腻、烟酒之品，调节情绪，注意休息。

二诊：2018 年 2 月 25 日。服上方后，患者自感身体状况转好，咳嗽咳痰症状减轻，仍腰酸乏力，小便清长症状减轻，大便成形，日 1 次，纳不佳，寐可，舌红，苔白腻，脉弦滑。于上方基础上加桑寄生补肾壮骨，加酸枣仁养心安神，加薏苡仁健脾化湿，佩兰、广藿香芳香化浊，加鸡内金消食健胃。

14 剂，日 1 剂，文火煎煮 2 次，早、晚饭前半小时温服。

三诊：2018 年 3 月 11 日。服上方后，患者无咳痰，有轻微咳嗽，无腰酸，乏力感减轻，小便调，大便成形，日 1 次，纳可，寐可，舌红，苔白腻，脉弦滑。继续服用上方 14 剂，以巩固疗效。

按语：患者为老年男性，有长期慢性咳喘病史及反复发作史，是典型慢性肺系疾病的表现，辨病为肺胀，肺肾气虚为其病机。此次发病由体力劳动诱发，症见咳嗽、咳痰、腰酸乏力、小便清长、舌淡、苔白润、脉细无力，均为肺肾气虚之征

象。肺肾气虚系因肺胀日久，痰浊水饮化生浊毒，浊毒蕴肺，久病及肾所致。浊毒致病可侵犯上中下三焦，在上焦以肺最为常见。在治疗浊毒内蕴兼有肺肾气虚的患者时，初期以补肺益肾为主，待不再虚损时，以化浊解毒为主。李老师强调肺为娇脏，易受邪侵，应以清为用。本案例中，李老师应用补骨脂、黄精、山药、黄芪等补肺益肾，应用旋覆花、桑白皮、神曲、炒麦芽等降气和胃，细辛、干姜等温阳化饮。二诊加佩兰、广藿香芳香化浊，配合饮食作息，效如桴鼓。

二、浊毒壅肺

初诊： 刘某，女，63 岁。2018 年 2 月 10 日。

[主诉] 间断咳嗽、咳痰、胸闷 5 年，加重 3 天。

[现病史] 患者于 5 年前出现咳嗽、咳痰、胸闷等症状，2 年前因活动后出现胸闷、气喘、气粗加重而住院，住院期间，通过肺功能、胸部 CT 等检查及患者临床表现确诊为慢性阻塞性肺疾病。长期服用西药，症状可缓解，3 天前活动后又发，为寻求中医中药治疗，遂就诊于我院。现主症：胸满，咳逆喘息气粗，咳嗽，咳痰，痰黄，不易咳出，平素身热、烦躁，纳可，夜寐一般，大便干，2 日 1 行，小便可。舌暗红，苔黄腻，脉弦滑。

[辅助检查] 胸部 CT：肺气肿。

[中医诊断] 喘证（浊毒壅肺，肺失宣肃）。

[西医诊断] 慢性阻塞性肺病。

[治法] 化浊解毒，宣肺平喘。

[处方] 浙贝母 10g，佩兰 10g，蜜麻黄 9g，杏仁 10g，地龙 6g，桑白皮 10g，陈皮 10g，清半夏 9g，厚朴 10g，藿香 10g，瓜蒌 10g，补骨脂 10g，山药 12g，茯苓 12g，麦冬 9g，阿胶 9g，合欢皮 9g，甘草 9g。

14 剂，日 1 剂，文火煎煮 2 次，早、晚饭前半小时温服。

[医嘱] 按时服药，忌辛辣、油腻之品，调节情绪，注意休息。

二诊： 2018 年 2 月 24 日。服上方后，患者自觉身体状况转佳，胸满气喘较前减轻，痰较前易咳出，痰白，不感身热、烦躁，纳可，寐欠佳，大便略干，日 1 行，小便可。舌红，苔稍白腻，脉弦滑。在上方基础上加柏子仁 15g、火麻仁 15g、酸枣仁 20g 以养心安神、润肠通便。

14 剂，日 1 剂，文火煎煮 2 次，早、晚饭前半小时温服。

三诊： 2018 年 3 月 10 日。服上方后，患者上述症状皆减轻，继续服用上方 20 剂，以巩固疗效。

按语： 李老师认为本例患者胸满、咳逆喘息、气粗、咳嗽、咳痰而黄且不易咳出、平素身热、舌红、苔黄腻、脉弦滑均为浊毒内蕴、肺失宣肃的表现。对浊毒壅肺患者，治疗上要以化浊解毒，宣肺平喘为主。临诊时，李老师应用蜜麻黄、杏仁、清半夏、地龙、厚朴、浙贝母等宣肺平喘、止咳化痰；佩兰、瓜蒌、桑白皮、藿香、茯苓化浊解毒；浊毒性热，易耗气伤阴，故应用麦冬、阿胶、山药、甘草等以益气养阴；应用茯苓、陈皮以健脾理气等。诸药合用，可化浊毒、降逆气。该病多伴有肠燥津亏，加柏子仁、火麻仁以润肠通便；伴失眠者加酸枣仁以养心安神。李老师常用浙贝母、蜜麻黄、杏仁、佩兰、茯苓、瓜蒌治疗肺胀，疗效明显。

口疮

一、肝气犯胃

案例（1）

[初诊] 苏某，女，48 岁。2016 年 1 月 13 日。

[主诉] 反复口腔溃疡 6 年，加重 7 天。

[现病史] 患者 6 年前出现口腔溃疡，以后每因情志不畅及工作紧张时出现，患者间断服用中药，症状好转。最近因情志不畅出现口腔溃疡，故来就诊。现主症：口腔溃疡，溃疡处疼痛明显，口干口苦，胃脘部偶有疼痛，食后加重，纳少，寐欠佳，大便干，2~3 日 1 行。舌暗红，苔黄腻，脉弦滑。

[既往史] 否认高血压、糖尿病、冠心病史；无肝炎、结核及其他传染病史；无外伤、手术及输血史。

[个人史] 生活居住环境良好，无不良嗜好。

[婚育史] 26 岁结婚，育 1 女，配偶及女均体健。

[查体] T 36.4℃，R 17 次 / 分，P 70 次 / 分，BP 125/80mmHg。发育正常，营养中等，全身皮肤及黏膜无黄染，心肺无异常，腹软，无压痛、反跳痛及肌紧张，肝脾肋下未及，肠鸣音正常，双下肢无水肿，生理反射存在，病理反射未引出。

[中医诊断] 口疮（肝火犯胃，湿热中阻）。

[西医诊断] 口腔溃疡。

[治法] 疏肝理气，清泻湿热。

[处方] 茵陈 15g，黄连 15g，黄芩 12g，清半夏 9g，竹茹 9g，佛手 12g，广木香 9g，藿香 9g，防风 9g，甘草 6g，瓜蒌 15g，生石膏 30g，芦荟 5g。

7剂，水煎服，1日1剂，分两次温服。

［医嘱］按时服药，禁食辛辣、油腻、刺激性食物，调节紧张情绪。

二诊： 2016年1月20日。药后患者口腔溃疡疼痛明显减轻，口干口苦好转，仍有胃脘部疼痛，纳少，寐欠佳，大便干，2日1行。舌红，苔黄腻，脉弦滑。

［治法］疏肝理气，清泻胃火。

［处方］茵陈15g，黄连15g，黄芩12g，广木香9g，佩兰15g，炒莱菔子15g，藿香9g，防风9g，甘草6g，瓜蒌15g，生石膏30g，首乌藤15g，合欢皮15g，延胡索15g，鸡内金15g，芦荟1g。

7剂，水煎服，1日1剂，分两次温服。

三诊： 2016年1月27日。药后患者口腔溃疡消失，胃脘部疼痛减轻，仍口干口苦，纳增，寐可，大便可，1日1行，舌红，苔薄黄腻，脉弦细。

［治法］疏肝理气，养肝和胃。

［处方］茵陈15g，黄连15g，砂仁15g（打，后下），紫豆蔻15g（打，后下），生石膏30g，佩兰15g，藿香12g，栀子9g，瓜蒌15g，枳实15g，厚朴15g。

7剂，水煎服，1日1剂，分两次温服。

四诊： 2016年2月4日。药后患者口腔溃疡未再发生，多食后仍有胃脘部疼痛，偶嗳气，口干口苦减轻，纳可，寐可，大便可，1日1行。舌红，苔薄黄腻，脉弦细。

［治法］疏肝理气，化浊解毒。

［处方］茵陈15g，黄连12g，藿香15g，佩兰12g，砂仁15g（打，后下），紫豆蔻15g（打，后下），枳实15g，厚朴12g，延胡索15g，白芷10g，炒莱菔子10g，炒槟榔15g。

7剂，水煎服，1日1剂，分两次温服。辨证加减服用两个月，未再复发。

按语： 口疮是指口舌疮疡或溃烂的一种病证。或生于舌，或生于唇内；或单个发，或数个同时发。患处出现淡黄色或灰白色小溃疡，局部灼热疼痛；口疮为临床常见病症，常以反复发作为特征。本病多由心、脾、肝、胃邪热熏蒸，或失于气血荣养，或阴虚火旺，或虚阳浮越而致。口疮又名口疡、口疳、口破。口疮、口疡之名，首见于《黄帝内经》，如《素问·气交变大论篇》说："岁金不及，炎火乃行……民病口疮。"《素问·五常政大论篇》说："少阳司天，火气下临……咳嚏鼽衄鼻窒口疡，寒热胕肿。"认为口疮发病与气候失常有关，多责之"火"为患。隋代巢元方《诸病源候论·口舌疮候》说："手少阴，心之经也，心气通于舌；足太阴，脾之经也，脾气通于口。腑脏热盛，热乘心脾，气冲于口与舌，故令口舌生疮也。"明确指出口疮之病由心脾积热所致。

李老师治疗复发性口腔溃疡，依据疮疡特点、舌质舌苔和脉象辨病性及脏腑。

如症见溃疡以两颊、唇或舌尖部为主，多为心脾积热，药用栀子、莲子心等；症见口腔溃疡经久不愈、反复发作、舌红少苔、脉细数，多为虚火上炎，药用黄柏、牛膝、知母等；若溃疡疼痛难忍，加用细辛以止痛。本案患者初期以口腔溃疡疼痛、口干口苦为主要表现，因情志不畅而诱发，中医辨证为肝火犯胃、湿热中阻，故治疗上以疏肝理气、清利湿热为主。经治疗后口腔溃疡疼痛逐渐消失、肝火减轻，此时治疗以疏肝理气、清泻胃火为主。经治疗后总体状况好转，但余症不清，辨证为浊毒内蕴，治疗以化浊解毒为主。患者积极配合治疗4个月未再有口腔溃疡发生，胃脘无不适症状。

案例（2）

[初诊] 薛某，女，51岁。2013年11月10日。

[主诉] 反复口腔溃疡10年，加重7天。

[现病史] 患者10年前无明显诱因出现口腔溃疡，未曾系统治疗，症状时重时轻，7天前口腔溃疡加重，溃疡处疼痛。现主症：口腔溃疡处疼痛，口中异味，口干口苦，胃脘部痞闷，食后加重，嗳气，目痒，纳寐可，大便干，2~3日1行。舌红，苔黄腻，脉弦滑。

[既往史] 患者否认高血压、糖尿病史；无肝炎、结核及其他传染病史；无外伤、手术史。

[个人史] 生于原地，住地无潮湿之弊，条件尚可。

[婚育史] 25岁结婚，育1子，身体尚健。

[查体] T36.8℃，R21次/分，P76次/分，BP130/80mmHg。发育正常，体形消瘦，全身皮肤黏膜无黄染，心肺无异常；腹部平软，未见肠型、胃型蠕动波，无腹壁静脉曲张。剑突下压痛、无反跳痛及肌紧张。未触及包块，肝脾肋下未及，肠鸣音正常。

[中医诊断] 口疮（肝火犯胃，浊毒内蕴）。

[西医诊断] 口腔溃疡。

[治法] 疏肝理气，清泻胃火，化浊解毒。

[处方] 茵陈15g，黄连15g，黄芩12g，半夏9g，竹茹9g，佛手12g，广木香9g，香附15g，紫苏15g，柴胡15g，陈皮9g。

14剂，水煎服，1日1剂，分两次温服。

[医嘱] 按时服药，禁食辛辣、油腻、刺激性食物，调节紧张情绪。

[二诊] 2013年11月25日。患者服药后，口腔溃疡消失，胃脘部痞闷、嗳气减轻，仍伴有口干口苦，纳增，寐可，大便可，1日1行。舌红，苔薄黄腻，脉弦细。

［治法］疏肝理气，清泻胃火，化浊解毒。

［处方］茵陈15g，黄连15g，半夏9g，香附15g，紫苏15g，柴胡15g，陈皮9g，砂仁15g，紫豆蔻15g，厚朴15g，枳实15g。

14剂，水煎服，1日1剂，分两次温服。

三诊： 2013年12月9日。患者服药后口腔溃疡未再发生，胃脘无明显不适，纳可，寐可，大便可，1日1行。舌红，苔薄黄腻，脉弦细。

上方继服7剂，巩固疗效，6个月后随访，未发口腔溃疡，胃脘无明显不适。

按语： 口疮属实火者易治，属虚火者难疗。口疮浅、小，愈合快；口疮深、大，愈合迟。口疮调治适当，一般数日可愈。调治不当则此起彼伏，反复发作，日久不愈。本案患者因工作紧张诱发口腔溃疡，肝失调达、胃失和降、脾失健运，致湿热中阻，浊毒内蕴，肝火犯胃，胃火上炎而发口腔溃疡，反复不愈已10年。溃疡处疼痛、口中异味、口干口苦、胃脘部痞闷、食后加重、嗳气、目痒、大便干、舌红、苔黄腻、脉弦滑均为肝火犯胃、浊毒内蕴之症。方中黄连大苦大寒，为除湿热之佳品，长于清胃肠之湿热，可泻火解毒、清胃止呕、解渴除烦、消痞除满；茵陈味苦，性微寒，入脾、胃、肝、胆经，苦能燥湿，寒能清热，善渗利湿热。以上二药都归胃经，共为君药，相伍使用能有效去除湿热浊毒之邪，诸症可较快缓解。黄芩清热燥湿，泻火解毒，为臣药。紫豆蔻和砂仁同用，其化浊解毒、祛湿健脾之功更著；半夏燥湿除痞；广木香辛温香散，能升能降，通理三焦之气，尤其善行胃肠之气而止痛；厚朴、枳实行气通腑泄浊，诸药合用，共奏化浊解毒和胃之功，10年口腔溃疡顽疾得以痊愈。

案例（3）

初诊： 袁某，男，32岁。2010年6月13日。

［主诉］反复口腔溃疡2年，加重7天。

［现病史］患者2年前出现口腔溃疡，以后每因情绪紧张及工作紧张时出现，患者间断服用中药，症状好转。最近因工作紧张复发，故来就诊。现主症：口腔溃疡，溃疡处鲜红、疼痛、口臭、口干口苦，胃脘部疼闷，食后加重，嗳气，目痒，纳少，寐可，大便干，2~3日1行。舌紫红，苔黄腻，脉弦滑。

［既往史］患者否认高血压、糖尿病、冠心病史；无肝炎、结核及其他传染病史；无外伤、手术及输血史。

［个人史］生于原籍，久居本地，生活居住环境良好；吸烟10年，每天10余支。

［婚育史］26岁结婚，育1子，配偶及儿子均体健。

［查体］T36.4℃，R20次/分，P80次/分，BP125/80mmHg。发育正常，营养

中等，全身皮肤及黏膜无黄染，心肺无异常，腹软，无压痛、反跳痛及肌紧张，肝脾肋下未触及，肠鸣音正常，双下肢无水肿。

［中医诊断］口疮（肝火犯胃，胃火上炎）。

［西医诊断］口腔溃疡。

［治法］疏肝理气，清泻胃火。

［处方］茵陈15g，黄连15g，黄芩12g，清半夏9g，竹茹9g，佛手12g，广木香9g，芦荟0.5g。

7剂，水煎服，1日1剂，分两次温服。

［医嘱］按时服药，禁食辛辣、油腻、刺激性食物，调节紧张情绪，戒烟。

二诊： 2010年6月21日。药后患者口腔溃疡疼痛明显减轻，目痒好转，仍有胃脘部堵闷，口臭，口干口苦，嗳气，纳少，寐可，大便干，2日1行。舌红，苔黄腻，脉弦滑。

［治法］疏肝理气，清泻胃火。

［处方］茵陈15g，黄连15g，黄芩12g，广木香9g，佩兰15g，炒莱菔子15g，芦荟1g。

7剂，水煎服，1日1剂，分两次温服。

三诊： 2010年6月28日。药后患者口腔溃疡消失，目痒消失，胃脘部痞闷、嗳气减轻，仍有口臭，口干口苦，纳增，寐可，大便可，1日1行。舌红，苔薄黄腻，脉弦细。

［治法］疏肝理气，养肝和胃。

［处方］茵陈15g，黄连15g，砂仁15g（打，后下），紫豆蔻15g（打，后下），佩兰15g，芦荟0.5g。

7剂，水煎服，1日1剂，分两次温服。

四诊： 2010年7月5日。药后患者口腔溃疡未再发生，多食后仍有胃脘部痞闷，偶嗳气，口臭、口干、口苦减轻，纳可，寐可，大便可，1日1行。舌红，苔薄黄腻，脉弦细。

［治法］养肝和胃，化浊解毒。

［处方］茵陈15g，黄连12g，藿香15g，佩兰12g，砂仁15g（打，后下），紫豆蔻15g（打，后下），枳实15g，厚朴12g。

7剂，水煎服，1日1剂，分两次温服。加减治疗月余，药后随访，联系巩固。

按语： 本案患者初期以口腔溃疡鲜红、疼痛为主要表现。因工作紧张，气机郁滞，郁而化火，火性上炎，热灼口腔，发为溃疡。中医辨证为肝火犯胃、胃火上炎，故治疗上以疏肝理气、清泻胃火为主。李老师用茵陈、黄连、黄芩清热利湿、泻火解毒；清半夏、竹茹化浊解毒；佛手、广木香理气健脾；芦荟通腑排毒。经治疗后口腔溃疡疼痛逐渐减轻至消失、胃火减轻，此时治疗以疏肝理气、养肝和胃为主。治疗后总体状况好转，但余症不清，辨证为浊毒内蕴，治疗以化浊解毒、养肝和胃为主。患者积极配合治疗四诊后，未再有口腔溃疡发生，胃脘无不适症状。

二、脾胃虚弱

初诊： 赵某，男，19 岁。2010 年 3 月 11 日。

[主诉] 反复口腔溃疡 7 年。

[现病史] 患者自幼无明显诱因经常发生口腔溃疡，间断服用中药，21 金维他，葡萄糖酸锌，维生素 B₂，症状时好时坏，近来口腔溃疡复发，故来就诊。现主症：口腔溃疡，其色淡红，伴有胃脘胀满、痞闷，食后加重，神疲乏力，纳差，寐可，大便稀溏，1 日 2 行。舌淡苔白，脉细弱。

[既往史] 患者否认高血压、糖尿病、冠心病史；无肝炎、结核及其他传染病史；无外伤、手术及输血史。

[个人史] 生于原籍，久居本地，生活居住环境良好，无特殊不良嗜好。

[婚育史] 患者未婚。

[查体] T36.6℃，R19 次 / 分，P78 次 / 分，BP110/70mmHg。发育正常，营养欠佳，全身皮肤及黏膜无黄染，心肺无异常，腹软，胃脘部轻压痛，肝脾肋下未及，肠鸣音正常存在，双下肢无水肿，生理反射存在，病理反射未引出。

[辅助检查] 电子胃镜：慢性浅表性胃炎。

[中医诊断] 口疮、胃痞（脾胃虚弱，湿邪中阻）。

[西医诊断] 口腔溃疡，慢性浅表性胃炎。

[治法] 健脾利湿，理气和胃。

[处方] 藿香 15g，佩兰 12g，陈皮 9g，升麻 9g，广木香 9g，白扁豆 15g，炒莱菔子 15g。

7 剂，水煎服，1 日 1 剂，分两次温服。

[医嘱] 按时服药，禁食辛辣、油腻性食物。

二诊： 2010 年 3 月 18 日。药后患者口腔溃疡创面缩小，色淡红，仍进食后胃脘胀满、痞闷，神疲乏力，食欲好转，多食后不适，寐可，大便稀溏，1 日 2 行。舌淡红，苔白，脉细弱。

[治法] 健脾利湿，理气和胃。

[处方] 紫苏 15g，砂仁 15g（打，后下），藿香 15g，佩兰 12g，陈皮 9g，广木香 9g，白扁豆 15g，炒莱菔子 15g。

7 剂，水煎服，1 日 1 剂，分两次温服。

三诊： 2010 年 3 月 25 日。药后口腔溃疡消失，胃脘部胀满减轻，仍进食后胀满不适，神疲乏力，有食欲，不敢多食，寐可，大便不成形，1 日 1 行。舌淡红，苔白，脉细。

[治法] 健脾和胃。

[处方] 山药 15g，太子参 15g，砂仁 15g（打，后下），藿香 12g，陈皮 9g，广木香 9g，白扁豆 15g，炒莱菔子 15g。

7 剂，水煎服，1 日 1 剂，分两次温服。

四诊： 2010 年 4 月 2 日。药后患者未再发生口腔溃疡，胃脘部偶有胀满不适，乏力好转，纳增，寐可，大便成形，1 日 1 行。舌淡红，苔薄白，脉细。

[治法] 健脾和胃。

[处方] 山药 15g，砂仁 15g（打，后下），藿香 12g，陈皮 9g，半夏 9g，广木香 9g，白扁豆 15g，炒莱菔子 15g。

7 剂，水煎服，1 日 1 剂，分两次温服。后辨证加减服用 1 个月以巩固疗效。

按语： 口疮有虚实两端，实证多见心、脾、胃有热，虚证则有气血阴阳亏虚，治疗当辨证论治。李老师认为临床上口腔溃疡因为热毒内蕴而致者十之八九，而本案不同，本案患者初期以口腔溃疡伴有胃脘痞满为主要临床表现，为脾胃虚弱、湿邪中阻所致，故治疗时从脾胃入手。中医诊为口疮兼胃痞，辨证为脾胃虚弱、湿邪中阻，治疗以健脾利湿、理气和胃为先。初诊、二诊方中用紫苏、砂仁、藿香、佩兰、陈皮、广木香、白扁豆、炒莱菔子健脾化浊、理气消痞。患者经治疗后口腔溃疡痊愈，以胃脘部不适、神疲便稀等为主要表现。三、四诊加山药、太子参以健脾和胃、理气化浊，从根本上治疗，以治病求本。经患者积极配合治疗，7 年顽疾，治疗两个月，最终痊愈。临证之时不可一见溃疡就清热解毒，应辨证论治。